新编神农本草经

实用图谱

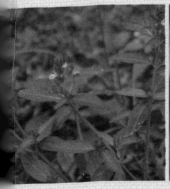
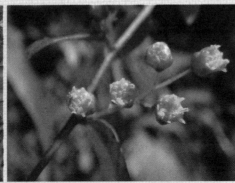
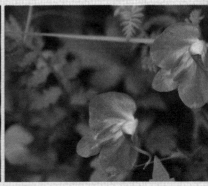

林余霖　主编

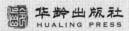

华龄出版社

HUALING PRESS

责任编辑：郑建军
责任印制：李未圻

图书在版编目（CIP）数据

新编神农本草经实用图谱 / 林余霖主编 . -- 北京 ：
华龄出版社，2020.12
ISBN 978-7-5169-1852-4

Ⅰ．①新… Ⅱ．①林… Ⅲ．①《神农本草经》—图谱
Ⅳ．① R281.2-64

中国版本图书馆 CIP 数据核字（2021）第 002121 号

书　　名：新编神农本草经实用图谱
作　　者：林余霖

出版发行：华龄出版社
地　　址：北京市东城区安定门外大街甲 57 号　　邮　　编：100011
电　　话：010-58122246　　　　　　　　　　　传　　真：010-84049572
网　　址：http://www.hualingpress.com

印　　刷：水印书香（唐山）印刷有限公司
版　　次：2021 年 5 月第 1 版　　　　2021 年 5 月第 1 次印刷
开　　本：710mm×1000mm　　1/16　　　　印　　张：20
字　　数：200 千字
定　　价：89.00 元

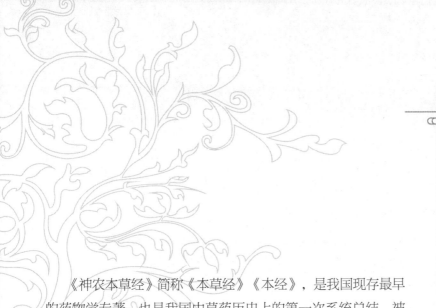

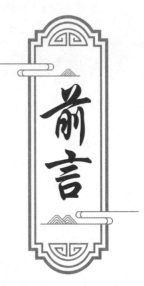

前言

　　《神农本草经》简称《本草经》《本经》，是我国现存最早的药物学专著，也是我国中草药历史上的第一次系统总结。被历代誉为中药学经典著作。

　　《神农本草经》成书于东汉，并非出自一时、一人之手。而是秦汉时期众多医学家总结、收集、整理当时药物学经验成果的专著。全书分为三卷，收入药物365种，并将药物按照效用分为上、中、下三品。上品120种，主要是一些无毒药；以滋补营养为主，既能祛病又可长服强身延年。中品120种，一般无毒或有小毒；多数具补养和祛疾的双重功效，但不需久服。下品125种，是以祛除病邪为主的药物，多数有毒或药性峻猛；容易克伐人体正气，使用时一般病愈即止，不可过量使用。《本经》对药物性味已有了详尽的描述，指出寒、热、温、凉四气和酸、苦、甘、辛、咸五味是药物的基本性情，可针对疾病的寒、热、湿、燥性质的不同选择用药。寒病选热药，热病选寒药，湿病选温燥之品，燥病须凉润之流，相互配伍，并参考五行生克的关系，对药物的归经、走势、升降、浮沉都很了解，才能选药组方，配伍用药。作为最早的一部药物学专著，《神农本草经》对于药物采摘、炮制及使用方法等的论述，到了今天，仍是医药工作者的主要理论依据和操作规范。书中对于药物性质的定位和对其功能、主治的描述总体上是十分准确的，其中大部分药物学理论和规定的配伍规则以及提出的"七情合和"原则在几千年的用药实践中发挥了巨大作用，被誉为中药学经典著作。因此很长一段历史时期内都是医生和药师学习中药学的教科书，也是医学工作者案头必备的工具书之一。

　　我们本着学习、借鉴、介绍、传播的想法，编写了这本《新编神农本草经实用图谱》，在忠实于《神农本草经》原著的基础上，以《中华人民共和国药典》及周祯祥、康德才主编《中药学》（第二版）为指导，用全新的视野和全新的形式对原著进行深度挖掘，从《神农本草经》一书所载的各种药物中精选出300余种现今仍常用于中医临床的、药效明显的药物配上彩色药物照片，进行全新演绎，更加符合现代疾病特点及现代人养生保健习惯。书中对每种药物的原文、今释（含现代药物上的别名、来源、形态特征、性味归经、功效主治等）、名方验方等都做了详细的说明，具有较强的时效性、实用性和可操作性。本书的主要读者对象是广大医务工作者、医学研究机构的从业人员、相关院校的师生，还可供广大中医药爱好者及全国各种类型的图书馆收藏。另外，由于书中需要考证的地方较多，加上编者知识水平所限，书中的错漏之处，请广大读者批评指正，以便我们再版时及时修改，使本书更加完美！

编　者

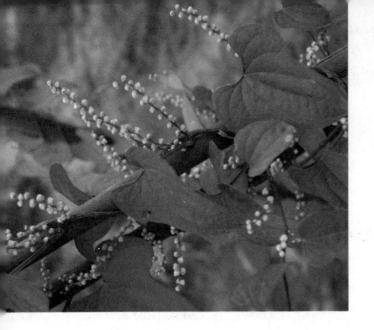

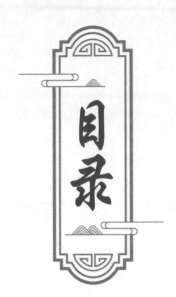

目录

1

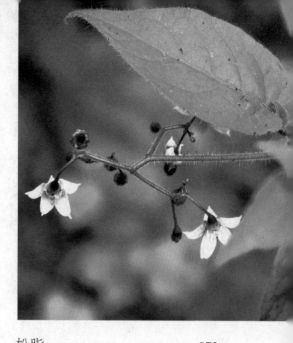

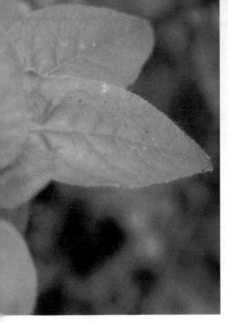

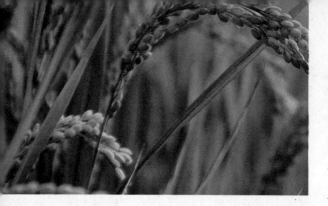

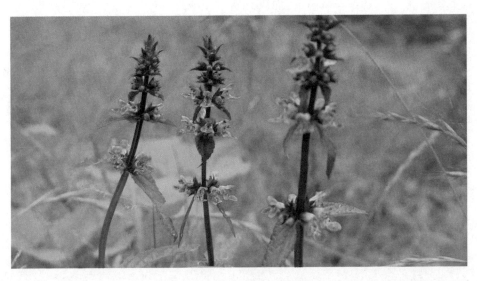

兽

虫鱼

果

菜

木

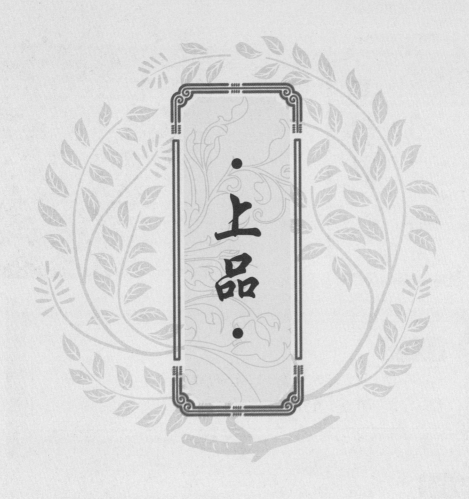

上品

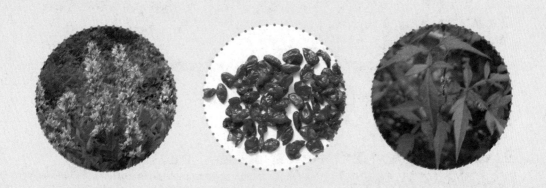

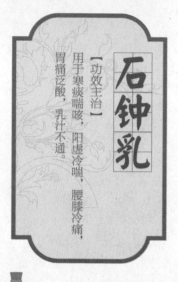

玉石

石钟乳

【性味归经】

甘，温。有温肺、助阳、平喘、制酸、通乳的功能。

【功效主治】

用于寒痰喘咳，阳虚冷喘，腰膝冷痛，胃痛泛酸，乳汁不通。

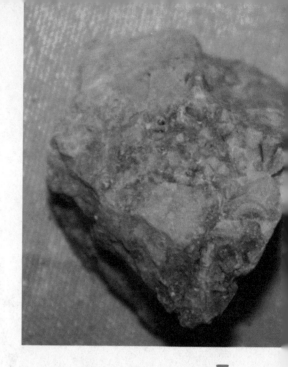

【原文】

味甘，温。主咳逆上气，明目益精，安五藏，通百节，利九窍，下乳汁。生山谷。

【今释】

别名：钟乳石，滴乳石。

来源：为碳酸盐类矿物方解石族方解石，主含碳酸钙。

形态特征：为方解石类中的一种钟乳状的集合体，呈圆柱形或圆锥形。常见于石灰岩山洞中。系含碳酸钙的水溶液从岩石裂隙滴下，经水分蒸发后淀积而成，自上向下逐渐增长，倒垂于洞顶。

名方验方

1. **一切劳嗽**：用石钟乳、雄黄、佛耳草、款冬花等份，为末。每用3克，安香炉上焚之，以筒吹烟入喉中，一日二次。

2. **吐血损肺**：炼成钟乳粉，每服6克，糯米汤下，立止。

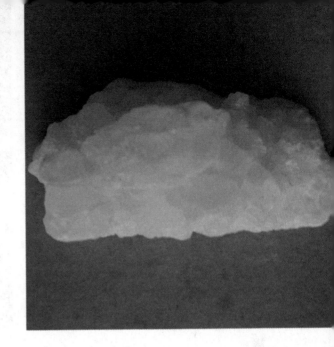

矾石

【性味归经】

酸、涩，寒。归肺、脾、肝、大肠经。

【功效主治】

外用解毒杀虫，燥湿止痒；内服止血止泻，祛除风痰。外治用于湿疹，疥癣；内服用于久泻不止，便血，崩漏，癫痫发狂等。脱肛，痔疮，聤耳流脓；

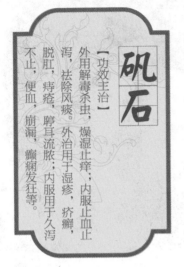

【原文】

味酸，寒。主寒热泄痢，白沃阴蚀，恶疮，目痛，坚筋骨齿。炼饵服之，轻身不老，增年。一名羽涅。生山谷。

【今释】

别名：羽涅、羽泽、涅石。

来源：本品为硫酸盐类矿物明矾石经加工提炼制成，主含含水硫酸铝钾。

形态特征：本品为三方晶系，呈不规则的块状或粒状，晶形呈细小的菱面体或板状，通常为致密块状、细粒状、土状等。颜色为无色、白色，常带淡黄及淡红等色，条痕白色。断口晶体者呈贝状；块体者呈多片状、参差状，有时呈土状。

名方验方

1. **口疮**：白矾适量，研细末涂患处，每日1～2次。

2. **手足汗多**：白矾适量，煎水烫洗手足，每日1～2次。

3. **腋臭**：白矾适量，焙干，研细末，将腋部洗净后搽敷，每日1～2次。

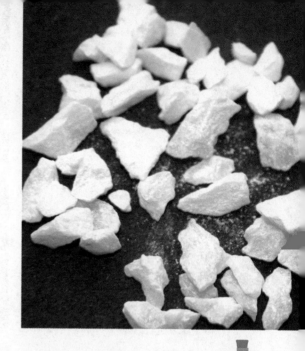

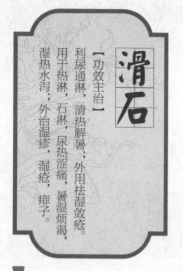

滑石

【性味归经】

甘、淡，寒。归膀胱、肺、胃经。

【功效主治】

利尿通淋，清热解暑，外用祛湿敛疮。

用于热淋，石淋，尿热涩痛，暑湿烦渴，湿热水泻；外治湿疹，湿疮，痱子。

【原文】

味甘，寒。主身热泄澼，女子乳难，癃闭。利小便，荡胃中积聚寒热，益精气。久服轻身，耐饥长年。生山谷。

【今释】

别名：冷石、共石。

来源：本品为硅酸盐类矿物滑石族滑石，主含含水硅酸镁。

形态特征：本品单斜晶系，多为块状集合体，晶体呈六方形或菱形板状，但完好的晶体极少见，通常为粒状或鳞片状的致密块体。白色、黄白色或淡蓝灰色，有蜡样光泽。质软，细腻，手摸有滑润感，无吸湿性，置水中不崩散。断面多显深棕色与淡棕色或浅黄色相间的层纹，各层硬度不同，质松部分指甲可划动。嚼之无砂粒感。

名方验方

1. 前列腺炎：滑石30克，葱白50克。先将滑石研末，葱白单独煎汤，将滑石末倒入汤内调均服下。

2. 阴下湿汗、脚趾缝烂：滑石30克，石膏煅15克，枯白矾少许。研掺之。

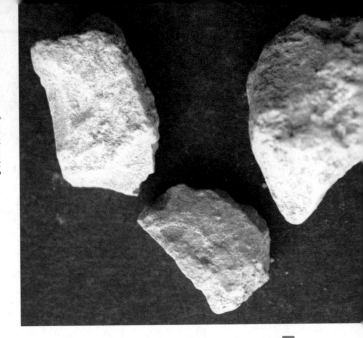

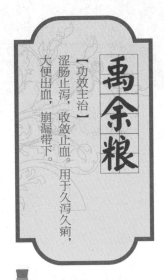

禹余粮

【性味归经】

甘、涩，微寒。归胃、大肠经。

【功效主治】

涩肠止泻，收敛止血。用于久泻久痢，大便出血，崩漏带下。

【原文】

味甘，寒。主咳逆寒热，烦满下（《御览》有痢字），赤白，血闭，癥瘕，大热，炼饵服之，不饥，轻身延年。生池泽及山岛中。

【今释】

别名：禹粮石。

来源：本品为氢氧化物类矿物褐铁矿，主含碱式氧化铁。

形态特征：本品为块状集合体，呈不规则的斜方块状，长5～10厘米，厚1～3厘米。表面红棕色、灰棕色或浅棕色，多凹凸不平或附有黄色粉末。断面多显深棕色与淡棕色或浅黄色相间的层纹，各层硬度不同，质松部分指甲可划动。嚼之无砂粒感。

名方验方

1.**皮肤念珠菌病**：禹余粮、雄黄、硫黄、雌黄、白附子、川槿皮各等份。研为细末，醋调擦患处。

2.**久泻、久痢，肠滑不能收摄者**：赤石脂（碎）、禹余粮（碎）各30克。以水1200毫升，煮取400毫升，去滓，分3次温服。

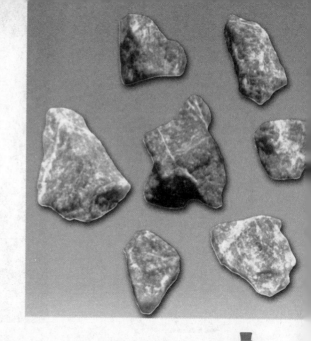

紫石英

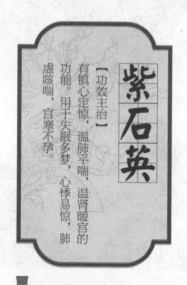

【性味归经】

甘，温。

【功效主治】

有镇心定惊，温肺平喘，温肾暖宫的功能。用于失眠多梦，心悸易惊，肺虚咳喘，宫寒不孕。

【原文】

味甘，温。主心腹咳逆（《御览》引作呕逆），邪气，补不足，女子风寒在子宫，绝孕，十年无子。久服，温中，轻身延年。生山谷。

【今释】

别名：煅紫石英。

来源：本品为氟化物类矿物氟化钙的天然矿石。

形态特征：萤石晶体呈立方体、八面体、十二面体；集合体常呈致密粒状块体出现。颜色很少是无色透明的，大部分被染成各种颜色，如黄、浅绿、浅蓝、紫色及紫黑色等，以浅绿、紫色和紫黑色者为最常见，其色可因加热、压力、X射线、紫外线等而改变，加热时能失去色彩，而受X射线照射后，又恢复原色。条痕白色、玻璃光泽、透明至微透明。解理依八面体、断面呈贝壳状。硬度4，比重3.18。加热后显荧光。

名方验方

1. 镇静安神：紫石英10～15克。水煎服。

2. 痈肿毒气：紫石英火烧醋淬，为末，生姜、米醋煎敷之，摩亦得。

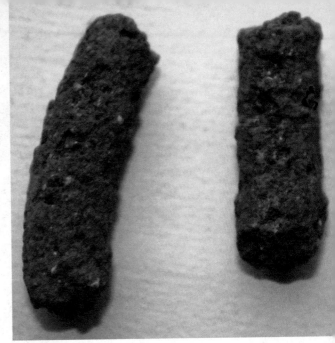

赤石脂

【性味归经】

甘、酸、涩，温。归大肠、胃经。

【功效主治】

涩肠，止血，生肌敛疮。用于久泻久痢，大便出血，崩漏带下；外治疮疡久溃不敛，湿疹脓水浸淫。

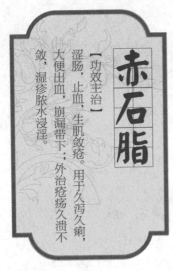

【原文】

味甘，平。主黄疸，泻痢肠澼脓血，阴蚀下血赤白，邪气痈肿、疽痔、恶疮，头疡、疥瘙。久服补髓益气，肥健不饥，轻身延年。五石脂，各随五色补五脏。生山谷中。

【今释】

别名：赤石脂。

来源：本品为单晶系的多水高岭土。主产于福建、河南、山东、山西等省。

形态特征：本品为不规则的块状，大小不一。表面粉红色、红色至紫红色，或有红白相间的花纹，光滑如脂。质细腻，易砸碎，断面平滑，吸水性强，用舌舔之粘舌。有泥土气，味淡。以色红，光滑细腻，易碎，舌舔之黏性强者为佳。

名方验方

1. **赤白痢，不问冷热**：赤石脂、龙骨、干姜、黄连各90克。上为末，日饮服4克，日再。

2. **小儿长期腹泻**：赤石脂、熟附子、伏龙肝、丁香、肉蔻、莲肉、黄芩等同用。

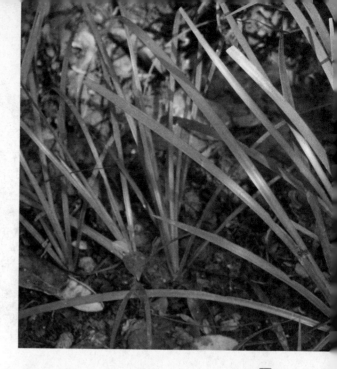

草

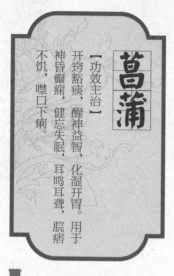

菖蒲

【性味归经】

辛、苦，温。归心、胃经。

【功效主治】

开窍豁痰，醒神益智，化湿开胃。用于神昏癫痫，健忘失眠，耳鸣耳聋，脘痞不饥，噤口下痢。

【原文】

味辛，温。主风寒痹；咳逆上气；开心孔，补五脏；通九窍，明耳目，出音声。久服轻身，不忘不迷，或延年。一名昌阳。生池泽。

【今释】

别名：山菖蒲、药菖蒲、金钱蒲、菖蒲叶、水剑草、香菖蒲。

来源：本品为天南星科植物石菖蒲的干燥根茎。

形态特征：多年生草本。根茎横卧，具分枝，因而植株成丛生状，分枝常被纤维状宿存叶基。叶基生，剑状线形，无中脉，平行脉多数，稍隆起。花茎扁三棱形，肉穗花序圆柱状，佛焰苞片叶状，较短，为肉穗花序长的 1～2 倍，花黄绿色。浆果倒卵形。

名方验方

1. **湿滞胀闷**：菖蒲9克，茯苓、佩兰、郁金、半夏、厚朴各6克。水煎服。

2. **湿癣阴痒**：菖蒲、蛇床子各适量。研末外撒，每日 2～3 次。

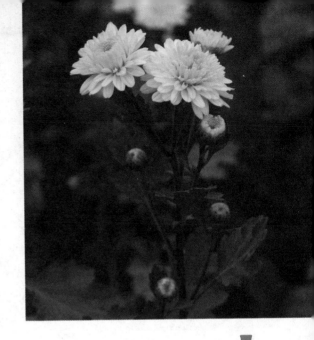

菊花

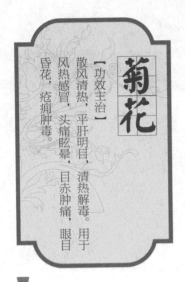

【性味归经】

甘，苦，微寒。归肺、肝经。

【功效主治】

散风清热，平肝明目，清热解毒。用于风热感冒，头痛眩晕，目赤肿痛，眼目昏花，疮痈肿毒。

【原文】

味苦，平。主诸风，头眩肿痛，目欲脱，泪出；皮肤死肌，恶风湿痹。久服利血气，轻身耐老，延年。一名节华。生川泽及田野。

【今释】

别名：菊华、秋菊、日精、九华、节花、金蕊、甘菊。

来源：本品为菊科植物菊的干燥头状花序。

形态特征：多年生草本，高60～150厘米，茎直立，上部多分枝。叶互生，卵形或卵状披针形，长约5厘米，宽3～4厘米，边缘具有粗大锯齿或深裂呈羽状，基部楔形，下面有白色茸毛，具叶柄。头状花序顶生或腋生，直径2.4～5厘米，雌性，白色、黄色或淡红色等；管状花两性，黄色，基部常有膜质鳞片。瘦果无冠毛。

名方验方

1. 头晕：菊花1000克，茯苓500克。共捣为细末，每次服用6克，每日3次，温酒调下。

2. 发热、咽干唇燥、咳嗽：菊花10克，桑叶、枇杷叶各5克。研成粗末，用沸水冲泡代茶饮。

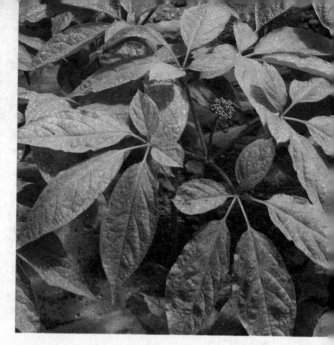

人参

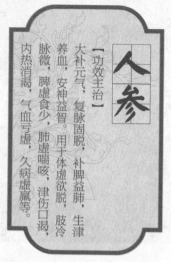

【性味归经】

甘、微苦，微温。归脾、肺、心、肾经。

【功效主治】

大补元气，复脉固脱，补脾益肺，生津养血，安神益智。用于体虚欲脱，肢冷脉微，脾虚食少，肺虚喘咳，津伤口渴，内热消渴，气血亏虚，久病虚羸等。

【原文】

　　味甘，微寒。主补五脏，安精神，定魂魄，止惊悸，除邪气；明目，开心益智。久服轻身延年。一名人衔，一名鬼盖。生山谷。

【今释】

别名：棒锤、山参、园参。

来源：本品为五加科植物人参的干燥根及根茎。

形态特征：多年生草本，根状茎（芦头）短，上有茎痕（芦碗）和芽苞；茎单生，直立，高40～60厘米。叶为掌状复叶，2～6枚轮生茎顶，小叶3～5，中部的1片最大，卵形或椭圆形，基部楔形，先端渐尖，边缘有细尖锯齿，上面沿中脉疏被刚毛。伞形花序顶生，花小，花萼钟形；花瓣淡黄绿色。浆果状核果扁球形或肾形，成熟时鲜红色，扁圆形，黄白色。

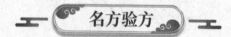

名方验方

气阴两伤，口渴多汗，气短喘促：（生脉散）人参5克，麦冬15克，五味子5克。水煎服。

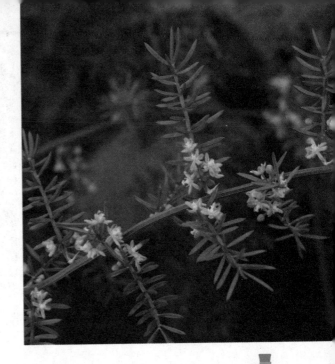

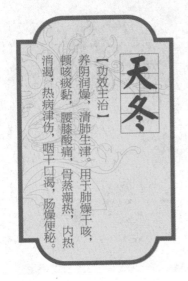

天冬

【性味归经】

甘、苦，寒。归肺、肾经。

【功效主治】

养阴润燥，清肺生津。用于肺燥干咳，顿咳痰黏，腰膝酸痛，骨蒸潮热，内热消渴，热病津伤，咽干口渴，肠燥便秘。

【原文】

味苦，平。主诸暴风湿偏痹，强骨髓，杀三虫，去伏尸。久服轻身，益气延年。一名颠勒。生山谷。

【今释】

别名：天门冬、武竹。

来源：本品为百合科植物天门冬的干燥块根。

形态特征：攀援状多年生草本。块根肉质，簇生，长椭圆形或纺锤形，灰黄色。茎细，常扭曲多分枝，有纵槽纹。主茎鳞片状叶，顶端尖长，叶基部伸长为2.5～3厘米飞硬刺，在分支上的刺较短或不明显，叶状枝2～3枚簇生叶腋，扁平有棱，镰刀状。花通常2朵腋生，淡绿色，单性，雌雄异株，雄花花被6，雄蕊6枚，雌花与雄花大小相似，具6枚退化雄蕊。浆果球形，熟时红色，有种子一粒。

名方验方

1. **心烦**：天冬、麦冬各15克，水杨柳9克。水煎服。

2. **夜盲**：多儿母60克，水皂角30克。炖肉吃。

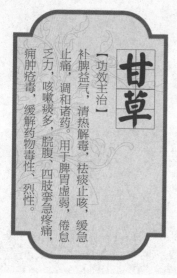

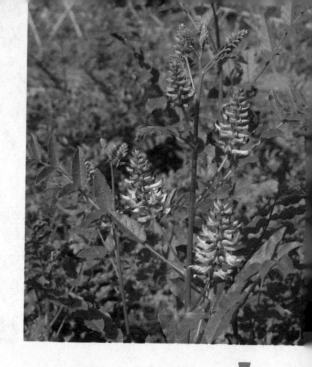

甘草

【性味归经】甘，平。归心、肺、脾、胃经。

【功效主治】补脾益气，清热解毒，祛痰止咳，缓急止痛，调和诸药。用于脾胃虚弱，倦怠乏力，咳嗽痰多，脘腹、四肢挛急疼痛，痈肿疮毒，缓解药物毒性、烈性。

【原文】

味甘，平。主五脏六腑寒热邪气，坚筋骨，长肌肉，倍力，金疮，解毒。久服轻身延年。生川谷。

【今释】

别名：密草、国老、棒草、甜草根、粉甘草、红甘草、甜根子。

来源：本品为豆科植物甘草、胀果甘草或光果甘草的干燥根及根茎。

形态特征：多年生草本植物，高30～80厘米，根茎多横走，主根甚发达。外皮红棕色或暗棕色。茎直立，有白色短毛和刺毛状腺体。奇数羽状复叶互生，小叶7～17对，卵状椭圆形，全缘，两面被短毛及腺体。总状花序腋生，花密集。花萼钟状，外被短毛或刺状腺体，花冠蝶形，紫红色或蓝紫色。荚果扁平，呈镰刀形或环状弯曲，外面密被刺状腺毛，种子扁卵圆形，褐色。

名方验方

1. 消化性溃疡：甘草粉，口服，每次3～5克，每日3次。

2. 原发性血小板减少性紫癜：甘草12～20克。水煎，早、晚分服。

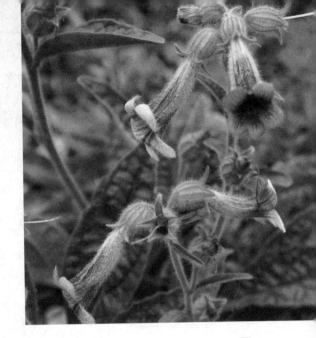

干地黄

【性味归经】
生地黄：甘，寒。归心、肝、肾经。
鲜地黄：甘，苦，寒。归心、肝、肾经。

【功效主治】
鲜地黄：清热生津，凉血，止血。用于热病伤阴，温毒发斑，咽喉肿痛。生地黄：清热凉血，养阴、生津。用于热入营血，温毒发斑，吐血衄血等。

【原文】

味甘，寒。主折跌绝筋，伤中，逐血痹，填骨髓，长肌肉，作汤，除寒热积聚，除痹，生者尤良。久服轻身不老。一名地髓。生川泽。

【今释】

别名：山烟、酒壶花、山白菜。

来源：本品为玄参科植物地黄的新鲜或干燥块根。

形态特征：多年生草本植物高25～40厘米，全植株被灰白色长柔毛和腺毛。叶多基生，莲座状，向上逐渐缩小而在茎上互生；叶片倒卵形或长椭圆形，先端钝，某部渐窄，边缘具有不整齐钝齿，叶面多皱。总状花序，花萼钟状，花冠筒状稍弯曲，紫红色，里面常有黄色带紫的条纹，呈二唇形。蒴果卵形，种子多数。

名方验方

1. **肝肾阴亏，虚热动血，胸腹膨胀**：地黄、白茅根各30克，丹参15克，川楝子9克。水煎服。

2. **风湿性关节炎**：干生地黄90克。切碎，加水600～800毫升，煮沸约1小时，滤去药液约300毫升，为1日量，1次或2次服完。

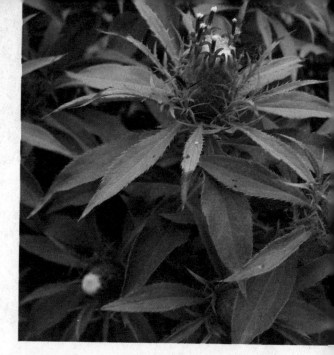

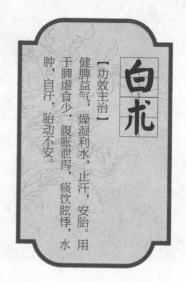

白术

【性味归经】
苦、甘，温。归脾、胃经。

【功效主治】
健脾益气，燥湿利水，止汗，安胎。用于脾虚食少，腹胀泄泻，痰饮眩悸，水肿，自汗，胎动不安。

【原文】

味苦，温。主风寒湿痹死肌，痉疸，止汗，除热，消食，作煎饵，久服轻身延年，不饥。一名山蓟。生山谷。

【今释】

别名：山蓟、山芥、日蓟、山姜、山精、山连、冬白术、枪杨。

来源：本品为菊科植物白术的干燥根茎。

形态特征：多年生草本，高 30～60 厘米，根状茎肥厚，略呈拳状，茎直立，上部分枝。叶互生，叶片 3，深裂或上部茎的叶片不分裂，裂片椭圆形，边缘有刺。头状花序顶生，总苞钟状，花冠紫红色，瘦果椭圆形，稍扁。

名方验方

1. **久泻、久痢**：白术 300 克。水煎浓缩成膏，放一夜，倾出上面清水，每次 1～2 匙，蜜汤调服。

2. **小儿腹泻（消化不良性）**：白术粉（米汤制）、槟榔粉各等份。每日 3 餐饭后服用，每次 9 克，连服 3 日。

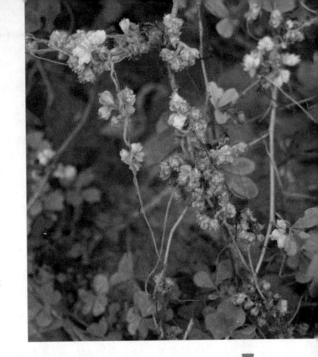

菟丝子

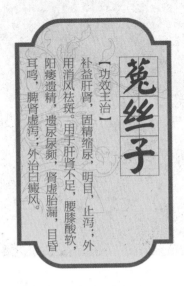

【性味归经】

辛、甘，平。归肝、肾、脾经。

【功效主治】

补益肝肾，固精缩尿，明目，止泻；外用消风祛斑。用于肝肾不足，腰膝酸软，阳痿遗精，遗尿尿频，肾虚胎漏，目昏耳鸣，脾肾虚泻；外治白癜风。

【原文】

味辛，平。主续绝伤，补不足，益气力，肥健人，汁，去面皯。久服明目，轻身延年。一名菟芦。生川泽。

【今释】

别名：黄丝、豆寄生、金黄丝子、马冷丝、巴钱天、黄鳝藤。

来源：本品为旋花科植物菟丝子的干燥成熟种子。

形态特征：一年生寄生草本，全株无毛。茎细，缠绕，黄色，无叶。花簇生于叶腋，苞片及小苞片鳞片状；花萼杯状，花冠白色，钟形，长为花萼的2倍，和无端5裂，裂片向外反曲；雄蕊花丝扁短，基部生有鳞片，矩圆形，边缘流苏状。蒴果扁球形，被花冠全部包住，盖裂。

名方验方

1. **乳汁不通**：菟丝子15克。水煎服。

2. **脾虚泄泻**：菟丝子15克，生白术10克。水煎服。

3. **小儿遗尿**：菟丝子2～3克，金银花6～9克。每天1剂，水煎，分2次服。

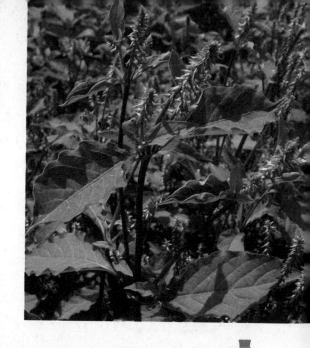

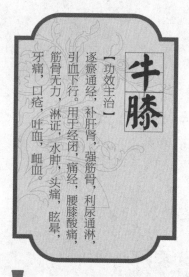

牛膝

【性味归经】

苦、甘、酸，平。归肝、肾经。

【功效主治】

逐瘀通经，补肝肾，强筋骨，利尿通淋，引血下行。用于经闭，痛经，腰膝酸痛，筋骨无力，淋证，水肿，头痛，眩晕，牙痛，口疮，吐血，衄血。

【原文】

味苦，酸，平。主寒湿痿痹，四肢拘挛，膝痛不可屈伸；逐血气伤，热火烂，堕胎。久服轻身耐老。一名百倍。生川谷。

【今释】

别名：甜川牛膝、甜牛膝、大牛膝、白牛膝、拐牛膝。

来源：本品为苋科植物川牛膝的干燥根。

形态特征：多年生草本，主根长圆柱形。茎被粗毛，方形有棱角，节处稍膨大如牛的膝盖，节上有对生的分枝。叶为对生，叶片椭圆形或椭圆状披针形，下面浮毛较上面密，全缘。花瓣白色，由多数复聚伞花序集成花球团，干后不成暗褐色；先端成刺或钩，聚伞状花序能育花居中，不育花居两侧，花的花被片变成钩状芒刺。胞果呈椭圆状倒卵形，暗灰色。

名方验方

1. **大骨节病**：川牛膝、制草乌、制川乌各250克，红花500克。混合制成散剂。每服3分，每日3次，连服40日。

2. **小儿麻痹后遗症**：川牛膝15克，土鳖虫7个，马钱子（油炸黄）1.5克。共研细末，分为7包。每晚临睡前服1包，黄酒送下。用于瘫痪期及后遗症期。

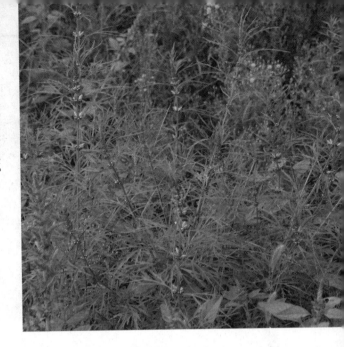

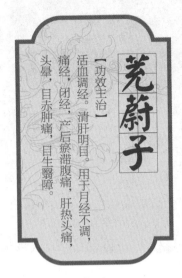

茺蔚子

【性味归经】

甘，辛，微寒。归肝经。

【功效主治】

活血调经，清肝明目。用于月经不调，痛经，闭经，产后瘀滞腹痛，肝热头痛，头晕，目赤肿痛，目生翳障。

【原文】

味辛微温。主明目益精，除水气。久服轻身，茎生瘾疹痒，可作浴汤。一名益母，一名益明，一名大札。生池泽。

【今释】

别名：益母子、冲玉子、益母草子、小胡麻。

来源：为唇形科植物益母草的果实。

形态特征：一年生或二年生草本，高60～100厘米。茎直立，四棱形，被微毛。叶对生，叶形多种，叶柄长0.5～8厘米。一年生植物基生叶具长柄，叶片略呈圆形，直径4～8厘米，最上部叶不分裂。轮伞花序腋生，具花8～15朵；小苞片针刺状，无花梗。小坚果褐色，三棱形，先端较宽而平截，基部楔形，长2～2.5毫米，直径约1.5毫米。花期6～9月，果期7～10月。

名方验方

1. 子宫脱垂：茺蔚子15克，枳壳12克。水煎服。

2. 高血压：茺蔚子、决明子各20克，黄芩、菊花各15克，夏枯草25克。水煎服。

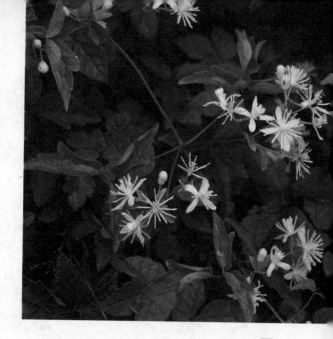

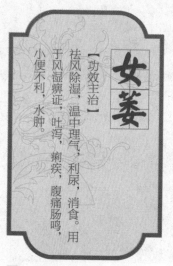

女萎

【性味归经】

辛，温，小毒。归肝、脾、大肠经。

【功效主治】

祛风除湿，温中理气，利尿，消食。用于风湿痹证；吐泻，痢疾，腹痛肠鸣，小便不利，水肿。

【原文】

味甘平。主中风暴热，不能动摇，跌筋结肉，诸不足。久服，去面黑䵟，好颜色，润泽，轻身不老。生山谷。

【今释】

别名：蔓楚、牡丹蔓、山木通、木通草、白木通、穿山藤、苏木通。

来源：为毛茛科植物女萎的藤茎、叶或根。

形态特征：藤本。小枝密生贴伏短柔毛。叶对生；叶柄长 1.5～7 厘米；三出复叶，小叶片卵形或宽卵形，长 2.5～8 厘米，宽 1.5～7 厘米，通常有不明显的 3 浅裂，边缘有锯齿，或有缺刻状的粗锯齿或牙齿，上面疏生贴伏短柔毛或无毛，下面通常疏生短柔毛，或仅沿叶脉生较密短柔毛。圆锥状聚伞花序，多花，花序梗、花梗密生贴伏短柔毛，花梗上小苞片小，钻形或无。瘦果狭卵形，长 3～5 毫米，不扁，有短柔毛，宿存花柱羽毛状，长 1.2～1.5 厘米。花期 7～9 月，果期 9～10 月。

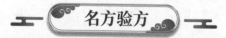

名方验方

1. 久痢脱肛： 女萎（切），烧熏之。

2. 筋骨疼痛： 女萎藤 15 克，蔓性千斤拔 15 克，路边荆 9 克，老钩藤 6 克。水煎服。

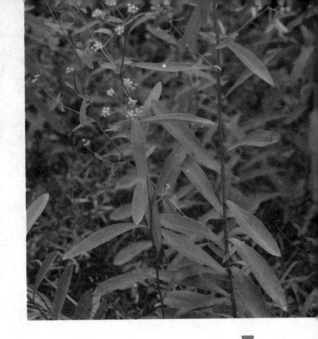

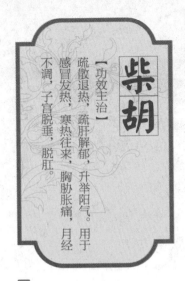

柴胡

【性味归经】

辛，苦，微寒。归肝、胆、肺经。

【功效主治】

疏散退热，疏肝解郁，升举阳气。用于感冒发热，寒热往来，胸胁胀痛，月经不调，子宫脱垂，脱肛。

【原文】

味苦，平。主心腹，去肠胃中结气，饮食积聚，寒热邪气，推陈致新。久服轻身明目，益精。一名地薰。生川谷。

【今释】

别名：地薰、芷胡、山菜、菇草、柴草。

来源：本品为伞形科植物柴胡或狭叶柴胡的干燥根。按性状不同，分别习称"北柴胡"及"南柴胡"。

形态特征：多年生草本植物。主根圆柱形，有分歧。茎丛生或单生，实心，上部多分枝略呈"之"字形弯曲。基生叶倒披针形或狭椭圆形，早枯；中部叶倒披针形或宽条状披针形，长3～11厘米，下面具有粉霜。复伞形花序腋生兼顶生，花鲜黄色。双悬果椭圆形，棱狭翅状。

名方验方

1. **脑外伤后头痛不止**：柴胡、当归尾、丹参、制半夏、泽兰叶各10克，薄荷、土鳖虫、川芎、黄连各5克，细辛6克。水煎服，每日1剂。

2. **流行性感冒**：柴胡12克，黄芩、半夏各10克，太子参、炙甘草各5克，生姜6克，大枣（去核）3个，板蓝根15克。水煎服，每日1剂。

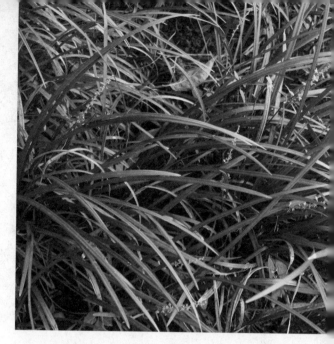

麦冬

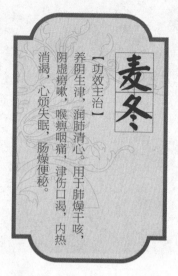

【性味归经】

甘，微苦，微寒。归心、肺、胃经。

【功效主治】

养阴生津，润肺清心。用于肺燥干咳，阴虚痨嗽，喉痹咽痛，津伤口渴，内热消渴，心烦失眠，肠燥便秘。

【原文】

味甘，平。主心腹，结气、伤中、伤饱，胃络脉绝，羸瘦短气。久服轻身，不老，不饥。生川谷及堤阪。

【今释】

别名：麦门冬、沿阶草。

来源：本品为百合科植物麦门冬的干燥块根。夏季采挖，洗净，反复暴晒、堆置，至七八成干，除去须根，干燥。

形态特征：多年生草本植物，地上匍匐茎细长。叶丛生，狭线形，草质，深绿色，平行脉明显，基部绿白色并稍扩大。花葶常比叶短，总状花序轴长2～5厘米，花1～2朵，生于苞片腋内，花梗长2～4毫米，关节位于近中部或中部以上，花微下垂，花被片6枚，披针形，白色或淡紫色。浆果球形，成熟时深绿色或蓝黑色。

名方验方

1. **百日咳**：麦冬、天冬各20克，百合15克，鲜竹叶10克。水煎服。

2. **阴虚燥咳、咯血等**：麦冬、川贝母、天冬各9克，沙参、生地黄各15克。水煎服。

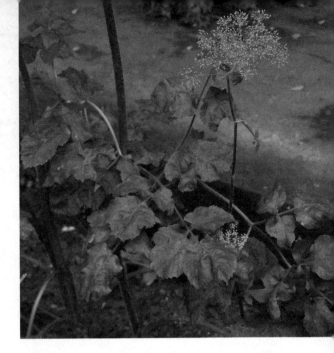

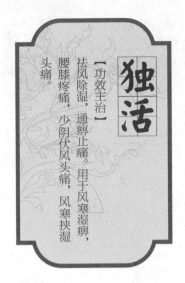

独活

【性味归经】

辛，苦，微温。归肾、膀胱经。

【功效主治】

祛风除湿，通痹止痛。用于风寒湿痹，腰膝疼痛，少阴伏风头痛，风寒挟湿头痛。

【原文】

味苦，平。主风寒所击，金疮止痛，贲豚，痫痓，女子疝瘕。久服轻身耐老。一名羌活，一名羌青，一名护羌使者。生川谷。

【今释】

别名：大活、山独活、香独活、川独活、肉独活、巴东独活。

来源：本品为伞形科植物重齿毛当归的干燥根。

形态特征：多年生草本。根粗大，多分枝。茎直立，带紫色，有纵沟纹。基生叶和茎下部叶的叶柄细长，基部成宽广的鞘。两面均被短柔毛，边缘有不整齐的重锯齿。复伞形花序顶生或侧生，密被黄色短柔毛。双悬果背部扁平，长圆形，侧棱翅状。

名方验方

1. **慢性气管炎**：独活15克，红糖25克。加水煎成100毫升，分3～4次服。

2. **青光眼**：独活、羌活、五味子各6克，白芍12克。水煎服。

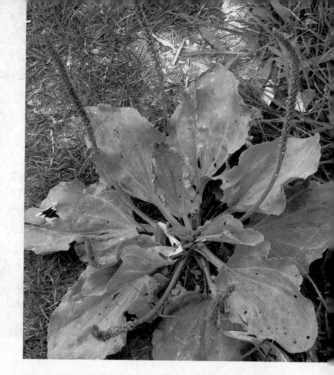

车前子

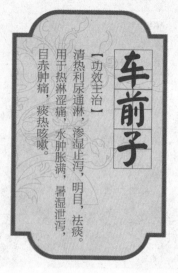

【性味归经】

甘，寒。归肝、肾、肺、小肠经。

【功效主治】

清热利尿通淋，渗湿止泻，明目，祛痰。用于热淋涩痛，水肿胀满，暑湿泄泻，目赤肿痛，痰热咳嗽。

【原文】

味甘，寒。主气癃，止痛，利水道小便；除湿痹。久服轻身耐老。一名当道。生平泽。

【今释】

别名：车前实、虾蟆衣子、猪耳朵穗子、凤眼前仁。

来源：本品为车前科植物车前或平车前的干燥成熟种子。

形态特征：叶丛生，直立或展开，方卵形或宽卵形，长4～12厘米，宽4～9厘米，全缘或有不规则波状浅齿，弧形脉。花茎长20～45厘米，顶生穗状花序。蒴果卵状圆锥形，周裂。

名方验方

1. **高血压**：车前子9～18克。水煎2次，每日当茶饮。

2. **上消化道出血**：车前子3克，大黄120克。煎为200毫升，4～6次服，每4～6小时服1次，首次量加倍。

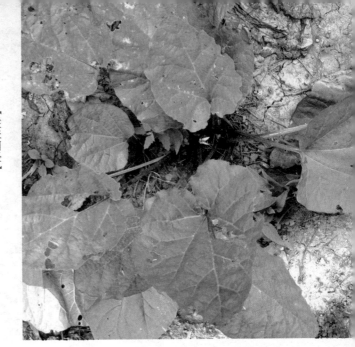

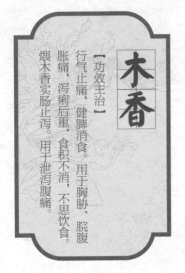

木香

【性味归经】

辛、苦、温。归脾、胃、大肠、三焦、胆经。

【功效主治】

行气止痛，健脾消食。用于胸胁、脘腹胀痛，泻痢后重，食积不消，不思饮食；煨木香实肠止泻。用于泄泻腹痛。

【原文】

味辛，温。主邪气，辟毒疫温鬼，强志，主淋露。久服，不梦寤魇寐。生山谷。

【今释】

别名：蜜香、云木香、广木香、南木香、青木香、川木香。

来源：本品为菊科植物木香的干燥根。

形态特征：多年生草本，高1～2米。主根粗壮，圆柱形。基生叶大型，具长柄，叶片三角状卵形或长三角形，基部心形，边缘具不规则的浅裂或呈波状，疏生短刺；基部下延成不规则分裂的翼，叶面被短柔毛；茎生叶较小呈广椭圆形。头状花序2～3个丛生于茎顶，叶生者单一，总苞由10余层线状披针形的薄片组成，先端刺状；花全为管状花。瘦果线形，有棱，上端着生一轮黄色直立的羽状冠毛。

名方验方

1. 一切气不和：木香适量。温水磨浓，热酒调下。

2. 肝炎：木香研末，每日9～18克，分3～4次服用。

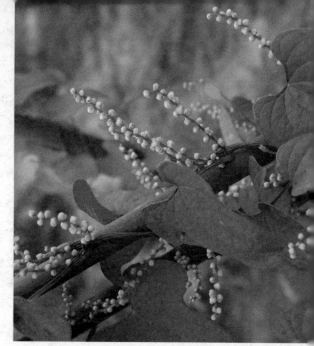

署蓣

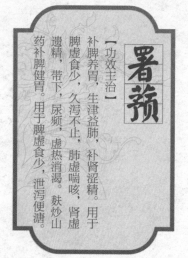

【性味归经】

甘，平。归脾、肺、肾经。

【功效主治】

补脾养胃，生津益肺，补肾涩精。用于脾虚食少，久泻不止，肺虚喘咳，肾虚遗精，带下，尿频，虚热消渴。麸炒山药补脾健胃。用于脾虚食少，泄泻便溏。

【原文】

味甘，温。主伤中，补虚羸，除寒热邪气。补中益气力，长肌肉。久服耳目聪明，轻身不饥，延年。一名山芋。生山谷。

【今释】

别名：山药、土薯、山薯、山芋、玉延。

来源：本品为薯蓣科植物薯蓣的干燥根茎。

形态特征：多年生缠绕性宿根草质藤本。块茎长而粗壮，外皮灰褐色，有须根，茎常带紫色。单叶在茎下部互生，中部以上对生。少数为三叶轮生，叶片三角形至宽卵形或戟形，变异大。花极小，单性，雌雄异株，穗状花序，雄花序直立，聚生于叶腋内。蒴果扁圆形，具三棱翅状，表面被白粉。种子扁圆形，四周有膜质宽翅。

名方验方

1. **肝肾虚痿证**：山药、枸杞子各12克，杜仲、伸筋草各10克，牛膝20克。水煎服。

2. **遗尿**：淮山药适量。炒研末，每日3次，每次10克，开水冲服。

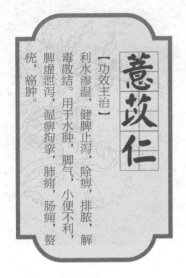

薏苡仁

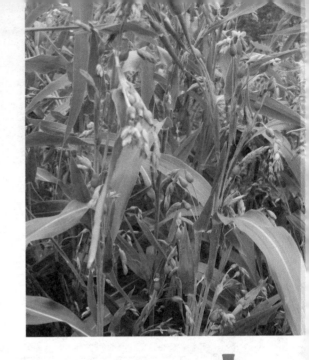

【性味归经】

甘、淡、凉。归脾、胃、肺经。

【功效主治】

利水渗湿，健脾止泻，除痹，排脓，解毒散结。用于水肿，脚气，小便不利，脾虚泄泻，湿痹拘挛，肺痈，肠痈，赘疣，癌肿。

【原文】

味甘，微寒。主筋急拘挛，不可屈伸，风湿痹，下气。久服轻身益气。其根下三虫。一名解蠡。生平泽及田野。

【今释】

别名：苡米、薏米、苡仁、米仁、土玉米、回回米、六谷子、薏珠子。

来源：本品为禾本科植物薏苡的干燥成熟种仁。

形态特征：多年生草本，高1～1.5米。叶互生，线形至披针形。花单性同株，成腋生的总状花序。颖果圆珠形。

名方验方

1. 扁平疣：生薏苡仁末30克，白砂糖30克。拌匀，每次1匙，开水冲服，每日3次，7～10日为1个疗程。

2. 尿路结石：薏苡仁茎、叶、根适量（鲜品约250克，干品减半）。水煎去渣，每日2～3次。

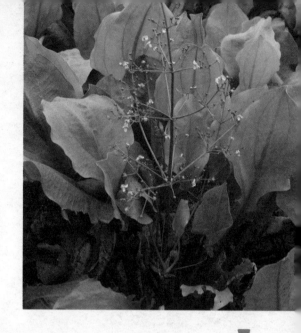

泽泻

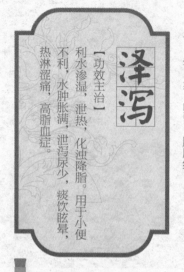

【性味归经】 甘、淡，寒。归肾、膀胱经。

【功效主治】 利水渗湿，泄热，化浊降脂。用于小便不利，水肿胀满，泄泻尿少，痰饮眩晕，热淋涩痛，高脂血症。

【原文】

味甘，寒。主风寒湿痹，乳难消水，养五脏，益气力，肥健。久服耳目聪明，不饥，延年轻身，面生光，能行水上。一名水泻，一名芒芋，一名鹄泻。生池泽。

【今释】

别名：水泽、目鹅蛋、一枝花、如意花。

来源：本品为泽泻科植物泽泻的干燥块茎。

形态特征：多年生沼生植物，高50～100厘米。叶丛生，叶柄长达50厘米，基部扩延成中鞘状；叶片宽椭圆形至卵形，长2.5～18厘米，宽1～10厘米，基部广楔形、圆形或稍心形，全缘，两面光滑；叶脉5～7条。花茎由叶丛中抽出，花序通常为大型的轮生状圆锥花序；花两性。瘦果多数，扁平，倒卵形，背部有两浅沟，褐色，花柱宿存。

名方验方

1. 水肿，小便不利：泽泻、白术各12克，车前子9克，茯苓皮15克，西瓜皮24克。水煎服。

2. 肠炎泄泻：泽泻10克，黄连6克，马齿苋15克。水煎服。

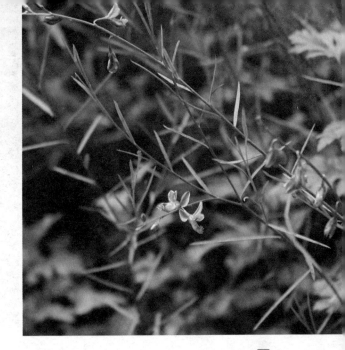

远志

【功效主治】

安神益智，交通心肾，祛痰，消肿。用于心肾不交引起的失眠多梦、健忘惊悸、神志恍惚，咳痰不爽，疮疡肿毒，乳房肿痛。

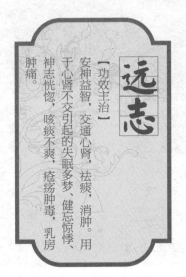

【原文】

味苦，温。主咳逆，伤中，补不足，除邪气；利九窍，益智慧，耳目聪明，不忘，强志倍力。久服轻身不老。叶，名小草，一名棘菀，一名葽绕，一名细草。生川谷。

【今释】

别名：棘菀、细草、小鸡腿、小鸡眼、小草根。

来源：本品为远志科植物远志或卵叶远志的干燥根。

形态特征：多年生矮小草本，高约30厘米，茎丛生，纤细，近无毛。叶互生，线形或狭线形，近无柄。总状花序，花偏向一侧；花绿白色带紫。蒴果扁，倒卵形，边缘有狭翅。种子扁平、黑色、密被白色细茸毛。

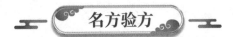

名方验方

1. **脑风头痛**：远志末适量，吸入鼻中。

2. **喉痹作痛**：远志末适量，吹喉，涎出为度。

3. **乳腺炎**：远志焙干研细，酒冲服10克，药渣敷患处。

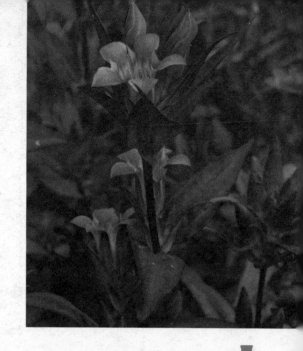

龙胆

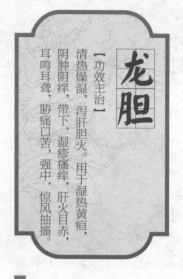

【性味归经】

苦，寒。归肝、胆经。

【功效主治】

清热燥湿，泻肝胆火。用于湿热黄疸，阴肿阴痒，带下，湿疹瘙痒，肝火目赤，耳鸣耳聋，胁痛口苦，强中，惊风抽搐。

【原文】

味苦，寒。主骨间寒热，惊痫邪气，续绝伤，定五脏，杀蛊毒。久服益智不忘，轻身耐老。一名陵游。生川谷。

【今释】

别名：陵游。

来源：本品为龙胆科植物条叶龙胆、龙胆、三花龙胆或坚龙胆的干燥根及根茎。前三种习称"龙胆"，后一种习称"坚龙胆"。

形态特征：多年生草本，全株绿色稍带紫色。茎直立，单一粗糙。叶对生，基部叶甚小，鳞片状，中部及上部的叶卵形或卵状披针形，叶缘及叶背主脉粗糙，基部抱茎，主脉3条。无柄的花多数族生于茎顶及上部叶腋；萼钟形，花冠深蓝色至蓝色，花丝基部有宽翅。蒴果长圆形，种子边缘有翅。

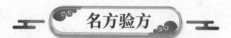

名方验方

1. **肝胆热上扰致多眠**：龙胆草、泽泻、黄芩、柴胡各10克，栀子6克，薏苡仁20克，生地黄、车前子各15克。包煎，水煎服。

2. **疳疮期梅毒**：龙胆草、泽泻、生地黄、金银花、栀子、黄芩各15克，滑石20克，土茯苓30克，赤芍12克，甘草8克。水煎取药汁，每日1剂，每日2次。

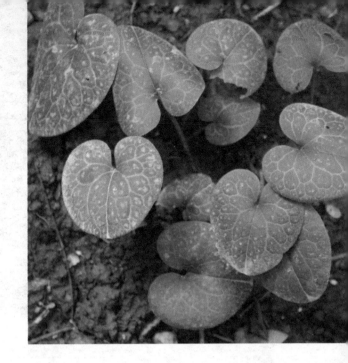

细辛

【性味归经】

辛，温。归心、肺、肾经。

【功效主治】

祛风散寒，祛风止痛，通窍，温肺化饮。用于风寒感冒，头痛，牙痛，鼻塞流涕，鼻衄，鼻渊，风湿痹痛，痰饮喘咳。

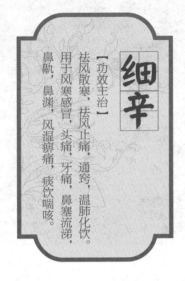

【原文】

味辛，温。主咳逆，头痛脑动，百节拘挛，风湿，痹痛，死肌。久服明目，利九窍，轻身长年。一名小辛。生川谷。

【今释】

别名：小辛、细草、少辛、独叶草、金盆草、山人参。

来源：本品为马兜铃科植物北细辛、汉城细辛或华细辛的根及根茎。前二种习称"辽细辛"。

形态特征：北细辛，多年生草本，高10～25厘米，根茎横走，生有多数细长的根。叶基生，1～3片，心形至肾状心形，全缘，两面疏生短柔毛或近于无毛。花单生于叶腋，接近地面，花被钟形或壶形，污紫色，顶端裂片由基部向下反卷，先端急尖。蒴果肉质，半球形。

名方验方

1.阳虚感冒：细辛、麻黄各3克，附子10克。水煎温服。

2.口舌生疮：细辛、黄连各等份。为末，先以布揩净患处，掺药在上，涎出即愈。

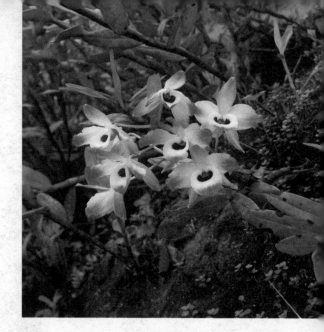

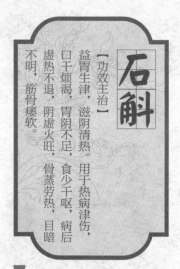

【性味归经】

甘，微寒。归胃、肾经。

石斛

【功效主治】

益胃生津，滋阴清热。用于热病津伤，口干烦渴，胃阴不足，食少干呕，病后虚热不退，阴虚火旺，骨蒸劳热，目暗不明，筋骨痿软。

【原文】

味甘，平。主伤中，除痹，下气，补五脏虚劳，羸瘦，强阴。久服厚肠胃，轻身延年。一名林兰。生山谷。

【今释】

别名：石兰、吊兰花、金钗石斛。

来源：本品为兰科植物金钗石斛、铁皮石斛或马鞭石斛及其近似种的新鲜或干燥茎。

形态特征：多年生附生草本。茎丛生，直立，上部多少回折状，稍扁，基部收窄而圆，具槽纹，多节。叶近革质，矩圆形，先端偏斜状凹缺，叶鞘抱茎。总状花序生于上部节上，基部被鞘状总苞片1对，有花1～4朵，具卵状苞片；花大，下垂，白色，先端带淡紫色或淡红色，唇瓣卵圆形，边缘微波状，基部有1深紫色斑块，两侧有紫色条纹。

名方验方

1. **胃酸缺乏**：石斛、玄参各15克，白芍9克，麦冬、山楂各12克。水煎服，每日1剂。

2. **阴虚目暗，视物昏花**：石斛、熟地黄各15克，枸杞子、山药各12克，山茱萸9克，白菊花6克。水煎服，每日1剂。

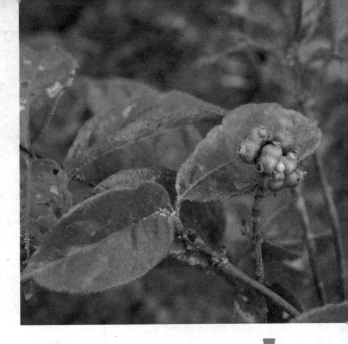

巴戟天

【性味归经】

甘、辛，微温。归肾、肝经。

【功效主治】

补肾阳，强筋骨，祛风湿。用于阳痿遗精，宫冷不孕，月经不调，少腹冷痛，风湿痹痛，筋骨痿软。

【原文】

味辛，微温。主大风邪气，阴痿不起，强筋骨，安五脏，补中，增志，益气。生山谷。

【今释】

别名：糠藤、鸡肠风、黑藤钻、鸡眼藤、三角藤。

来源：本品为茜草科植物巴戟天的干燥根。

形态特征：藤状灌木。根肉质肥厚，圆柱形，呈结节状，茎有纵棱，小枝幼时有褐色粗毛。叶对生，叶片长椭圆形，全缘，叶缘常有稀疏的短睫毛，下面中脉被短粗毛，托叶鞘状。头状花序有花2～10朵，排列与枝端，花序梗被污黄色短粗毛，花萼先端有不规则的齿裂或近平截，花冠白色，肉质。核果近球形，种子4粒。

名方验方

1. **老人衰弱、足膝痿软**：巴戟天、熟地黄各10克，人参4克（或党参10克），菟丝子、补骨脂各6克，小茴香2克。水煎服，每日1剂。

2. **男子阳痿早泄、女子宫寒不孕**：巴戟天、覆盆子、党参、神曲、菟丝子各9克，山药18克。水煎服，每日1剂。

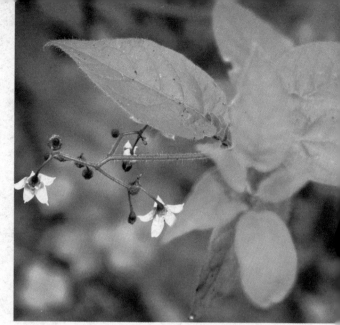

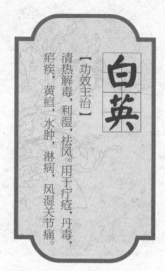

【性味归经】

甘、苦，寒。归肝、胆经。

白英

【功效主治】

清热解毒，利湿，祛风。用于疔疮，疟疾，黄疸，水肿，淋病，风湿关节痛，丹毒。

【原文】

味甘，寒。主寒热，八疸，消渴，补中益气。久服轻身延年。一名谷菜。生山谷。

【今释】

别名：白草、白毛藤、葫芦草、排风藤、毛风藤、毛秀才、毛千里光、金线绿毛龟。

来源：本品为茄科茄属植物白英以全草或根入药。

形态特征：多年生草质藤本，茎及叶密生有节长柔毛。叶互生，多为琴形，3.5～5.5厘米，宽2.5～4厘米，先端渐尖，基部全缘或有3～5深裂，中裂片卵形，较大，两面均被长柔毛；叶柄全缘或有3～5深裂，中裂片卵形，较大，两面均被长柔毛；叶柄长约3厘米。聚伞花序顶生或腋外生；花蓝色或白色，花萼5浅裂；花冠5深裂，自基部向外反折；雄蕊5，花药顶孔裂；子房2室。浆果圆球形，成熟后红色。花期7～9月，果期9～11月。

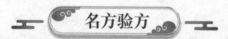

名方验方

1. **黄疸型肝炎**：白英、天胡荽各50克，虎刺根25克。水煎服，每日1剂。

2. **肺癌**：白英、狗牙半支（垂盆草）各50克。水煎服，每日1剂。

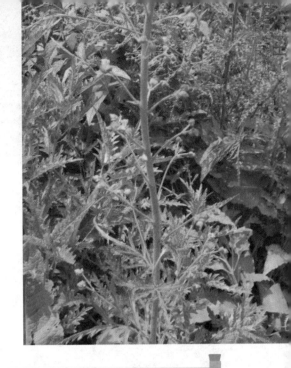

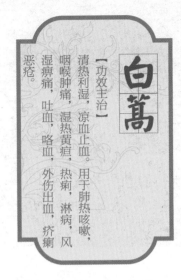

白蒿

【性味归经】

苦、微甘，凉。

【功效主治】

清热利湿，凉血止血。用于肺热咳嗽，咽喉肿痛，湿热黄疸，热痢，淋病，风湿痹痛，吐血，咯血，外伤出血，疥癣，恶疮。

【原文】

味甘平。主五脏邪气，风寒温痹，补中益气，长毛发，令黑，疗心悬，少食，常饥。久服，轻身，耳目聪明，不老。生川泽。

【今释】

别名：蟠蒿、由胡、莓母、旁勃、白艾蒿、蓬蒿、大白蒿、大子蒿。

来源：为菊科植物大籽蒿的全草。

形态特征：一二年生草本，高50～150厘米。主根单一，狭纺锤形。茎下部稍木质化，纵棱明显，多分枝，茎、枝被类白色微柔毛。头状花序，多数，半球形或近球形，直径3～6毫米，具短梗，基部常有线形的小苞地，在分枝上排成总状或复总状花序，总苞3～4层，外层、中层背面被灰白色微柔毛或近无毛，中肋绿色，边缘狭膜质，内层膜质；花序托半球形，具白色托毛；两性花多层，80～120朵，花冠管状，花药上端附属物尖，长三角形，基部有短尖头，花柱与花冠等长，先端叉形，叉端截形，有睫毛。瘦果长圆形。花、果期6～10月。

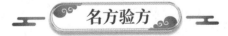

名方验方

恶癞疾，遍体面目有疮者：白艾蒿10束如升大，煮取汁，以曲及米，一如酿酒法，候熟稍稍饮之。

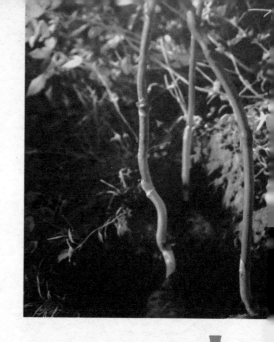

赤箭

【性味归经】

甘，平。归肝经。

【功效主治】

息风止痉，平抑肝阳，祛风通络。用于小儿惊风，癫痫抽搐，破伤风，头痛眩晕，手足不遂，肢体麻木，风湿痹痛。

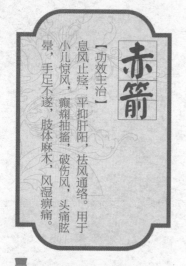

【原文】

　　味辛，温。主杀鬼，精物蛊毒恶气。久服益气力，长阴，肥健，轻身增年。一名离母，一名鬼督邮。生川谷。

【今释】

　　别名：天麻、神草、离母、赤箭芝、合离草、鬼督邮、明天麻、定风草、白龙皮。

　　来源：本品为兰科植物天麻的干燥块茎。

　　形态特征：多年生寄生植物。寄主为密环菌，以密环菌的菌丝或菌丝的分泌物为营养源。块茎横生，椭圆形或卵圆形，肉质。茎单一，直立，黄红色。叶退化成膜质鳞片状，互生，下部鞘状抱茎。总状花序顶生；苞片膜质，披针形或狭叶披针形，膜质，具细脉。花淡绿黄色或橙红色，花被下部合生成歪壶状，顶端5裂；唇瓣高于花被管2/3，能育冠状雄蕊1枚。蒴果长圆形或倒卵形。种子多而极小，呈粉末状。

名方验方

1. 头晕、肢体疼痛、皮肤瘙痒、偏头痛等：天麻9克，川芎6克。水煎2次，药液混合，早晚服用，每日1次。

2. 风湿痹、四肢拘挛：天麻25克，川芎100克。共研为末，炼蜜做成丸子，如芡子大，每次嚼服1丸，饭后茶或酒送下。

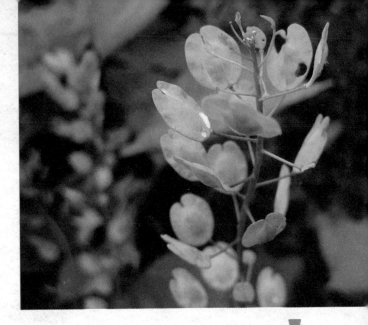

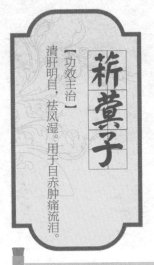

菥蓂子

【原文】

　　味辛微湿。主明目，目痛泪出，除痹，补五脏，益精光。久服轻易不老。一名蔑析，一名大蕺，一名马辛。生川泽及道旁。

【今释】

　　别名：大荠、蔑菥、大蕺、析目、老荠、遏蓝菜、花叶荠。

　　来源：为十字花科植物菥蓂的种子。

　　形态特征：一年生草本，高9～60厘米，无毛。茎直立，不分枝或分枝，具棱。叶片倒卵状长圆形，长3～5厘米，宽1～1.5厘米，先端圆钝或急尖，基部抱茎，两侧箭形，边缘具疏齿。总状花序顶生；花白色；萼片4，直立，卵形，先端圆钝；花瓣长圆状倒卵形，长2～4毫米，先端圆钝或微凹；雄蕊6，分离；雌蕊1，子房2室，柱头头状，近2裂，花柱短或长。短角果近圆形或倒宽卵形，长8～16毫米，扁平，周围有宽翅，先端有深凹缺。种子5～10颗，卵形，长约1.5毫米，稍扁平，棕褐色，表面有颗粒状环纹。花果期5～7月。

名方验方

1. 肾炎： 菥蓂鲜草30～60克。水煎服。

2. 产后子宫内膜炎： 菥蓂干全草15克。水煎调红糖服。

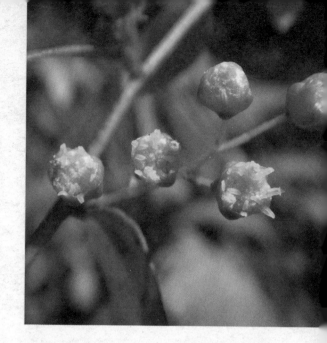

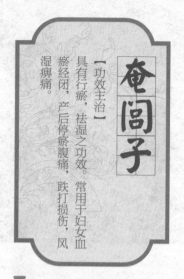

奄闾子

【性味归经】辛，苦，温。入足厥阴经。

【功效主治】具有行瘀，祛湿之功效。常用于妇女血瘀经闭，产后停瘀腹痛，跌打损伤，风湿痹痛。

【原文】

味苦，微寒。主五脏瘀血，腹中水气，胪张留热，风寒湿痹，身体诸痛。久服，轻身延年不老。生川谷。

【今释】

来源：本品为菊科植物庵闾的果实。

形态特征：多年生草本，高30～90厘米。叶互生；基部叶有柄，叶片阔卵形、楔形，边缘具缺刻状粗锯齿，大小不等；茎生叶几无柄，倒卵形，2～3浅裂或不分裂，上部具缺刻状锯齿，齿端具尖刺；愈向上叶形愈小，梢部叶几成披针形，茎生叶片质较厚，上面绿色有细毛，下面淡色密被绵毛。总状圆锥花序腋生；每一头状花序球形，径3～4毫米，常弯垂；总苞3～4列，均无毛，外层形小，卵形，中层较大，椭圆形；花托均为管状，淡黄色，外围小花雌性，中间小花两性，先端为披针形突渐尖。瘦果长约2毫米。花期7～8月。

名方验方

1. 产后腹痛： 庵闾子、桃仁（汤浸，去皮、尖、双仁，麸炒微黄）各25克。共捣为末，炼蜜丸，如梧桐子大，以热汤送服20丸，不计时候。

2. 产后血痛： 庵闾子50克。水1000毫升，童子小便2杯，煎饮。

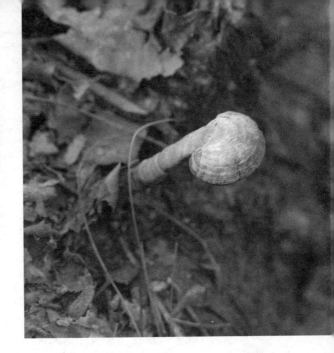

灵芝

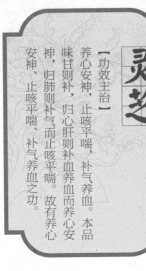

【性味归经】

甘，平。归心、肝、肺经。

【功效主治】

养心安神，止咳平喘，补气养血。本品味甘则补，归心肝则补血养血而养心安神，归肺则补气而止咳平喘。故有养心安神、止咳平喘、补气养血之功。

【原文】

赤芝，味苦平。主胸中结，益心气，补中，增慧智，不忘。久食，轻身不老，延年神仙。一名丹芝。

黑芝，味咸平。主癃，利水道，益肾气，通九窍，聪察。久食，轻身不老，延年神仙。一名元芝。

青芝，味酸平。主明目，补肝气，安精魂，仁恕，久食，轻身不老延年神仙。一名龙芝。

白芝，味辛平。主咳逆上气，益肺气，通利口鼻，强志意，勇悍，安魄。久食，轻身不老延年神仙。一名玉芝。

黄芝，味甘平。主心腹五邪，益脾气，安神，忠信和乐。久食，轻身不老延年神仙。一名金芝。

紫芝，味甘温。主耳聋，利关节，保神，益精气，坚筋骨，好颜色。久服，轻身不老延年。一名木芝。生山谷（旧作六种，今并）。

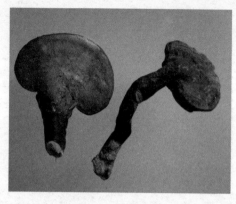

【今释】

别名：灵芝草。

来源：为多孔菌科真菌灵芝的子实体。

形态特征：紫芝、赤芝：菌盖木栓质，肾形，红褐、红紫或暗紫色，具漆样光泽，有环状棱纹和辐射状皱纹，大小及形态变化很大，大型个体的菌盖为20×10厘米，厚约2厘米，一般个体为4×3厘米，厚0.5～1厘米，下面有无数小孔，管口呈白色或淡褐色，每毫米内有4～5个，管口圆形，内壁为子实层，孢子产生于担子顶端。菌柄侧生，极少偏生，长于菌盖直径，紫褐色至黑色，有漆样光泽，坚硬。孢子卵圆形，8～11×7厘米，壁两层，内壁褐色，表面有小疣，外壁透明无色。

名方验方

1. 抗皮肤皱缩：灵芝、黄芪各10克。水煎取汁，外擦皮肤。

2. 慢性支气管炎：野生灵芝300克。制成干膏30克，每日3克。

3. 慢性肝炎、肾盂肾炎、支气管哮喘：灵芝适量。焙干研末，开水冲服。

4. 支气管出血：灵芝孢子粉适量。开水送服，每日2次，每次1～2克。

5. 神经衰弱，心悸头晕，夜寐不宁：灵芝1.5～3克。水煎服，每日2次。

6. 过敏性哮喘：灵芝、紫苏叶各6克，半夏4.5克，厚朴3克，茯苓9克。水煎加冰糖服。

7. 慢性粒细胞性白血病：菌灵芝30克。加水煎熬2小时，煎3次，口服。同时服蜂乳以增强疗效。

8. 硬皮病：灵芝50克。切成薄片，浸于500毫升米酒中，每日2次，每次20～30毫升，常服。

9. 老年斑：灵芝6克，茯苓10克，茶叶2克。共捣碎混合，装入纤维或纱布小袋，每袋6克，用开水冲泡，服茶，每日冲服2～3袋。

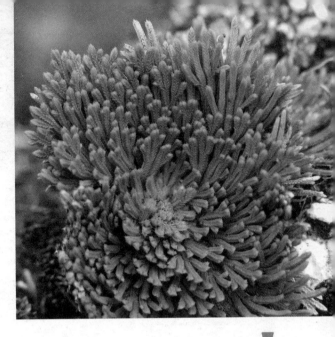

卷柏

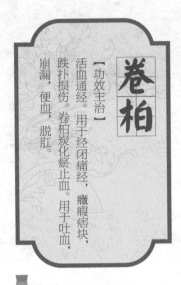

【性味归经】
辛，平。归肝、心经。

【功效主治】
活血通经。用于经闭痛经，癥瘕痞块、跌扑损伤。卷柏炭化瘀止血。用于吐血，崩漏，便血，脱肛。

【原文】

味辛，温。主五脏邪气，女子阴中寒热，痛，癥瘕，血闭、绝子。久服轻身，和颜色。一名万岁。生山谷。

【今释】

别名：一把抓、老虎爪、长生草、万年松、九死还魂草。

来源：本品为卷柏科植物卷柏或垫状卷柏的干燥全草。

形态特征：多年生草本，高5～18厘米，主茎直立，常单一，茎部着生多数须根；上部轮状丛生，多数分枝，枝上再作数次两叉状分枝。叶鳞状，有中叶与侧叶之分，密集覆瓦状排列，中叶两行较侧叶略窄小，表面绿色，叶边具无色膜质缘，先端渐尖呈无色长芒。孢子囊单生于孢子叶之叶腋，雌雄同株，排列不规则，大孢子囊黄色，内有4个黄色大孢子。小孢子囊橘黄色，内含多数橘黄色小孢子。

名方验方

1. 烫伤：卷柏研末，茶油调涂。

2. 哮喘：垫状卷柏、马鞭草各25克。水煎服，冰糖为引。

3. 癫痫：垫状卷柏100克，淡竹叶卷心50克，冰糖100克。水煎服。

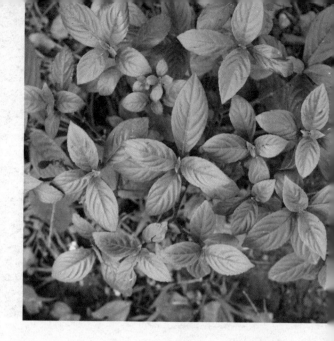

蓝实

【功效主治】

清热解毒。用于温热发斑咽痛，疳蚀，肿毒，疮疖。

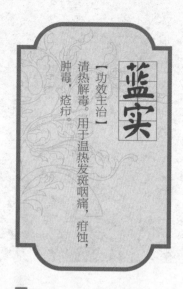

【原文】

味苦，寒。主解诸毒，杀蛊蚑，注鬼，螫毒。久服头不白，轻身。生平泽。

【今释】

别名：青黛、飞青黛。

来源：本品为爵床科植物蓼科的果实。

形态特征：一年生草本，高50～80厘米。须根细，多数。茎圆柱形，具显明的节，单叶互生；叶柄长5～10毫米；基部有鞘状膜质托叶，边缘有毛；叶片椭圆形或卵圆形，长2～8厘米，宽1.5～5.5厘米，先端钝，基部下延，全缘，干后两面均蓝绿色。穗状花序，顶生或腋生；总花梗长4～8厘米；苞片有纤毛；花小，红色，花被5裂，裂片卵圆形；雄蕊6～8，着生长于花被基部，药黄色，卵圆形；雌蕊1，花柱不伸出，柱头3歧。瘦果，具3棱，褐色，有光泽。花期7月，果期8～9月。

名方验方

1. 湿疹溃烂：青黛、煅石膏各适量。外撒患处。

2. 腮腺炎：青黛10克，芒硝30克。醋调，外敷患处。

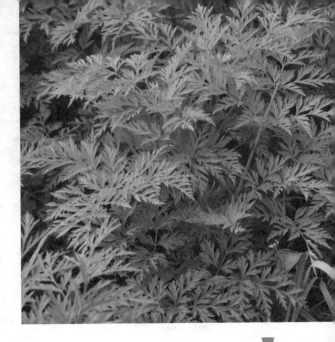

川芎

【性味归经】

辛，温。归肝、胆、心包经。

【功效主治】

活血行气，祛风止痛。用于胸痹心痛，胸胁刺痛，跌扑肿痛，月经不调，经闭痛经，癥瘕腹痛，头痛，风湿痹痛。

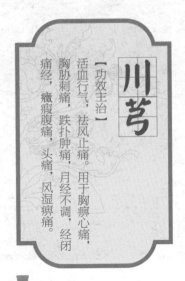

【原文】

味辛，温。主中风入脑，头痛，寒痹，筋挛缓急，金疮，妇人血闭，无子。生川谷。

【今释】

别名：香果、台芎、西芎、杜芎。

来源：本品为伞形科植物川芎的干燥根茎。

形态特征：多年生草本。根茎呈不整齐的结节状拳形团块，有明显结节状，节盘凸出；茎下部的节明显膨大呈盘状。叶2～3回单数羽状复叶，小叶3～5对，边缘又作不等齐的羽状全裂或深裂，叶柄基部呈鞘状抱茎。复伞形花序生于分枝顶端，伞幅细，有短柔毛；总苞和小总苞片线形；花白色。双悬果卵形，5棱。

名方验方

1. **月经不调**：川芎10克，当归、白芍各15克，熟地黄、香附、丹参各20克。水煎服。

2. **血虚头痛**：川芎、当归各15克。水煎服。

3. **头痛眩晕**：川芎10克，蔓荆子、菊花各15克，荆芥穗1.25克。水煎服。

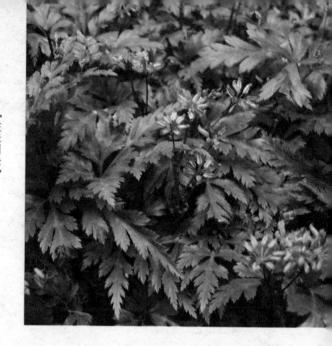

黄连

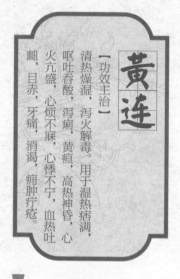

【性味归经】

苦，寒。归心、脾、胃、肝、胆、大肠经。

【功效主治】

清热燥湿，泻火解毒。用于湿热痞满，呕吐吞酸，泻痢，黄疸，高热神昏，心火亢盛，心烦不寐，心悸不宁，血热吐衄，目赤，牙痛，消渴，痈肿疔疮。

【原文】

味苦，寒。主热气目痛，眦伤泣出，明目；肠澼，腹痛下利，妇人阴中肿痛。久服令人不忘。一名王连。生川谷。

【今释】

别名：味连、雅连、云连、川连。

来源：本品为毛茛科植物黄连、三角叶黄连或云连的干燥根茎。以上三种分别习称"味连""雅连""云连"。

形态特征：多年生草本，根茎黄色，常有分枝，形如鸡爪。叶基生，有长柄；叶片卵状三角形，三全裂，中央裂片菱形，具柄，羽毛深裂，边缘有锐锯齿。侧生裂片比中央裂片短。花葶1～2，二歧或多歧聚伞花序，花3～8，苞片披针形，羽状深裂；萼片5，黄绿色，窄卵形，花瓣线形或线状披针形，中央有蜜槽；雄蕊多数，外轮雄蕊比花瓣略短。菁葖果具柄。

名方验方

1. **痔疮**：黄连100克，煎膏，加入等份芒硝、冰片5克，痔疮敷上即消。

2. **黄疸**：黄连5克，茵陈15克，栀子10克。水煎服。

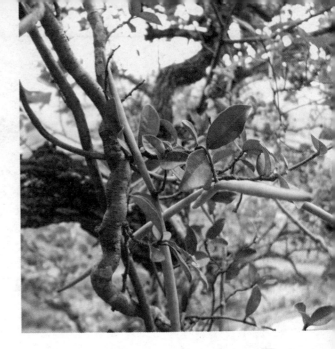

络石

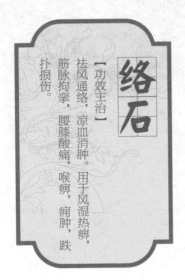

【性味归经】

苦，微寒。归心、肝、肾经。

【功效主治】

祛风通络，凉血消肿。用于风湿热痹，筋脉拘挛，腰膝酸痛，喉痹，痈肿，跌扑损伤。

【原文】

味苦，温。主风热，死肌，痈伤，口干舌焦，痈肿不消，喉舌肿，水浆不下。久服轻身明目，润泽，好颜色，不老延年。一名石鲮。生川谷。

【今释】

别名：石龙藤、络石藤。

来源：为夹竹桃科植物络石的干燥带叶藤茎。

形态特征：常绿木质藤本，长达10米，茎圆柱形，有皮孔；嫩枝被黄色柔毛，老时渐无毛。叶对生，革质或近革质，椭圆形或卵状披针形；上面无毛，下面被疏短柔毛。聚伞花序顶生或腋生，二歧，花白色，花柱圆柱状，柱头卵圆形。

名方验方

1. **风湿性关节炎**：络石藤50～100克。水煎，以白糖、黄酒送服。

2. **外伤出血**：以络石藤鲜品，连同鲜叶，捣烂外敷患处。

3. **筋骨痛**：络石藤50～100克。浸酒服。

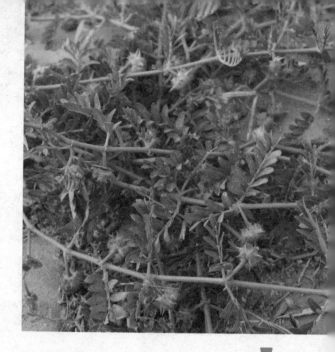

蒺藜子

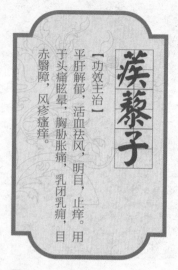

【性味归经】

辛、苦，微温。有小毒。归肝经。

【功效主治】

平肝解郁，活血祛风，明目，止痒。用于头痛眩晕，胸胁胀痛，乳闭乳痈，目赤翳障，风疹瘙痒。

【原文】

味苦，温。主恶血，破症结积聚，喉痹，乳难。久服长肌肉，明目，轻身。一名旁通，一名屈人，一名止行，一名犲羽，一名升推。生平泽，或道旁。

【今释】

别名：蒺藜、七厘子。

来源：本品为蒺藜科植物蒺藜的干燥成熟果实。

形态特征：一年生匍匐草本，多分枝，全株有柔毛。羽状复叶互生或对生；小叶5～7对，长椭圆形，长6～15毫米，宽2～5毫米，基部常偏斜，有托叶。花单生于叶腋；萼片5；花瓣5，黄色，早落；雄蕊10，5长5短；子房上位，5室，柱头5裂。花期6～7月，果实8～9月。

名方验方

1. 胸痹，膈中胀闷不通或作痛： 刺蒺藜500克。带刺炒，研细末，每早、午、晚，白汤调服20克。

2. 牙齿动摇疼痛： 蒺藜，去角生研25克，淡浆水半碗，蘸水盐温漱口。

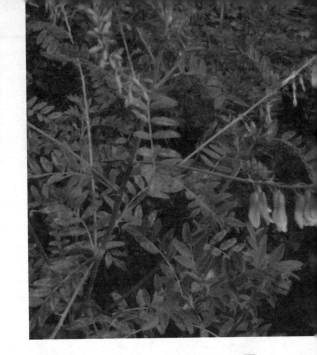

黄芪

【性味归经】

甘，微温。归肺、脾经。

【功效主治】

补气升阳，固表止汗，利水消肿，生津养血，行滞通痹，托毒排脓，敛疮生肌。用于气虚乏力，食少便溏，中气下陷，久泻脱肛，便血崩漏，表虚自汗等。

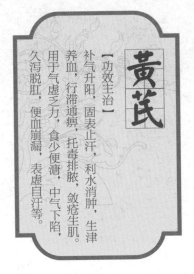

【原文】

味甘，微温。主痈疽久败疮，排脓止痛，大风，癞疾，五痔，鼠瘘，补虚，小儿百病。一名戴糁。生山谷。

【今释】

别名：箭芪、红芪、绵芪、独芪、白皮芪。

来源：本品为豆科植物蒙古黄芪或膜荚黄芪的干燥根。

形态特征：多年生草本，茎直立，高40～80厘米。奇数羽状复叶，小叶12～18对，小叶片小，宽椭圆形或长圆形，两端近圆形，上面无毛，下面被柔毛，托叶披针形。总状花序腋生，常比叶长，花5～20朵。花萼钟状，密被短柔毛，花冠黄色至淡黄色，子房光滑无毛。荚果膜质，膨胀，半卵圆形，均无毛。

名方验方

1. 气虚发热盗汗： 黄芪60克，白术、五味子各15克，白芍、防风各9克。水煎服。

2. 银屑病： 黄芪、生地黄、当归、白蒺藜各30克。水煎2次，早、晚分服。

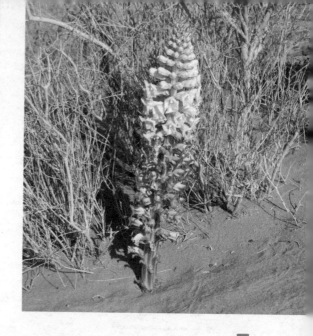

肉苁蓉

【功效主治】

补肾阳，益精血，润肠通便。用于肾阳不足，精血亏虚，阳痿不孕，腰膝酸软，筋骨无力，肠燥便秘。

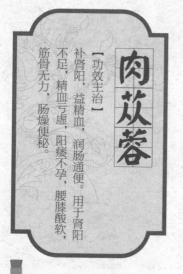

【原文】

味甘，微温。主五劳七伤，补中，除茎中寒热痛，养五脏，强阴，益精气，多子，妇人癥瘕。久服轻身。生山谷。

【今释】

别名：肉松蓉、寸芸、苁蓉、地精。

来源：本品为列当科植物肉苁蓉或管花肉苁蓉的干燥带鳞叶的肉质茎。

形态特征：多年生肉质寄生草本，高80～150厘米，茎肉质肥厚扁平，不分枝。叶肉质鳞片状，螺旋状排列。黄色，无柄，基部叶三角形，上部叶渐窄长，三角状披针形，背部被白色短毛，边缘毛稍长。穗状花序粗大，顶生，花冠管状钟形，黄色，花丝基部有毛，花药箭形，被长毛，子房长卵形。蒴果两裂，种子极多，细小。

名方验方

1. **阳痿、遗精、腰膝痿软**：肉苁蓉、韭菜子各9克。水煎服。

2. **神经衰弱、健忘、听力减退**：肉苁蓉、枸杞子、五味子、麦冬、黄精、玉竹各适量。水煎服。

3. **便秘**：肉苁蓉30克。水煎服，每日1剂。

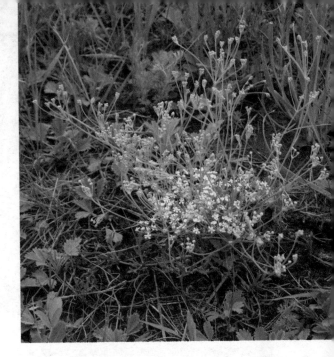

防风

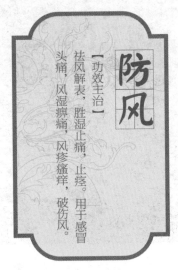

【性味归经】

辛、甘，微温。归膀胱、肝、脾经。

【功效主治】

祛风解表，胜湿止痛，止痉。用于感冒头痛，风湿痹痛，风疹瘙痒，破伤风。

【原文】

味甘，温。主大风头眩痛，恶风，风邪，目盲无所见，风行周身，骨节疼痹，烦满。久服轻身。一名铜芸。生川泽。

【今释】

别名：山芹菜、白毛草。

来源：本品为伞形科植物防风的干燥根。

形态特征：多年生草本，高30～80厘米，全体无毛。茎单生，2歧分枝。基生叶有长柄，2～3回羽状分裂，裂片楔形，有3～4缺刻。顶生叶简化，具扩展叶鞘，复伞形花序，顶生；白色。双悬果卵形，幼嫩时具疣状突起，成熟时裂开成2分果，悬挂在二果柄的顶端，分果有棱。

名方验方

1. **感冒头痛**：防风、白芷、川芎各15克，荆芥10克。水煎服。

2. **风湿性关节炎**：防风、茜草、苍术、老鹳草各25克，白酒1000毫升。浸泡7日，每服10～15毫升，每日3次。

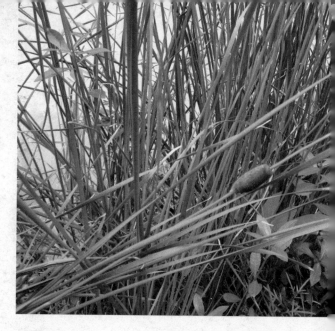

蒲黄

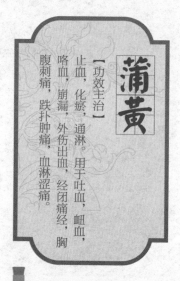

【功效主治】

止血，化瘀，通淋。用于吐血，衄血，咯血，崩漏，外伤出血，经闭痛经，胸腹刺痛，跌扑肿痛，血淋涩痛。

【性味归经】

甘，平。归肝、心包经。

【原文】

【原文】

　　味甘，平。主心、腹、膀胱寒热，利小便，止血，消瘀血。久服轻身，益气力，延年神仙。生池泽。

【今释】

别名：蒲黄、蒲棒、水蜡烛、毛蜡烛。

来源：本品为香蒲科植物水烛香蒲、东方香蒲丁或同属植物的干燥花粉。

形态特征：多年沼泽生草本。根茎匍匐，有多数须根。叶扁平，线形，宽4～10毫米，质稍厚而柔，下部鞘状。穗状花序圆柱形，雌雄花序间有间隔1～15厘米；雄花序在上，长20～30厘米，雄花有早落的佛焰状苞片，花被鳞片状或茸毛状，雄蕊2～3。雌花序长10～30厘米，雌花小苞片较柱头短，匙形，花被茸毛状与小苞片等长，柱头线头圆柱形，小坚果无沟。

名方验方

1. **外伤出血**：蒲黄（炒）、海螵蛸各等量。研末外敷。

2. **痔疮**：蒲黄、血竭各10克。研为细末，每用少许敷患处。

3. **子宫脱垂**：蒲黄、凌霄花各10克，升麻、浮萍各15克。水煎，熏洗坐浴。

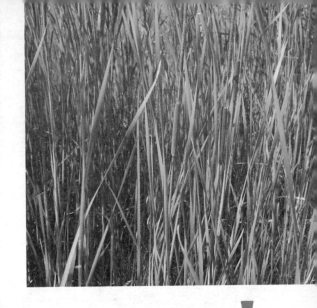

香蒲

【性味归经】

味甘，性平。归肝、心包经。

【功效主治】

润燥凉血，去脾胃伏火。治小便不利，乳痈。

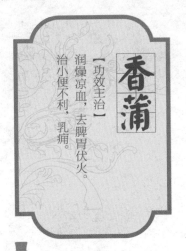

【原文】

味甘，平。主五脏，心下邪气，口中烂臭，坚齿明目聪耳。久服轻身耐老（《御览》作能老）。一名睢（《御览》云睢蒲）。生池泽。

【今释】

别名：蒲、蒲黄草、水蜡烛、蒲包草、水烛、蒲黄。

来源：为香蒲科植物长苞香蒲或其同属多种植物的全草。

形态特征：多年生草本，高1.5～3米。根茎横走，有须根。茎直立。叶狭线形，宽7～12毫米，有时宽达15～20毫米，叶鞘圆筒形，半抱茎。花小，单性，雌雄同株，集合成圆柱状肥厚的穗状花序；雌、雄花序离生，雄花序在上部，雌花序在下部，相隔约3厘米；雌、雄花的花被均退化呈鳞片状或呈茸毛；雄花具雄蕊3，毛长于花药，花粉粒单生；雌花有小苞，匙形，与柱头等长，小苞与花柱均较白毛为长。果穗长短变化很大，通常短于雄花序，长约15厘米，直径15～30毫米，赭褐色。坚果细小，无槽。花期8～9月，果期9～10月。

名方验方

1. **治血瘀痛经**：长苞香蒲、五灵脂各9克。水煎服。

2. **治吐血、咯血**：蒲黄炭、小蓟炭各9克，仙鹤草15克。水煎服。

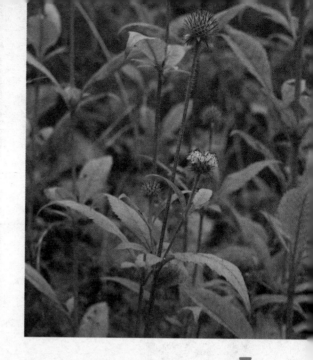

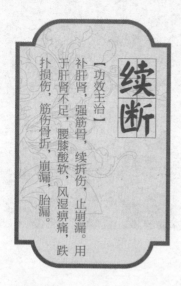

【性味归经】

苦，辛，微温。归肝、肾经。

续断

【功效主治】

补肝肾，强筋骨，续折伤，止崩漏。用于肝肾不足，腰膝酸软，风湿痹痛，跌扑损伤，筋伤骨折，崩漏，胎漏。

【原文】

味苦，微温。主伤寒，补不足，金疮，痈伤，折跌，续筋骨，妇人乳难。久服益气力。一名龙豆，一名属折。生山谷。

【今释】

别名：龙豆、属折、接骨、南草。

来源：本品为川续断科植物川续断的干燥根。

形态特征：多年生草本，高50～100厘米，主要数条并生，茎直立有棱，并有刺毛。叶对生，基生叶有长柄，叶片羽状分裂，茎生叶有短柄，叶片3裂，中央裂片大，边缘有粗锯齿，叶面被短毛或刺毛。头状花序，总苞片窄线形，数枚，苞片倒卵形，顶端有尖头状长喙，花冠白色或淡黄色。

名方验方

1. **补肾，养血，安胎**：川续断、桑寄生、阿胶各60克，菟丝子125克。水煎服。

2. **水肿**：续断根适量。炖猪腰子食。

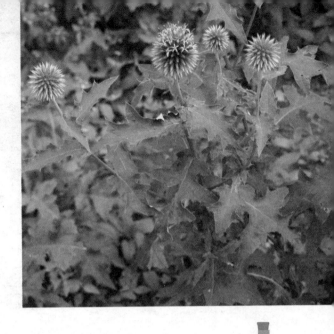

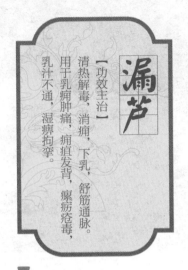

漏芦

【性味归经】

苦，寒。归胃经。

【功效主治】

清热解毒，消痈，下乳，舒筋通脉。用于乳痈肿痛，痈疽发背，瘰疬疮毒，乳汁不通，湿痹拘挛。

【原文】

味苦，寒。主皮肤热，恶疮、疽痔，湿痹，下乳汁。久服轻身益气，耳目聪明，不老延年。一名野兰。生山谷。

【今释】

别名：野兰、狼头花、和尚头、华州漏芦、禹州漏芦、独花山牛蒡。

来源：本品为菊科植物祁州漏芦的干燥根。

形态特征：多年生草本，高30～80厘米，全体密被白色柔毛。主根粗大，上部密被残存叶柄。基生叶丛生；茎生叶互生。叶长椭圆形，羽状全裂至深裂，裂片矩圆形，边缘具不规则浅裂，两面密被白色茸毛。头状花序，总苞多列，具干膜质苞片，多列，花全为管状花，淡紫色。瘦果卵形，棕褐色，冠毛刚毛状。

名方验方

1. **乳腺炎**：漏芦、蒲公英、金银花各25克，土贝母15克，甘草10克。水煎服。

2. **风湿性关节炎、风湿痛**：漏芦50克。水煎服。

3. **肥胖症**：漏芦、决明子、泽泻、荷叶、汉防己各15克。水煎浓缩至100毫升，每日2次。

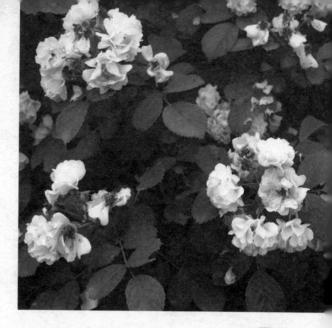

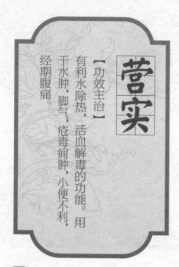

营实

【功效主治】

有利水除热，活血解毒的功能。用于水肿，脚气，疮毒痈肿，小便不利，经期腹痛。

【性味归经】

味酸，性凉。归肺、脾、肝、膀胱经。

【原文】

味酸，温。主痈疽恶创，结肉，跌筋，败创，热气，阴蚀不疗，利关节。一名墙薇，一名墙麻，一名牛棘。生川谷。

【今释】

别名：蔷薇子、野蔷薇子。

来源：本品为蔷薇科多年生落叶小灌木植物多花蔷薇的果实。

形态特征：攀缘灌木，小枝有短、粗稍弯曲皮刺。小叶5～9，近花序的小叶有时3，连叶柄长5～10厘米；托叶篦齿状，大部贴生于叶柄；小叶片倒卵形、长圆形或卵形，长1.5～5厘米，宽0.8～2.8厘米，先端急尖或圆钝，基部近圆形或楔形，边缘有锯齿，上面无毛，下面有柔毛，小叶柄和轴有散生腺毛。花两性；多朵簇排成圆锥状花序，花直径1.5～2厘米；萼片5，披针形，有时中部具2个线形裂片；花瓣5，白色，宽倒卵形，先端微凹，基部楔形；雄蕊多数；花柱结合成束。果实近球形，直径6～8毫米，红褐色或紫褐色，有光泽。花期5～6月，果期9～10月。

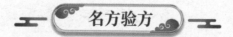

名方验方

眼热目暗： 营实、地肤子、枇杷子各50克。捣细罗为散。每服不计时候，以温酒调下6克。

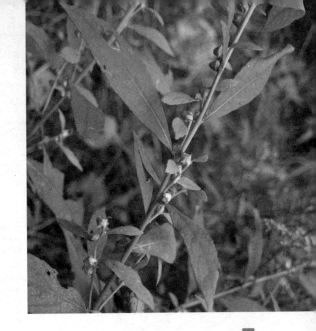

天名精

【性味归经】

味苦、辛，性寒。归肺经。

【功效主治】

清热化痰，解毒杀虫，破瘀止血。用于乳蛾、喉痹、急慢惊风、牙痛、疔疮肿毒、痔瘘、皮肤痒疹、毒蛇咬伤、虫积、血瘕、吐血、衄血、血淋、创伤出血。

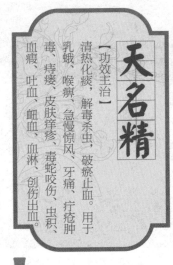

【原文】

味甘，寒。主瘀血，血瘕欲死，下血，止血，利小便。久服轻身耐老。一名麦句姜，一名虾蟆蓝，一名豕首。生川泽。

【今释】

别名：茢甄、豕首、麦句姜、虾蟆蓝、天芜菁、天门精、玉门精、彘颅、蟾蜍兰、觐、地菘、天蔓菁。

来源：为菊科植物天名精的全草。

形态特征：多年生草本，高50～100厘米。茎直立，上部多分枝，密生短柔毛，下部近无毛。叶互生；下部叶片宽椭圆形或长圆形，长10～15厘米，宽5～8厘米，先端尖或钝，基部狭成具翅的叶柄，边缘有不规则的锯齿或全缘，上面有贴生短毛，下面有短柔毛和腺点，上部叶片渐小，长圆形，无柄。头关花序多数，沿茎枝腋生，有短梗或近无梗，直径6～8毫米；总苞钟状球形，总苞片3层，卵形，中层和内层长圆形；花黄色，外围的雌花花冠丝状。药期6～8月，果期9～10月。

名方验方

1. **疔疮肿毒**：鹤虱草叶、浮酒糟。同捣敷。

2. **发背初起**：地菘，杵汁1升，日再服，瘥乃止。

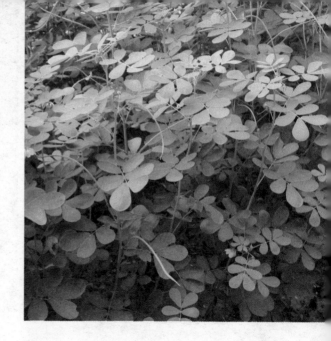

决明子

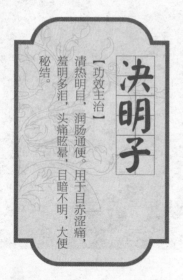

【性味归经】甘、苦、咸，微寒。归肝、大肠经。

【功效主治】清热明目，润肠通便。用于目赤涩痛，羞明多泪，头痛眩晕，目暗不明，大便秘结。

【原文】

味咸，平。主青盲，目淫，肤赤，白膜，眼赤痛，泪出。久服益精光，轻身。生川泽。

【今释】

别名：决明、假绿豆、草决明、马蹄决明。

来源：本品为豆科植物决明或小决明的干燥成熟种子。

形态特征：一年生半灌木状草本，高1～2米。双数羽状复叶互生；小叶3对，倒卵形或长圆状倒卵形，先端圆形。花成对腋生，黄色，倒卵形。荚果条形。种子多数，菱形，淡褐色，有光泽，两侧面各有1条线形的浅色斜凹纹。

名方验方

1. **肥胖症**：决明子、泽泻各12克，番泻叶1.5克。水煎取药汁，每日1剂，分2次服用。

2. **夜盲症**：决明子、枸杞子各9克。猪肝适量，水煎，食肝服汤。

3. **习惯性便秘**：决明子、郁李仁各18克。沸水冲泡代茶。

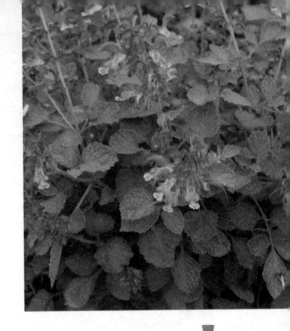

丹参

【性味归经】
苦，微寒。归心、肝经。

【功效主治】
活血祛瘀，通经止痛，清心除烦，凉血消痈。用于胸痹心痛，脘腹胁痛，癥瘕积聚，热痹疼痛，心烦不眠，月经不调，痛经经闭，疮疡肿痛。

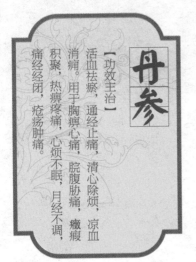

【原文】

味苦，微寒。主心腹邪气，肠鸣幽幽如走水，寒热积聚，破癥除瘕，止烦满，益气。一名却蝉草。生山谷。

【今释】

别名：红根、大红袍、血参根、血山根、红丹参，紫丹参。

来源：本品为唇形科植物丹参的干燥根及根茎。

形态特征：多年生草本，高20～80厘米，全株密被柔毛及腺毛，根细长、圆柱形，外皮砖红色。茎四菱形，多分枝。叶对生，有长柄，奇数羽状复叶，小叶通常3～5片，卵形或长卵形，顶生的较大，边缘有浅钝锯齿，上面稍皱缩，下面毛较密。总状轮伞花序顶生或腋生，花冠唇形，蓝紫色，上唇稍长，盔状镰形。

名方验方

1. 月经不调、腹痛、腰背痛：丹参研末，每服6克，每日2次。

2. 慢性胃炎、胃及十二指肠溃疡、胃神经官能症对于气滞血瘀，上腹疼痛者：丹参30克，檀香、砂仁各5克。水煎服。

3. 盆腔炎：丹参溶液15毫升，直流电导入，每日1次，15日为1个疗程。

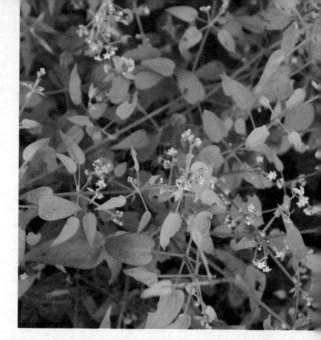

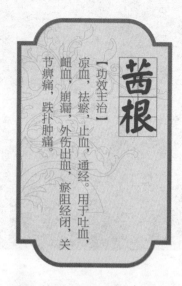

茜根

【性味归经】

苦，寒。归肝经。

【功效主治】

凉血，祛瘀，止血，通经。用于吐血，衄血，崩漏，外伤出血，瘀阻经闭，关节痹痛，跌扑肿痛。

【原文】

味苦，寒。主寒湿，风痹，黄疸，补中。生山谷。

【今释】

别名：金草、地血、四轮草、小活血、血见愁、过山藤、红根仔草。

来源：本品为茜草科植物茜草的干燥根及根茎。

形态特征：多年生攀缘草本。根细长，丛生于根茎上；茎四棱形，棱及叶柄上有倒刺。叶4片轮生，叶片卵形或卵状披针形。聚伞花序顶生或腋生，排成圆锥状，花冠辐射状。浆果球形，熟时紫黑色。

名方验方

1. 软组织损伤：茜草根200克，虎杖120克。用白布包煮20分钟，先浸洗，温后敷局部，冷后再加热使用，连续用药5～7日。

2. 外伤出血：茜草根适量。研细末，外敷伤处。

3. 跌打损伤：茜草根120克，白酒750毫升。将茜草置白酒中浸泡7日，每次30毫升，每日2次。

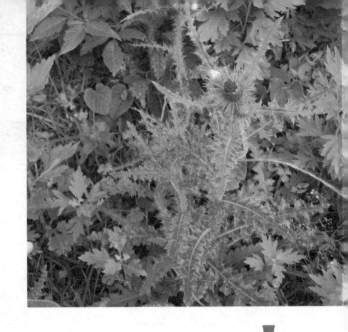

飞廉

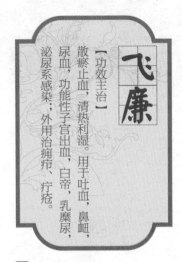

【性味归经】

微苦，平。

【功效主治】

散瘀止血，清热利湿。用于吐血，鼻衄，尿血，功能性子宫出血，白帝，乳糜尿，泌尿系感染；外用治痈疖、疔疮。

【原文】

味苦，平。主骨节热，胫重酸疼。久服，令人身轻。一名飞轻（已上四字，原本黑字）。生川泽。

【今释】

别名：飞轻、天荠、伏猪、伏兔、飞雉、木禾。

来源：为菊科飞廉属植物飞廉的全草或根。

形态特征：二年生多刺草本，高50～120厘米。主根肥厚，伸直或偏斜。茎直立，具纵棱，棱有绿色间歇的三角形刺齿状翼。单叶互生，通常无柄，抱茎；下部叶椭圆状披针形，长5～20厘米，羽状深裂，裂片常大小相对而生，边缘有刺，刺长3～10毫米，上面绿色，具细毛或近乎光滑，下面初具蛛丝状毛，后渐变光滑；上部叶渐小。夏秋开花，头状花序2～3个簇生于枝端，或单生叶腋，较柔软，常略下垂，直径1.5～2.5厘米；总苞钟形，苞片多层，外层较内层逐渐变短，中层苞片条状披针形，先端长尖呈刺状，向外反曲，内层苞片条形，膜质，稍带紫色。花全为管状花，紫红色，长15～16毫米，花瓣5裂。花柱细长，柱头2裂。

名方验方

1. **鼻衄、功能性子宫出血、尿血**：飞廉、茜草、地榆各9克。水煎服。

2. **无名肿毒，痔疮，外伤肿痛**：飞廉茎叶适量。捣成泥状，敷患处。

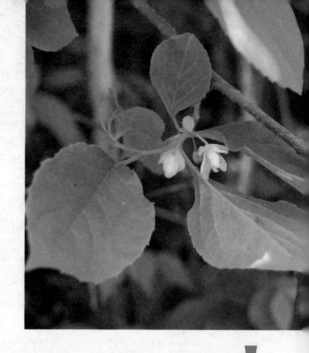

五味子

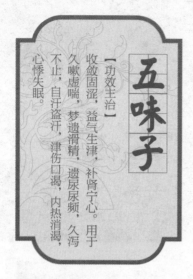

【性味归经】

酸、甘，温。归肺、心、肾经。

【功效主治】

收敛固涩，益气生津，补肾宁心。用于久嗽虚喘，梦遗滑精，遗尿尿频，久泻不止，自汗盗汗，津伤口渴，内热消渴，心悸失眠。

【原文】

味酸，温。主益气，咳逆上气，劳伤羸瘦，补不足，强阴，益男子精。一名会及。生山谷。

【今释】

别名：山花椒、乌梅子、软枣子。

来源：为木兰科植物五味子或华中五味子的果实。前者习称北五味子，后者习称南五味子。

形态特征：落叶木质藤本，长可达8米，小枝褐色。单叶互生，叶卵形、宽倒卵形至宽椭圆形，边缘疏生有腺体的细齿，上面有光泽，无毛。花单性，雌雄异株；单生或簇生于叶腋，花被呈乳白色或粉红色，花后花托逐渐伸长，果熟时呈穗状聚合果。浆果球形，肉质，熟时深红色。

名方验方

1. **肾虚遗精、滑精、虚羸少气**：五味子250克。加水适量，煎熬取汁，浓缩成稀膏，加适量蜂蜜，以小火煎沸，待冷备用。每次服1～2匙，空腹时沸水冲服。

2. **失眠**：五味子6克，丹参15克，远志3克。水煎服，午休及晚上睡前各服1次。

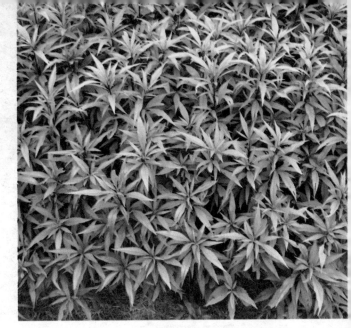

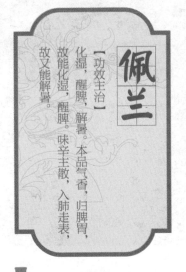

佩兰

【性味归经】

辛，平。归脾、胃、肺经。

【功效主治】

化湿，醒脾，解暑。本品气香，归脾胃，故能化湿，醒脾。味辛主散，入肺走表，故又能解暑。

【原文】

　　味辛，平。主利水道，杀蛊毒，辟不祥。久服，益气轻身，不老，通神明。一名水香。生池泽。

【今释】

　　别名：佩兰、醒头草。

　　来源：本品为菊科多年生草本植物佩兰（兰草）的地上部分。

　　形态特征：多年生草本，高 70 ~ 120 厘米，根茎横走，茎直立，上部及花序枝上的毛较密，中下部少毛。叶对生，通常 3 深裂，中裂片较大，长圆形或长圆状披针形，边缘有锯齿，背面沿脉有疏毛，无腺点，揉之有香气。头状花序排列成聚伞状，苞片长圆形至倒披针形，常带紫红色；每个头状花序有花 4 ~ 6 朵；花两性，全为管状花，白色。瘦果圆柱形。

名方验方

1. **夏季急性胃肠炎**：佩兰配藿香、苍术、茯苓各 9 克。水煎服。

2. **感冒**：佩兰、紫苏叶各 9 克。开水泡服。

3. **预防中暑**：佩兰 6 克，滑石 9 克，薄荷、生甘草各 3 克。开水泡服。

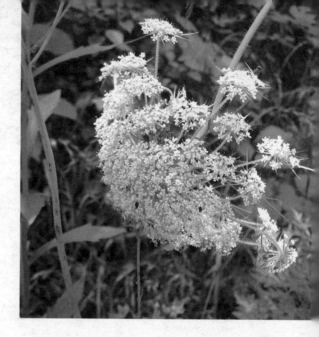

蛇床子

【性味归经】

辛、苦，温；有小毒。归肾经。

【功效主治】

燥湿祛风，杀虫止痒，温肾壮阳。用于阴痒带下，湿疹瘙痒，湿痹腰痛，肾虚阳痿，宫冷不孕。

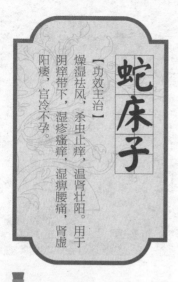

【原文】

味苦，平。主妇人阴中肿痛，男子阳痿，湿痒，除痹气，利关节，癫痫恶疮。久服轻身。一名蛇米。生川谷及田野。

【今释】

别名：蛇米、蛇栗、野茴香、野胡萝卜子。

来源：本品为伞形科植物蛇床的干燥成熟果实。

形态特征：一年生草本，高30～80厘米；茎直立，多分枝，中空，表面具深纵条纹，疏生细柔毛。基生叶有柄，茎基部叶有短阔的叶鞘，边缘有膜质，茎上部叶几全部简化成鞘状；叶片轮廓卵形至卵状披针形。复伞形花序顶生或侧生，总苞片8～10层，线形有长尖；花瓣白色。双悬果长圆形，分果具5棱，果棱呈翅状，无毛。果实呈椭圆形，由两个分果合抱而成。

名方验方

1. **阴囊湿疹**：蛇床子25克。煎水洗阴部。

2. **滴虫阴道炎**：蛇床子25克。水煎，灌洗阴道。

3. **妇人阴痒**：蛇床子50克，白矾10克。煎汤频洗。

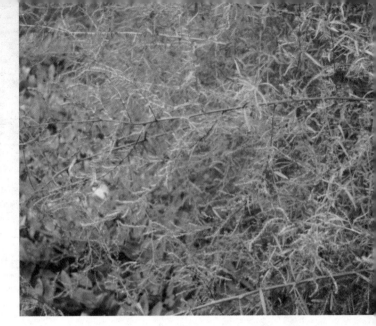

地肤子

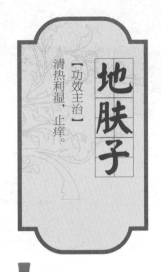

【性味归经】
苦，寒。归膀胱经。

【功效主治】
清热利湿，止痒。

【原文】

味苦寒。主旁光（即膀胱）热，利小便，补中益精气。久服，耳目聪明，轻身耐老。一名地葵（《御览》引云，一名地华，一名地脉，《大观本》无一名地华四字，脉作麦，皆黑字）。生平泽及田野。

【今释】

别名：地葵、地麦、落帚子、独扫子、竹帚子、千头子、帚菜子、铁扫把子、扫帚子。

来源：本品为藜科一年生草本植物地肤的干燥成熟果实。

形态特征：一年生草本，茎直立，秋后常变为红色。叶互生，线形或披针形，长 2 ～ 5 厘米，宽 0.3 ～ 0.7 厘米，无毛或被短柔毛，全缘，边缘常具少数白色长毛。花两性或雌性，单生或 2 朵生于叶腋，集成稀疏的穗状花序。种子横生，扁平。

名方验方

1. **皮肤湿疮**：地肤子、白矾各适量。煎汤洗。

2. **皮肤湿疹**：地肤子、白鲜皮各 25 克，白矾 15 克。水煎，熏洗。

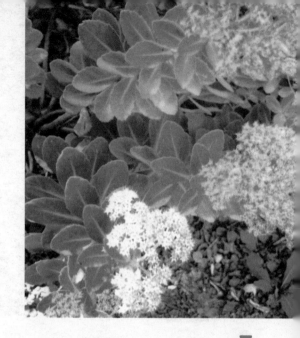

景天

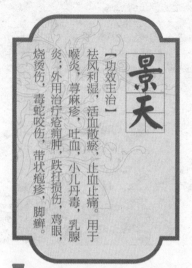

【性味归经】

苦，酸，寒。归肝经。

【功效主治】

祛风利湿，活血散瘀，止血止痛。用于喉炎，荨麻疹，吐血，小儿丹毒，乳腺炎；外用治疗疮痈肿，跌打损伤，鸡眼，烧烫伤，毒蛇咬伤，带状疱疹，脚癣。

【原文】

味苦，平。主大热，火创，身热，烦邪恶气，华（即花）主女人漏下赤白，轻身明目。一名戒火，一名慎火（《御览》引云，一名水母，《大观本》，作黑字，水作火）。生川谷。

【今释】

别名：护火、戒火、火焰草、佛指甲。

来源：本品为景天科植物景天的全草。

形态特征：叶互生；叶柄长 4 ～ 8 毫米；叶片正三角形或三角状卵形，长 10 ～ 20 毫米，宽 5 ～ 10 毫米，先端钝或急尖，基部宽楔形至截形，全缘。总状聚伞花序，顶生，疏分枝，花多数；花梗长 5 ～ 10 毫米；萼片 5，披针形至长圆形，长 1 ～ 2 毫米；花瓣 5，黄色，披针状长圆形，长 3 ～ 5 毫米；雄蕊 10，2 轮，较花瓣短，花药肾形，黑紫色。蓇葖果，上部略叉开，基部合生。种子长圆状卵形，长 0.3 ～ 0.5 毫米，有纵纹，淡褐色。花期 6 ～ 8 月，果期 8 ～ 9 月。

名方验方

1. **吐血，咯血，咳血**：鲜景天叶 10 多片，冰糖 15 克。酌冲开水炖服。

2. **肺炎**：鲜景天叶一握。捣烂绞汁服。

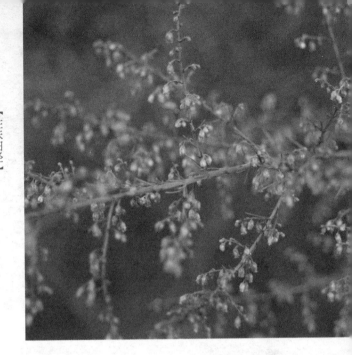

茵陈

【性味归经】

苦、辛，微寒。归脾、胃、肝、胆经。

【功效主治】

清利湿热，利胆退黄。用于黄疸尿少，湿温暑湿，湿疮瘙痒。

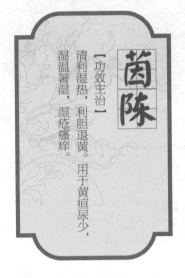

【原文】

味苦，平。主风湿寒热，邪气，热结黄疸。久服轻身益气，耐老。生丘陵阪岸上。

【今释】

别名：臭蒿、茵陈、婆婆蒿。

来源：本品为菊科植物滨蒿或茵陈蒿的干燥地上部分。

形态特征：多年生草本，高30～100厘米，幼苗密被白色细柔毛，老时脱落；茎直立，多分枝。基生叶有柄，2～3裂羽状全裂或掌状分裂，最终裂片线形；花枝的叶无柄，羽状全裂呈丝状。头状花序圆锥状，花序直径1.5～2毫米；总苞球形，总苞片3～4层。瘦果长圆形，无毛。

名方验方

1. **黄疸**：茵陈20克，郁金、佩兰各10克，板蓝根30克。水煎服。

2. **黄疸胁痛**：茵陈30克，大黄、栀子、川朴各15克，川楝子10克。水煎服，每日1剂。

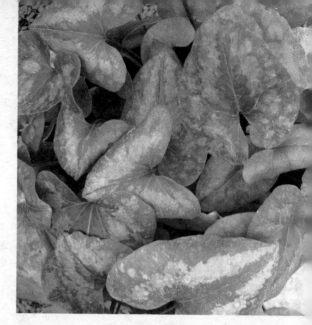

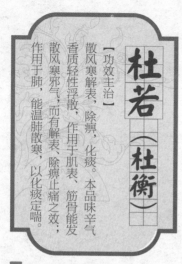

杜若【杜衡】

【性味归经】

辛，温。归肺、肝、肾、膀胱经。

【功效主治】

散风寒解表，除痹，化痰。本品味辛气香质轻性浮散，作用于肌表、筋骨能发散风寒邪气，而有解表、除痹止痛之效；作用于肺，能温肺散寒，以化痰定喘。

【原文】

　　味辛，微温。主胸胁下逆气，温中，风入脑户，头肿痛，多涕泪出。久服，益精（《艺文类聚》引作益气），明目轻身。一名杜衡（《艺文类聚》引作蘅，非）。生川泽。

【今释】

别名：土细辛、马蹄香。

来源：为马兜铃科植物杜衡的根茎及根或全草。

形态特征：多年生草本，根茎短。叶柄长3～15厘米；芽胞叶肾状心形或倒卵形，边缘有睫毛；叶片阔心形至肾状心形，长和宽各为3～8厘米，先端钝或圆，基部心形，上面深绿色，中脉两旁有白色云斑，脉上及其近缘有短毛，下面浅绿色。花暗紫色；花梗长1～2厘米；花被管钟状或圆筒状，长1～1.5厘米，直径8～10毫米，喉部不缢缩，喉孔直径4～6毫米；药隔稍伸出；子房半下位，花柱离生，先端2浅裂。柱头卵状，侧生。花期4～5月。

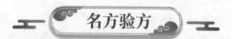

名方验方

1. **蛀齿疼痛**：杜衡鲜叶适量。捻烂，塞入蛀孔中。

2. **跌打损伤**：杜衡根6克，娃儿藤9克，接骨金粟兰、寥刁竹各10克。水煎服。

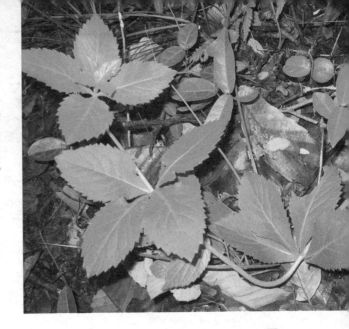

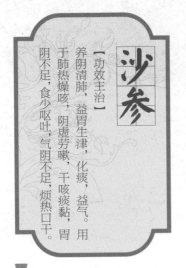

沙参

【性味归经】
甘，微寒。归肺、胃经。

【功效主治】
养阴清肺，益胃生津，化痰，益气。用于肺热燥咳，阴虚劳嗽，干咳痰黏，胃阴不足，食少呕吐；气阴不足，烦热口干。

【原文】

　　味苦，微寒。主血积惊气，除寒热，补中益肺气。久服利人。一名知母。生川谷。

【今释】

　　别名：南沙参。

　　来源：本品为桔梗科植物轮叶沙参或沙参的干燥根。

　　形态特征：多年生草本，茎高40～80厘米。不分枝，常被短硬毛或长柔毛。基生叶心形，大而具长柄；茎生叶无柄，或仅下部的叶有极短而带翅的柄；叶片椭圆形、狭卵形，基部楔形，长3～11厘米，宽1.5～5厘米。花序常不分枝而成假总状花序，或有短分枝而成极狭的圆锥花序，极少具长分枝而成圆锥花序的；花梗长不足5毫米；花冠宽钟状，蓝色或紫色，外面无毛或有硬毛，裂片5，三角状卵形；花盘短筒状，无毛；雄蕊5，花丝下部扩大呈片状，花药细长；花柱常略长于花冠，柱头3裂，子房下位，3室。种子多数，棕黄色，稍扁，有1条棱，长约1.5厘米。花、果期8～10月。

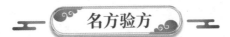

名方验方

1. **百日咳**：沙参、百部各9克，麦冬10克。每日1剂，水煎服。

2. **肺结核，干咳无痰**：沙参9克，麦冬6克，甘草3克。开水冲泡，代茶饮服。

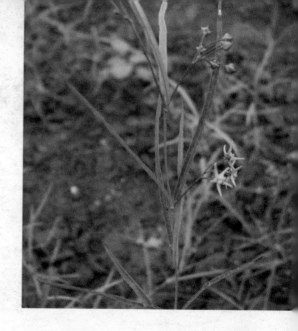

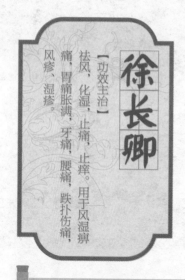

徐长卿

【性味归经】

辛，温。归肝、胃经。

【功效主治】

祛风，化湿，止痛，止痒。用于风湿痹痛，胃痛胀满，牙痛，腰痛，跌扑伤痛，风疹、湿疹。

【原文】

味辛，温。主鬼物，百精，蛊毒，疫疾邪恶气，温疟。久服，强悍轻身。一名鬼督邮。生山谷。

【今释】

别名：鬼督邮、石下长卿、别仙踪、料刁竹、钓鱼竿、逍遥竹、一枝箭。

来源：本品为萝藦科植物徐长卿的干燥根及根茎。

形态特征：多年生直立草本，高达1厘米根细呈须状，多至50余条，形如马尾，具特殊香气。茎细而刚直，不分枝，无毛或被微毛。叶对生，无柄；叶片披针形至线形，宽3～15毫米，先端渐尖，基部渐窄，两面无毛或上面具疏柔毛，叶缘稍反卷，有睫毛，上面深绿色，下淡绿色；主脉突起。圆锥聚伞花序，生近顶端叶腋，长达7厘米，有花10余朵；雄蕊5，相连成筒状，花药2室，花粉块每室1个，下垂臂短、平伸；雌蕊1，子房上位，由2枚离生心皮组成、花柱2，柱头五角形，先端略为突起。蓇葖果呈角状，单生长约6厘米，表面淡褐色。种子多数，卵形而扁，暗褐色，先端有一簇白色细长毛。花期5～7月，果期9～12月。

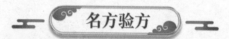

名方验方

1. 皮肤瘙痒： 徐长卿适量。煎水洗。

2. 跌打肿痛，接骨： 鲜徐长卿适量。捣烂敷患处。

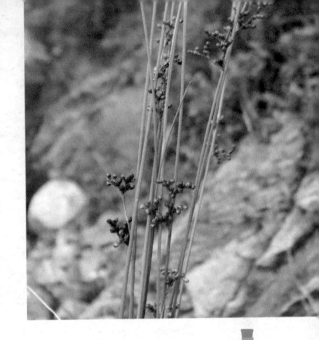

石龙刍

【性味归经】

苦，凉。归心、小肠经。

【功效主治】

利水通淋，泄热，安神，凉血止血。用于热淋，肾炎水肿，心热烦躁，心悸失眠，口舌生疮，咽痛，齿痛，目赤肿痛，衄血，咯血，尿血。

【原文】

　　味苦，微寒。主心腹邪气，小便不利，淋闭，风湿，鬼注，恶毒。久服，补虚羸，轻身，耳目聪明，延年。一名龙须，一名草续断，一名龙珠。生山谷。

【今释】

别名：龙须、草续断、龙珠、龙鬓、龙木、草毒、龙华、悬莞、龙须草、缙云草。

来源：为灯心草科植物野灯心草的全草。

形态特征：多年生草本，高30～50厘米。根茎多短缩，须根较坚硬。茎细弱，直径0.8～1.5毫米，灰绿色，有纵条纹。叶多基生；叶鞘红褐色至棕褐色，长2～5厘米，上部有膜质边缘；叶片退化为芒刺状。花序假侧生，聚伞花序，多花或仅有数朵；与茎贯连的苞片直或弯曲，长10～15厘米；花被片6，卵状披针形，长2～3毫米，淡绿色，近等长，边缘膜质，排列为2轮；雄蕊3，短于花被。蒴果近球形，成熟时棕褐色，直径约2毫米。种子偏斜倒卵形，长约0.5毫米。花、果期5～6月。

名方验方

1. **通淋**：石龙刍、木通各9克，车前草、甘草各6克。煎服。

2. **治小儿夜啼**：石龙刍（干草），烧灰涂乳上饲小儿。

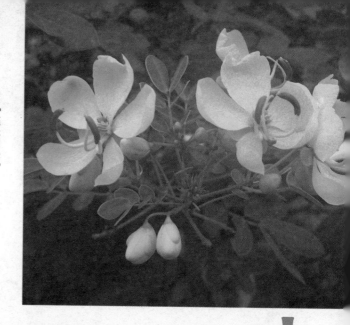

云实

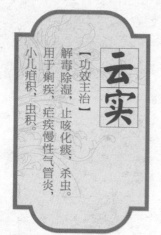

【性味归经】

辛、苦，温。归肺、大肠经。

【功效主治】

解毒除湿，止咳化痰，杀虫。

用于痢疾、疟疾慢性气管炎、小儿疳积、虫积。

【原文】

　　味辛，温。主泄利（旧作痢，《御览》作泄利），肠澼，杀虫，蛊毒，去邪毒结气，止痛除热，平主见鬼精物，多食令人狂走。久服，轻身通神明。生川谷。

【今释】

别名：百鸟不停、老虎刺尖、到钩刺、黄牛刺、马豆、牛王刺、药王子

来源：为豆科植物云实的种子。

形态特征：攀缘灌木，具散生钩刺。2回羽状复时，长20～30厘米，羽片3～10对，有柄；每羽片有小叶12～24片，膜质，长圆形，长10～25毫米，宽6～10毫米，基部钝，先端近圆形，两边均被短柔毛，老时毛脱落；托叶阔，半边箭头状，早落或缺。总状花序，长15～30厘米；花左右对称，亮黄色；花梗长2～4厘米；雄蕊10，分离，花丝中部以下密生茸毛。荚果近木质，短舌状，偏斜，长6～12厘米，宽2～3厘米，稍膨胀，先端延伸成1刺尖，沿腹缝线膨胀成狭翅，并沿腹缝线开裂，栗色，无毛。种子6～9颗，长圆形，褐色。花、果期4～10月。

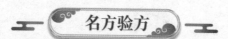

名方验方

1. 疟疾：云实9克。水煎服。

2. 痢疾：云实9克，红糖15克。水煎服。

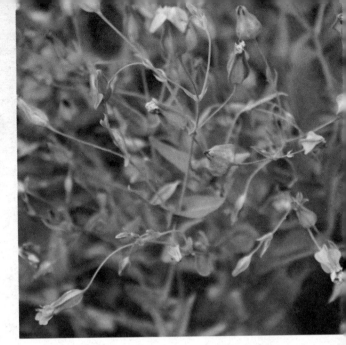

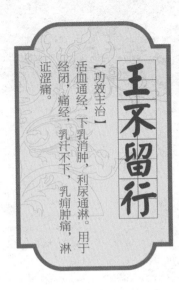

王不留行

【性味归经】

苦，平。归肝、胃经。

【功效主治】

活血通经，下乳消肿，利尿通淋。用于经闭，痛经，乳汁不下，乳痈肿痛，淋证涩痛。

【原文】

味苦，平。主金疮，止血逐痛，出刺，除风痹内寒。久服轻身耐老增寿。生山谷。

【今释】

别名：奶米、不母留、大麦牛、王母牛。

来源：本品为石竹科植物麦蓝菜的干燥成熟种子。

形态特征：一年或二年生草本，高30～70厘米，全株无毛。茎直立，节略膨大。叶对生，卵状椭圆形至卵状披针形，基部稍连合抱茎，无柄。聚伞花序顶生，下有鳞状苞片2枚；花瓣粉红色，倒卵形，先端具不整齐小齿，基部具长爪。蒴果卵形，包于宿萼内，成熟后，先端十字开裂。

名方验方

1. **急性乳腺炎**：王不留行25克，蒲公英50克。水煎服，每日1剂，每日2次。

2. **产后缺乳**：王不留行15克，猪蹄1只，穿山甲9克，通草10克。加适量水炖服。

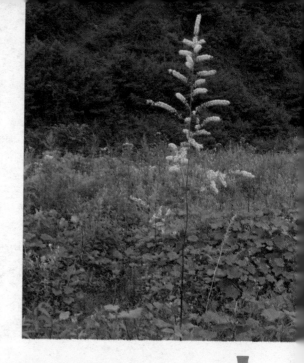

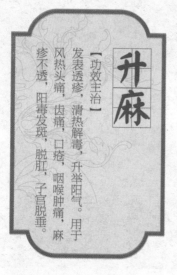

升麻

[性味归经]

辛、微甘，微寒。归肺、脾、胃、大肠经。

[功效主治]

发表透疹，清热解毒，升举阳气。用于风热头痛，齿痛，口疮，咽喉肿痛，麻疹不透，阳毒发斑，脱肛，子宫脱垂。

【原文】

味甘，平。主解百毒，杀百精老物殃鬼，辟温疫瘴邪蛊毒。久服不夭，轻身长年，一名周升麻。生山谷。

【今释】

别名：龙眼根、窟窿牙根、周升麻、周麻、鸡骨升麻、鬼脸升麻。

来源：本品为毛茛科植物大三叶升麻、兴安升麻或升麻的干燥根茎。

形态特征：多年生草木，根茎上生有多数内陷圆洞状的老茎残基。叶互生，2回3出复叶小叶卵形至广卵形，上部3浅裂，边缘有锯齿。圆锥花序具分枝3～20条，花序轴和花梗密被灰色或锈色的腺毛及柔毛。蓇葖果无毛。

名方验方

1. **麻疹、斑疹不透**：（升麻葛根汤）升麻、赤芍、甘草各5克，葛根10克。水煎服。

2. **喉痹作痛**：升麻片含咽，或以半两煎服取吐。

3. **口热生疮**：升麻30克，黄连18克。上二味末之，绵裹含，咽汁。

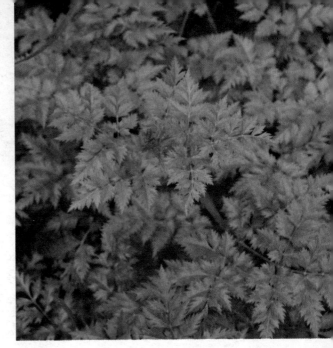

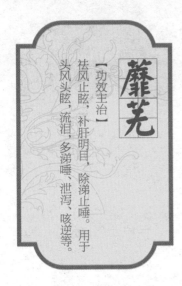

蘼芜

【性味归经】

辛，温。入肝、肾经。

【功效主治】

祛风止眩，补肝明目，除涕止唾。用于头风头眩，流泪，多涕唾、泄泻、咳逆等。

【原文】

味辛温。主咳逆，定惊气，辟邪恶，除蛊毒鬼注，去三虫，久服通神。一名薇芜。生川泽。

【今释】

别名：薇芜、蕲茝、江蓠、芎穷苗、川芎苗。

来源：为双子叶植物药伞形科植物川芎的苗叶。

形态特征：见川芎条。

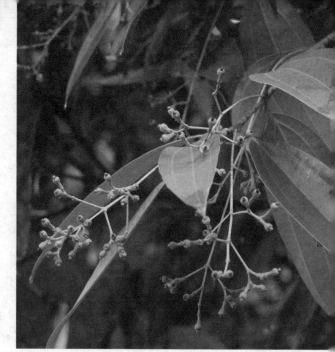

木

牡桂

【性味归经】

辛、甘，热。归脾、肝、肾、心经。

【功效主治】

补火助阳，散寒止痛，温经通脉。本品辛散甘补，大热温通，能补命门之火，引火归原而益阳消阴，又温助脾阳、散寒邪、通经脉，故有之效。

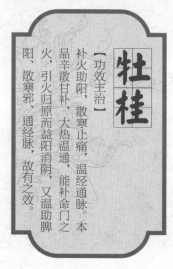

【原文】

　　味辛，温。主上气咳逆，结气喉痹，吐吸，利关节，补中益气。久服通神，轻身不老。生山谷。

【今释】

　　别名：肉桂桂心、桂皮、油桂、官桂。

　　来源：本品为樟科植物肉桂的干燥树皮。

　　形态特征：常绿乔木，树皮灰褐色，幼枝多有4棱。叶互生，叶片革质长椭圆形或近披针形，先端尖，基部钝，全缘，3出脉于背面明显隆起。圆锥花序腋生或近顶生，花小白色，花被6片，能育雄蕊9，子房上位，胚珠1枚。浆果椭圆形，长1厘米，黑紫色，基部有浅杯状宿存花被。

名方验方

1. **面赤口烂、腰痛足冷**：肉桂、细辛各3克，玄参、熟地黄、知母各15克。水煎服。

2. **肾阳虚腰痛**：肉桂粉每次5克，每日2次，3周为1个疗程。

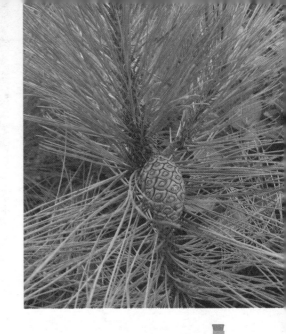

松脂

【性味归经】

甘，苦，温。归肝、脾、肺经。

【功效主治】

燥湿杀虫，拔毒生肌，祛风止痛。本品味苦温燥，善燥湿杀虫兼止痒，用于疥癣湿疮。又能拔毒生肌而用于痈疽疮疔，且善祛风止痛而用于风湿痹痛。

【原文】

味苦，温。主疽，恶创头疡，白秃，疥搔，风气，五脏，除热。久服，轻身不老，延年。一名松膏，一名松肪。生山谷。

【今释】

别名：黄香、松胶香、松脂香。

来源：本品为松科常绿乔木植物马尾松或其同属植物树干中取得的油树脂，经蒸馏除去挥发油后的遗留物。

形态特征：乔木，高达45米，胸围1.5米。树皮红褐色，下部灰褐色，成不规则长块状裂。叶针形，2针一束，稀3针一束，长12～30厘米，细长而柔软，叶缘有细锯齿，树脂道约4～8个，在背面边生，或腹面也有2个边生；叶鞘初呈褐色，后渐变成灰黑色，宿存。雄球花淡红褐色，圆柱形，弯垂，长1～1.5厘米，聚生于新枝下部苞腋，穗状；雌球花单生或2～4个聚生于新枝顶端，淡紫红色。球果卵圆形或圆锥状卵形，长4～7厘米，直径2.5～4厘米，有短梗，下垂，熟时果褐色。花期4～5月，果熟期翌年10～12月。

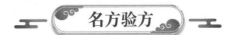

名方验方

1. **疥癣湿疮**：松香末、轻粉各适量。调匀外搽。

2. **银屑病**：纯净松香粗粉口服，每次3～4克，早、晚各服1次。

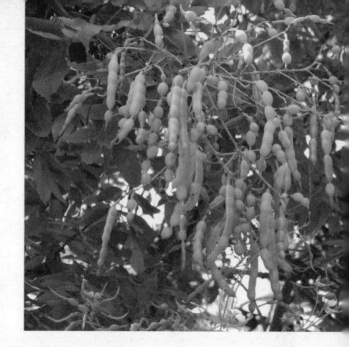

槐实

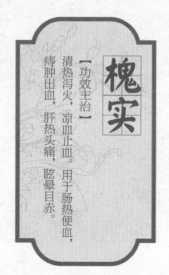

【性味归经】

苦，寒。归肝、大肠经。

【功效主治】

清热泻火，凉血止血。用于肠热便血，痔肿出血，肝热头痛，眩晕目赤。

【原文】

味苦，寒。主五内邪气热，止涎唾，补绝伤，五痔，火创，妇人乳瘕，子脏急痛。生平泽。

【今释】

别名：槐角、槐豆、槐子、槐连灯、槐连豆、九连灯。

来源：本品为豆科植物槐的干燥成熟果实。

形态特征：落叶乔木，高可达 25 米。羽状复叶，互生，小叶 9～15，卵形至卵状披针形，长 2.5～7.5 厘米。圆锥花序顶生，花萼钟形，先端 5 浅裂；花冠乳白色，旗瓣阔心形，具短爪，稍向外反曲，有紫脉。荚果肉质，呈连珠状，长 25～6 厘米，不裂。

名方验方

1. *烫伤*：槐角子烧存性，用麻油调敷患处。

2. *痔疮肿痛*：槐角、地榆各 20 克，黄芩 15 克。水煎服。

3. *痔疮肿痛*：槐角、苦参各 25 克，白矾 10 克。水煎熏洗。

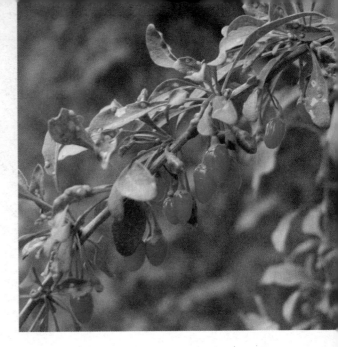

枸杞

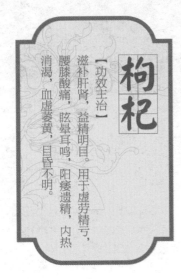

【性味归经】

甘，平。归肝、肾经。

【功效主治】

滋补肝肾，益精明目。用于虚劳精亏，腰膝酸痛，眩晕耳鸣，阳痿遗精，内热消渴，血虚萎黄，目昏不明。

【原文】

味苦，寒。主五内邪气，热中，消渴，周痹，久服坚筋骨，轻身耐老。一名杞根，一名地骨，一名枸忌，一名地辅。生平泽。

【今释】

别名：西枸杞、白刺、山枸杞、白疙针。

来源：为茄科植物宁夏枸杞的果实。

形态特征：为灌木或小乔木状。主枝数条，粗壮，果枝细长，先端通常弯曲下盘，外皮淡灰黄色，刺状枝短而细，生于叶腋。叶互生或丛生于短枝上。叶片披针形或卵状长圆形，花腋生，花冠漏斗状，粉红色或深紫红色。果实熟时鲜红，种子多数。

名方验方

1. **肾虚腰痛**：枸杞子、金狗脊各20克。水煎服。

2. **血脂异常症**：枸杞子、女贞子、红糖适量。制成冲剂，每日2次，每次6克，4~6周为1疗程。

3. **萎缩性胃炎**：枸杞子晒干，每日20克，分2次空腹时嚼服，2个月为1疗程。

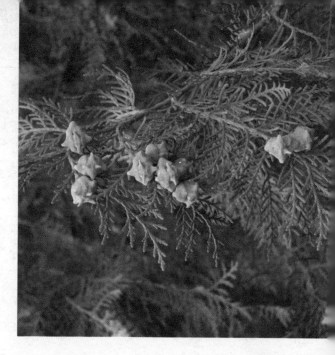

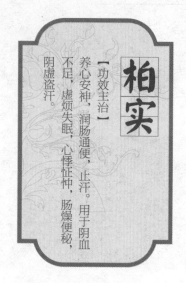

【性味归经】

甘，平。归心、肾、大肠经。

柏实

【功效主治】

养心安神，润肠通便，止汗。用于阴血不足，虚烦失眠，心悸怔忡，肠燥便秘，阴虚盗汗。

【原文】

味甘，平。主惊悸，安五脏，益气，除风湿痹。久服令人润泽美色，耳目聪明，不饥不老，轻身延年。生山谷。

【今释】

别名：柏子、侧柏仁。

来源：本品为柏科植物侧柏的干燥成熟种仁。

形态特征：长绿小乔木，树皮薄，淡红褐色，常易条状剥落。树枝向上伸展，小枝扁平，排成一平面，直展。叶鳞形、质厚、紧贴在小枝上交互对生，正面的一对通常扁平。花单性，雌雄同株；雄花球长圆形，黄色，生于上年的枝顶上；雌花球长椭圆形，单生于短枝顶端，由6～8枚鳞片组成。球果卵状椭圆形，嫩时蓝绿色，肉质，被白粉；熟后深褐色，木质。

名方验方

1. 口舌生疮：新鲜柏子30克。洗净，用开水冲泡当茶饮服，直至液汁色淡为止，此为1日量，可连服数日。

2. 变异性心绞痛：服柏子养心丸，每次2丸，每日3次。

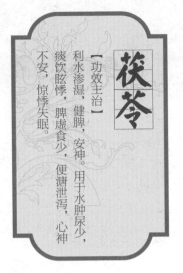

茯苓

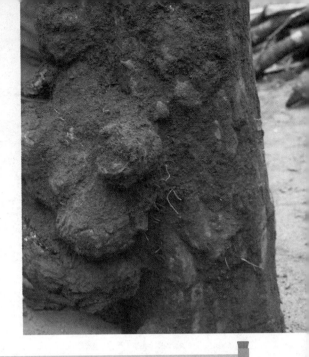

【性味归经】

甘、淡，平。归心、肺、脾、肾经。

【功效主治】

利水渗湿，健脾，安神。用于水肿尿少，痰饮眩悸，脾虚食少，便溏泄泻，心神不安，惊悸失眠。

【原文】

　　味甘，平。主胸胁逆气（《御览》作疝气），忧恚，惊邪，恐悸，心下结痛，寒热烦满，咳逆，口焦舌干，利小便。久服安魂养神，不饥延年。一名茯菟。生山谷。

【今释】

　　别名：茯菟、茯灵、茯蕶、云苓、茯兔、伏苓、伏菟、松腴。

　　来源：为多孔菌科真菌茯苓的菌核。多寄生于松科植物赤松等的树根上。

　　形态特征：寄生或腐寄生。菌核埋在土内，大小不一，表面淡灰棕色或黑褐色，断面近外皮处带粉红色，内部白色。子实体平伏，伞形，直径 0.5～2 毫米，生长于菌核表面成一薄层，幼时白色，老时变浅褐色。菌管单层，孔多为三角形，孔缘渐变齿状。

名方验方

1. **斑秃**：茯苓粉，每日 2 次，每次 6 克或临睡前 10 克吞服，或用茯苓皮水煎内服。

2. **蛋白尿**：茯苓 9～15 克。每日 1 剂，水煎服。

3. **心虚梦泻、小便白浊**：茯苓 10 克。研末，用米汤送服，每日 2 次。

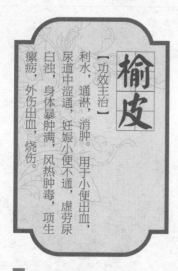

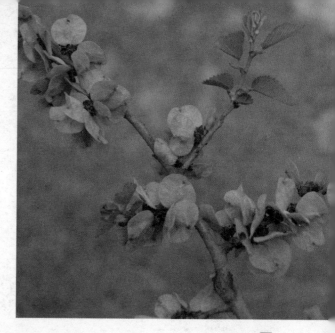

榆皮

【性味归经】

甘，平。归胃、大肠、小肠经。

【功效主治】

利水，通淋，消肿。用于小便出血，尿道中涩通，妊娠小便不通，虚劳尿白浊，身体暴肿满，风热肿毒，项生瘰疬，外伤出血，烧伤。

【原文】

　　味甘，平。主大小便不通，利水道，除邪气。久服轻身不饥，其实尤良。一名零榆。生山谷。

【今释】

别名：榆树皮、榆根白皮。

来源：为榆科植物榆树的树皮、根皮。

形态特征：落叶乔木，树干端直，高达20米。树皮暗灰褐色，粗糙，有纵沟裂；小枝柔软，有毛，浅灰黄色。叶互生，纸质；叶片倒卵形、椭圆状卵形或椭圆状披针形，先端锐尖或渐尖，基部圆形或楔形，上面暗绿色，无毛，下面幼时有短毛，老时仅脉腋有毛，边缘具单锯齿；侧脉明显，9～18对。花先叶开放，簇年成聚伞花序，生于去年枝的叶腋；花被针形，4～5裂；雄蕊与花被同数，花药紫色。翅果近圆形或倒卵形，先端有缺口；果柄长约2毫米。花期3～4月，果期4～6月。

名方验方

1. 外伤性出血： 榆树韧皮，放在75度的酒精中浸泡7日，取出阴干，研细末外用。

2. 火灼烂疮： 榆白皮熟捣涂封。

3. 小儿白秃疮： 榆白皮捣末，醋和涂敷。

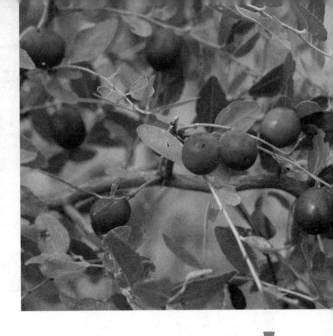

酸枣

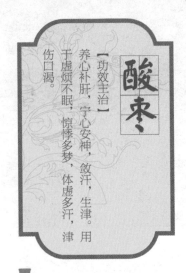

【性味归经】

甘，酸，平。归肝、胆、心经。

【功效主治】

养心补肝，宁心安神，敛汗，生津。用于虚烦不眠，惊悸多梦，体虚多汗，津伤口渴。

【原文】

味酸，平。主心腹寒热，邪结气聚，四肢酸疼，湿痹。久服安五脏，轻身延年。生川泽。

【今释】

别名：刺枣、山枣。

来源：本品为鼠李科植物酸枣的干燥成熟种子。

形态特征：落叶灌木或小乔木，枝上有两种刺：一为针状直形，长1～2厘米；一为向下反曲，长约5毫米。单叶互生，叶片椭圆形至卵状披针形，托叶细长，针状。花黄绿色，2～3朵簇生叶腋，花梗极短。核果近球形，先端尖，具果柄，熟时暗红色。

名方验方

1. 病毒性肝炎：酸枣30克。加水适量，煎煮1小时，去渣吃枣喝汤，每日1剂。

2. 酒糟鼻：酸枣仁、龙眼肉各10克，枳实15克。炖汤，睡前服。

3. 牛皮癣：酸枣树皮适量。煎煮浓汁，涂于患处。

4. 胸痛，便血：酸枣根30克。水煎温服。

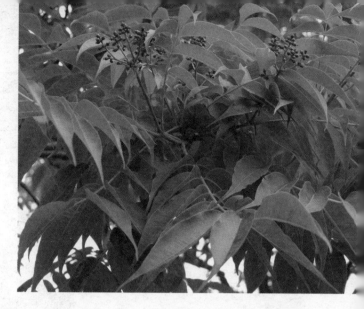

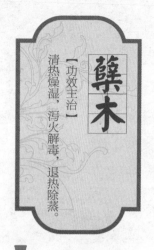

蘖木

【性味归经】

苦，寒。归肾、膀胱、大肠经。

【功效主治】

清热燥湿，泻火解毒，退热除蒸。

【原文】

味苦，寒。主五脏，肠胃中结热，黄疸，肠痔，止泄利，女子漏下赤白，阴阳蚀创。一名檀桓。生山谷。

【今释】

别名：元柏、黄檗、黄柏。

来源：本品为芸香科落叶乔木植物黄檗（关黄柏）或黄皮树（川黄柏）的除去栓皮的树皮。

形态特征：黄皮树：落叶乔木，高10～12米。单数羽状复叶，对生；小叶7～15，矩圆状披针形及矩圆状卵形，长9～15厘米，宽3～15厘米，顶端长渐尖，基部宽楔形或圆形，不对称，上面仅中脉密被短毛，下面密被长柔毛，花单性，雌雄异味，排成顶生圆锥花序，花序轴密被短毛；果轴及果枝粗大，常密被短毛；浆果状核果球形，熟时黑色，有核5～6。黄柏：与上种类似，但树皮的木栓层厚，小叶5～13片，下表面仅中脉基部有长柔毛。

名方验方

1. **黄水疮**：黄柏、煅石膏各30克，枯矾12克。研细粉，茶油涂患处，每日1～2次。

2. **小儿脐疮不合**：黄柏末涂之。

3. **下肢足膝肿痛**：黄柏、苍术、牛膝各12克。水煎服。

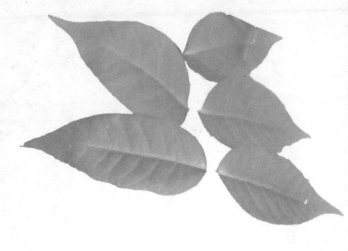

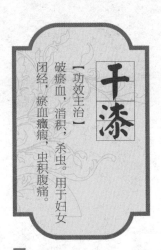

干漆

【性味归经】

辛，温；有毒。归肝、脾经。

【功效主治】

破瘀血，消积，杀虫。用于妇女闭经，瘀血癥瘕，虫积腹痛。

【原文】

味辛，温；无毒。主绝伤补中，续筋骨填髓脑，安五脏，五缓六急，风寒湿痹，生漆去长虫。久服轻身耐老。生川谷。

【今释】

别名：漆树。

来源：本品为漆树科漆树属植物漆树的树脂经加工后的干燥品。

形态特征：落叶乔木，高达20米。树皮幼时灰白色，平滑，老则深灰色，粗糙，成不规则之纵裂。幼枝有柔毛，后渐脱落。冬芽生枝顶。单数羽状复叶，螺旋状互生，长22～75厘米；叶柄长5～9厘米，基部膨大；小叶11～15，卵形或长方状卵形，长7～15厘米，宽3～7厘米，先端长尖，基部广楔形或不整齐圆形，全缘；小叶柄短。花单性或两性；雌雄异株或杂生；花序圆锥状，腋生；花梗具短柔毛；花密而小，黄绿色；雄花花萼5，长圆形，花瓣5，长方状卵形，有紫纹，雄蕊5，着生于花盘边缘，花丝短，具退化子房；雌花雄蕊较小，子房1室，花柱短，柱头3裂。花期5～6月。果熟期11月。

名方验方

1. **五劳七伤**：干漆、柏子仁、山茱萸、酸枣仁各等份。为末蜜丸，如梧子大。服2～7丸，温酒下，日2服。（《千金方》）

2. **喉痹欲绝不可针药者**：干漆烧烟，以筒吸之。

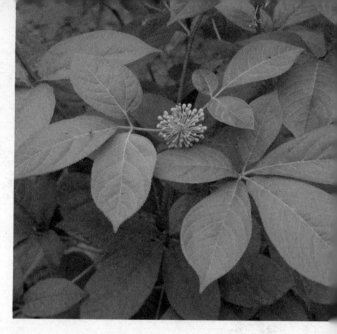

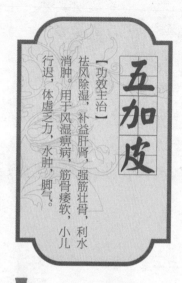

五加皮

【性味归经】

辛，苦，温。归肝、肾经。

【功效主治】

祛风除湿，补益肝肾，强筋壮骨，利水消肿。用于风湿痹病，筋骨痿软，小儿行迟，体虚乏力，水肿，脚气。

【原文】

味辛，温。主心腹疝气，腹痛，益气疗躄，小儿不能行，疽疮阴蚀。一名豺漆。

【今释】

别名：木骨、南五加皮、细柱五加、短梗五加、轮伞五加。

来源：为五加科植物细柱五加的干燥根皮，习称"南五加皮"。

形态特征：灌木，有时呈蔓生状，高2～3米。枝灰褐色，无刺或在叶柄基部单生扁平的刺。掌状复叶在长枝上互生，在短枝上簇生；先端渐尖，基部楔形，边缘有钝细锯齿，两面无毛或被疏毛，下面脉腋有簇毛；具柄。伞形花序单生于叶腋或短枝上，无毛；花小，黄绿色。浆果近球形，侧扁，熟时黑色。

名方验方

1. **白细胞减少症**：口服刺五加片，有一定的疗效。

2. **肾炎**：多与茯苓皮、大腹皮、生姜皮、地骨皮配伍，如五皮饮。

3. **小儿麻痹后遗症、肌营养不良对行迟、齿迟、腰膝疼痛、步履乏力等症**：可同虎骨、龟甲等配用。

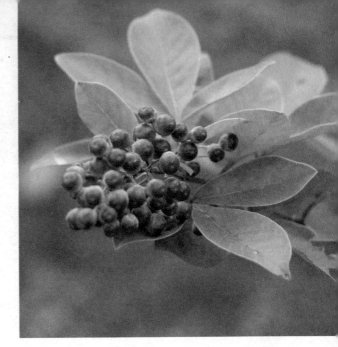

蔓荆实

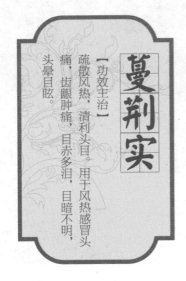

【性味归经】
辛，苦，微寒。归膀胱、肝、胃经。

【功效主治】
疏散风热，清利头目。用于风热感冒头痛，齿龈肿痛，目赤多泪，目暗不明，头晕目眩。

【原文】

味苦，微寒。主筋骨间寒热湿痹，拘挛，明目坚齿，利九窍，去白虫。久服轻身耐老，小荆实亦等。生山谷。

【今释】

别名：京子、荆条子、白布荆。

来源：本品为马鞭草科植物单叶蔓荆或蔓荆的干燥成熟果实。

形态特征：为落叶灌木，高约3米，幼枝方形，密生细柔毛。叶为3小叶，小叶倒卵形或披针形；叶柄较长。顶生圆锥形花序，花萼钟形，花冠淡紫色。核果球形，大部分为宿萼包围。

名方验方

1. 风寒侵目，肿痛出泪，涩胀羞明：蔓荆子15克，荆芥、白蒺藜各10克，柴胡、防风各5克，甘草1.5克，水煎服。

2. 头屑：蔓荆子、侧柏叶、川芎、桑白皮、细辛、旱莲草各50克，菊花100克。水煎去渣滓后洗发。

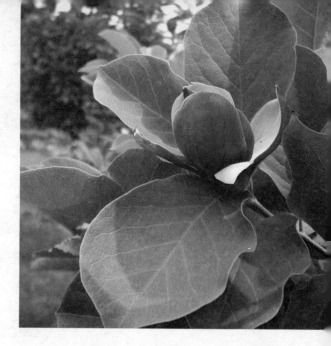

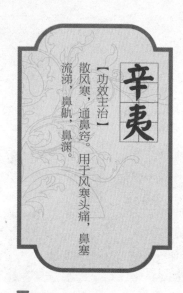

辛夷

【性味归经】

辛，温。归肺、胃经。

【功效主治】

散风寒，通鼻窍。用于风寒头痛，鼻塞流涕，鼻鼽，鼻渊。

【原文】

味辛，温。主五脏，身体寒热，风头脑痛，面䵟。久服下气，轻身，明目，增年耐老。一名辛矧，一名侯桃，一名房木。生山谷。

【今释】

别名：木兰、春花、木笔花、望春花、紫玉兰、白玉兰、二月花、广玉兰。

来源：本品为木兰科植物望春花、玉兰或武当玉兰的干燥花蕾。

形态特征：玉兰叶倒卵形至倒卵状矩圆形，长10～18厘米，宽6～10厘米，先端阔而突尖，基部渐狭，上面有光泽，下面被柔毛。花大，白色，直径10～15厘米，萼片与花瓣共9片，无明显区别，倒卵形或倒卵状矩圆形。

名方验方

1. **感冒头痛鼻塞**：辛夷花、白芷、苍耳子各9克。水煎服。

2. **鼻炎、鼻窦炎**：辛夷15克，鸡蛋3个。同煮，吃蛋饮汤。

3. **鼻塞**：辛夷、皂角、石菖蒲各等份。为末，绵裹塞鼻中。

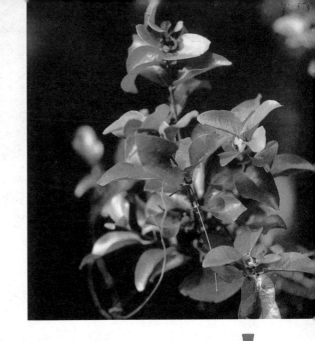

桑上寄生

【性味归经】

苦、甘，平。归肝、肾经。

【功效主治】

祛风湿，补肝肾，强筋骨，安胎元。用于风湿痹痛，腰膝酸软，筋骨无力，崩漏经多，妊娠漏血，胎动不安，头晕目眩。

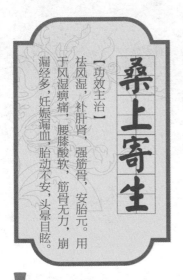

【原文】

味苦，平。主腰痛，小儿背强，痈肿，安胎，充肌肤，坚齿发，长须眉。其实明目，轻身通神。一名寄屑，一名寓木，一名宛童。生山谷。

【今释】

别名：寄生、桑寄生。

来源：本品为桑寄生科植物桑寄生的干燥带叶茎枝。

形态特征：常绿寄生小灌木。老枝无毛，有凸起灰黄色皮孔，小枝稍被暗灰色短毛。叶互生或近于对生，革质，卵圆形至长椭圆状卵形，先端钝圆，全缘，幼时被毛。花两性，紫红色花1～3个聚生于叶腋，具小苞片；总花梗、花梗、花萼和花冠均被红褐色星状短柔毛；花萼近球形，与子房合生；花冠狭管状，稍弯曲。

名方验方

1. **高血压病对头痛、头晕者**：以本品配夏枯草、决明子各15克，水煎服；或配伍臭梧桐、钩藤各9克，水煎服。

2. **冠心病心绞痛**：用桑寄生冲剂，每次服1包（每包相当于生药40克），每日2次，连服4周以上。或单用本品30克，水煎服。

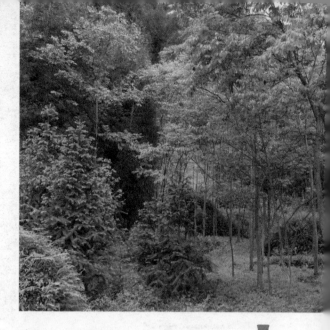

杜仲

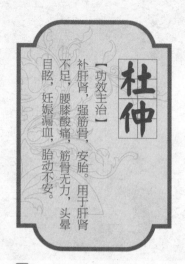

【性味归经】

甘，温。归肝、肾经。

【功效主治】

补肝肾，强筋骨，安胎。用于肝肾不足，腰膝酸痛，筋骨无力，头晕目眩，妊娠漏血，胎动不安。

【原文】

味辛，平。主腰脊痛，补中益精气，坚筋骨，强志，除阴下痒湿，小便余沥。久服轻身耐老。一名思仙。生山谷。

【今释】

别名：思仙、木绵、思仲、丝连皮、玉丝皮、扯丝片、丝楝树皮。

来源：本品为杜仲科植物杜仲的干燥树皮。

形态特征：落叶乔木，高达20米。树皮和叶折断后均有银白色细丝。叶椭圆形或椭圆状卵形，先端长渐尖，基部圆形或宽楔形，边缘有锯齿。花单性，雌雄异株，无花被，先叶或与叶同时开放，单生于小枝基部。翅果长椭圆形而扁。长约3.5厘米，先端凹陷，种子1粒。

名方验方

1. **腰痛**：杜仲（炒去丝）、八角茴香各15克，川木香5克。水一盅，酒半盅，煎服，渣再煎。

2. **小便淋漓、阴部湿痒**：杜仲15克，丹参10克，川芎、桂枝各6克，细辛3克。水煎服，每日1剂。

3. **肾炎**：杜仲30克，盐肤木根二层皮30克。加猪肉酌量炖服。

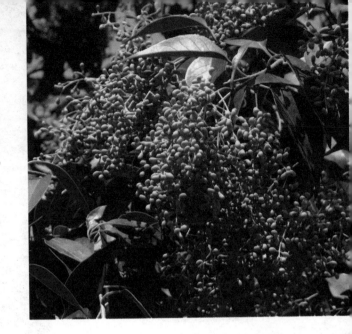

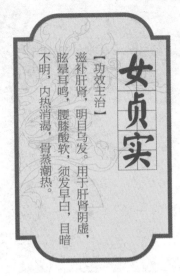

女贞实

【性味归经】

甘、苦、凉。归肝、肾经。

【功效主治】

滋补肝肾，明目乌发。用于肝肾阴虚，眩晕耳鸣，腰膝酸软，须发早白，目暗不明，内热消渴，骨蒸潮热。

【原文】

味苦，平。主补中，安五脏，养精神，除百疾。久服肥健，轻身不老。生山谷。

【今释】

别名： 女贞子、冬青子、爆格蚤、白蜡树子、鼠梓子。

来源： 本品为木犀科植物女贞的干燥成熟果实。

形态特征： 常绿乔木，树皮光滑不裂。叶对生，叶片卵圆形或长卵状披针形，全缘，无毛，革质，背面密被细小的透明腺点。圆锥花序顶生，花白色，花萼钟状，花冠裂片长方形。浆果状核果，成熟时蓝黑色，内有种子 1 ～ 2 枚。

名方验方

1. **肾虚腰酸：** 女贞子9克，桑椹、墨旱莲、枸杞子各12克。水煎服，每日1剂。

2. **肝虚视物模糊：** 女贞子、枸杞子、生地黄、菊花、刺蒺藜各10克。水煎服，每日1剂。

3. **神经衰弱：** 女贞子、桑椹、鳢肠各25克。水煎服。

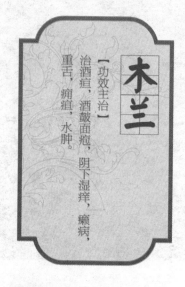

【性味归经】

味苦，寒，无毒。

木兰

【功效主治】

治酒疸，酒皶面疱，阴下湿痒，癫病，重舌，痈疽，水肿。

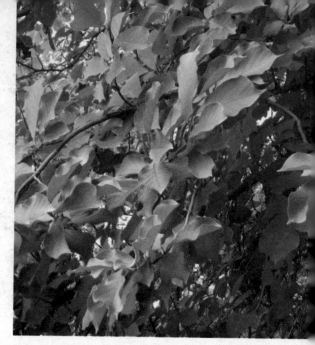

【原文】

味苦寒。主身大热在皮肤中，去面热，赤疱，酒皶，恶风癫疾，阴下痒湿，明耳目。一名林兰。生川谷。

【今释】

别名：杜兰、林兰、姜朴。

来源：为木兰科植物辛夷的树皮。

形态特征：见辛夷条。

名方验方

1. **酒疸，心懊痛，足胫满，小便黄，饮酒发赤斑黄黑**：黄芪60克，木兰30克。共捣为末。酒服2.74毫升，日三服。

2. **面上皶疱酐䵟**：木兰皮500克。细切，以三年酢浆渍之百日，晒干捣末。每浆水服2克，日三服。

3. **小儿重舌**：木兰皮30厘米，宽12厘米。削去粗皮，用醋1升，渍取汁置重舌上。

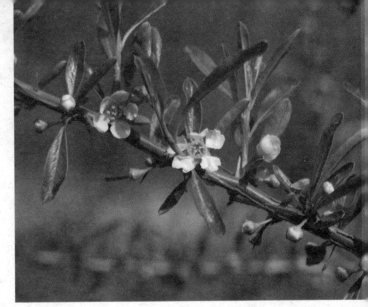

蕤仁

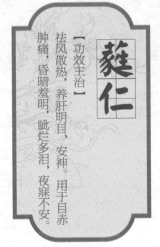

【性味归经】

甘，寒，无毒。归肝、心、脾、肺经。

【功效主治】

祛风散热，养肝明目，安神。用于目赤肿痛，昏暗羞明，眦烂多泪，夜寐不安。

【原文】

味甘，温。主心腹邪气，明目，目赤痛伤泪出。久服轻身益气，不饥。生川谷。

【今释】

别名：蕤核、蕤子、白桵仁、桵仁、美仁子、单花扁核木、蕤李子、山桃、小马茹子、蕤核仁。

来源：为蔷薇科植物单花扁核木的核仁。

形态特征：灌木，高达1～2米。茎多分枝，树皮红褐色或棕褐色，幼枝灰绿色或灰褐色，具较细短刺或叶腋有短刺。单叶互生，在短枝上呈簇生状，具短柄；叶片狭长椭圆形至条状披针形，长2～5.5厘米，宽6～8毫米，先端钝，基部楔形，边缘有细锯齿或近基部全缘。花两性；单生或3朵簇生；萼筒杯状，5裂；花瓣5，白色；雄蕊10，2轮，花丝很短，花药黄色。核果球形，熟时紫黑色，直径8～12毫米，被蜡质白粉，萼片宿存；核扁卵形，网状花纹。花期4～5月，果期8～9月。

名方验方

肝经不足，内受风热，上攻眼目，昏暗痒痛，隐涩难开，昏眩赤肿，怕日羞明，不能远视，迎风有泪，多见黑花：脑子(研)7.5克，蕤仁(去皮壳，压去油)60克。上用生蜜18克，将脑子、蕤仁同和，每用少许点之。

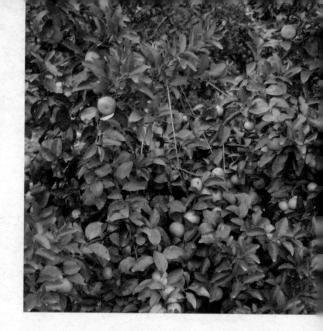

橘柚

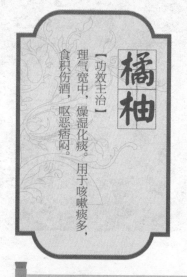

【性味归经】

辛、苦，温。归肺、脾经。

【功效主治】

理气宽中，燥湿化痰。用于咳嗽痰多，食积伤酒，呕恶痞闷。

【原文】

味辛，温。主胸中瘕热逆气，利水谷。久服，去臭、下气、通神，一名橘皮。生川谷。（旧在果部，非）

【今释】

来源：本品为芸香科植物橘及其栽培变种的干燥外层果皮。

形态特征：常绿小乔木或灌木，高3～4米。枝细，多有刺。叶互生；叶柄长0.5～1.5厘米，有窄翼，顶端有关节；叶片披针形或椭圆形，长4～11厘米，宽1.5～4厘米，先端渐尖微凹，基部楔形，全缘或为波状，具不明显的钝锯齿，有半透明油点。花单生或数朵丛生长于枝端或叶腋；花萼杯状，5裂；花瓣5，白色或带淡红色，开时向上反卷；雄蕊15～30，长短不一，花丝常3～5个连合成组；雌蕊1，子房圆形，柱头头状。柑果近圆形或扁圆形，横径4～7厘米，果皮薄而宽，容易剥离，囊瓣7～12，汁胞柔软多汁。种子卵圆形，白色，一端尖，数粒至数十粒或无。花期3～4月，果期10～12月。

名方验方

1. **霍乱呕吐**：陈皮15克，广藿香10克。因寒者，配干姜、砂仁各5克；因热者，配黄连、滑石、黄芩各5克。水煎服。

2. **萎缩性胃炎**：陈皮30克，炒小茴香12克，干姜3克。早、晚水煎服，每日2剂。

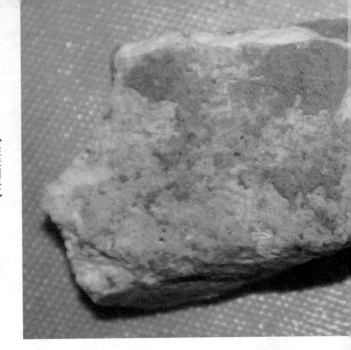

龙骨

兽

【性味归经】

甘，涩，平。归心、肝、肾、大肠经。

【功效主治】

镇静安神，平肝潜阳，收敛固涩。用于心神不宁，心悸失眠，惊痫癫狂，头晕目眩，肾虚遗精，滑精。

【原文】

味甘，平。主心腹，鬼注，精物老魅，咳逆，泻痢脓血，女子漏下，癥瘕坚结，小儿热气惊痫。龙齿，主小儿、大人惊痫，癫疾狂走，心下结气，不能喘息，诸痉，杀精物。久服轻身，通神明，延年。生山谷。

【今释】

别名：五花龙骨。

来源：古代哺乳动物如象类、犀牛类、三趾马等的骨骼化石。

形态特征：龙骨呈骨骼状或破碎块状，大小不一。表面白色、灰白色或浅棕色，多较平滑，有的具棕色条纹和斑点。断面不平坦、色白、细腻，骨髓腔部分疏松，有多数蜂窝状小孔。

名方验方

1. **小儿脐疮久不瘥**：龙骨煅。细研为末，敷之。

2. **小儿囟痢脱肛**：白龙骨粉扑之。

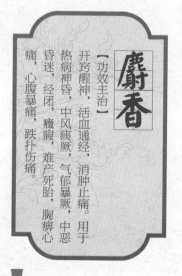

麝香

【性味归经】

辛，温。归心、脾经。

【功效主治】

开窍醒神，活血通经，消肿止痛。用于热病神昏，中风痰厥，气郁暴厥，中恶昏迷，经闭，癥瘕，难产死胎，胸痹心痛，心腹暴痛，跌扑伤痛。

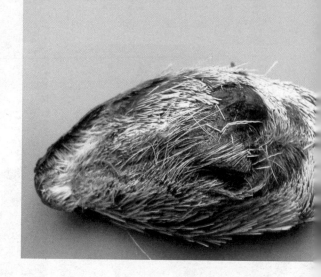

【原文】

味辛，温。主辟恶气，杀鬼精物，温疟，蛊毒，痫痉，去三虫。久服除邪，不梦寤魇寐。生川谷。

【今释】

别名：脐香、香麝、麝脐香。

来源：本品为鹿科动物林麝、马麝或原麝成熟雄体香囊中的干燥分泌物。

形态特征：为扁圆形或类椭圆形的囊状体，开口面的皮革质，棕褐色，略平，密生白色或灰棕色短毛，从两侧围绕中心排列，中间有1小囊孔。另一面为棕褐色略带紫色的皮膜，微皱缩，偶显肌肉纤维，略有弹性，剖开后可见中层皮膜呈棕褐色或灰褐色，半透明，内层皮膜呈棕色，内含颗粒状、粉末状的麝香仁和少量细毛及脱落的内层皮膜（习称"银皮"）。

名方验方

1. **冠心病**：用麝香、牙皂、白芷等制成麝香心绞痛膏，每次2张，分别贴于心前区痛处及心俞穴，24小时更换1次。

2. **足癣**：麝香、乳香、没药、血竭、桂油、桉油、薄荷油等制成麝香风湿油，搽擦足癣患处，每日1～2次。

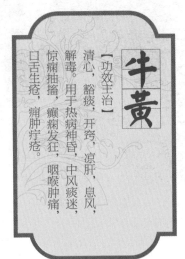

牛黄

【性味归经】

甘，凉。归心、肝经。

【功效主治】

清心，豁痰，开窍，凉肝，息风，解毒。用于热病神昏，中风痰迷，惊痫抽搐，癫痫发狂，咽喉肿痛，口舌生疮，痈肿疔疮。

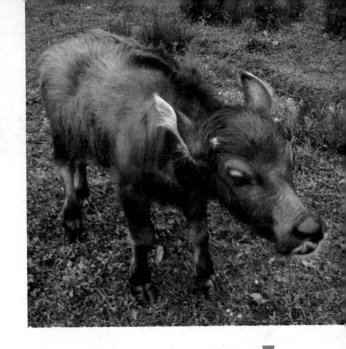

【原文】

　　味苦，平。主惊痫，寒热，热盛狂痓，除邪逐鬼。生平泽。

【今释】

别名：西黄、丑宝。

来源：本品为牛科动物牛的干燥胆结石。

形态特征：本品多呈卵形、类球形、三角形或四方形，大小不一，直径0.6～3（4.5）厘米，少数呈管状或碎片。表面黄红色至棕黄色，有的表面挂有一层黑色光亮的薄膜，习称"乌金衣"。有的粗糙，具疣状突起，有的具龟裂纹。体轻，质酥脆，易分层剥落，断面金黄色，可见细密的同心层纹，有的夹有白心。气清香，味苦而后甘，有清凉感，嚼之易碎，不粘牙。

名方验方

1. 冠心病：牛黄、熊胆、麝香、珍珠等药组成的活心丸，每次1丸，每日2次，2周为1个疗程。

2. 小儿高热惊厥：以牛黄、麝香为主组成的牛黄千金散，用灯心草、薄荷、金银花煎汤冲服，每次0.3克。

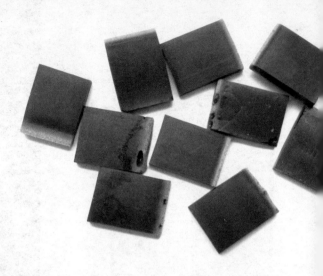

白胶

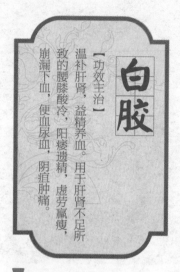

【性味归经】

甘、咸，温。归肾、肝经。

【功效主治】

温补肝肾，益精养血。用于肝肾不足所致的腰膝酸冷，阳痿遗精，崩漏下血，便血尿血，阴疽肿痛，虚劳羸瘦。

【原文】

味甘，平。主伤中劳绝，腰痛，羸瘦，补中益气，妇人血闭无子，止痛安胎。久服轻身延年。一名鹿角胶。

【今释】

别名：鹿角胶。

来源：本品为鹿角经水煎煮、浓缩制成的固体胶。

形态特征：梅花鹿，体长约 1.5 米左右，体重 100 千克左右。眶下腺明显，耳大直立，颈细长。四肢细长，后肢外侧踝关节下有褐色足迹腺，主蹄狭小，侧蹄小。臀部有明显的白色臀斑，尾短。雄鹿有分叉的角，长全时有 4～5 叉，眉叉斜向前伸，第二枝与眉叉较远，主干末端再分两小枝。黄棕色或红棕色，半透明，有的上部有黄白色泡沫层。质脆，易碎，断面光亮。气微，味微甜。

名方验方

1. **阴疽、寒性脓疡**：鹿角胶 9 克，熟地黄 30 克，白芥子（炒）6 克，肉桂、甘草各 3 克，麻黄、姜炭各 2 克。水煎服。

2. **肾与膀胱虚冷，真气不固，小便滑数**：韭子 200 克，舶上茴香（炒）、补骨脂（炒）、益智仁、鹿角霜、白龙骨各 150 克。上研为细末，加青盐、鹿角胶各 50 克，同煮酒，糊为丸，如桐子大。1 次服 50 丸，空腹温酒或盐汤送服。

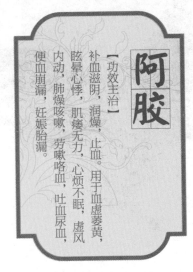

阿胶

【性味归经】

甘，平。归肺、肝、肾经。

【功效主治】

补血滋阴，润燥，止血。用于血虚萎黄，眩晕心悸，肌痿无力，心烦不眠，虚风内动，肺燥咳嗽，劳嗽咯血，吐血尿血，便血崩漏，妊娠胎漏。

【原文】

味甘，平。主心腹内崩，劳极，洒洒如疟状，腰腹痛，四肢酸疼；女子下血，安胎。久服轻身益气。一名傅致胶。

【今释】

别名：驴皮胶。

来源：本品为马科动物驴的干燥皮或鲜皮经煎煮、浓缩制成的固体胶。

形态特征：驴，体型比马小，体重一般 200 千克左右。驴的头型较长，眼圆，其上生有 1 对显眼的长耳。颈部长而宽厚，颈背鬃毛短而稀少。躯体匀称，四肢短粗，蹄质坚硬。尾尖端处生有长毛。驴的体色主要以黑、栗、灰三种为主。中国著名的品种关中驴，体型高大，繁殖力强。药材呈整齐的长方形块状，通常长约 8.5 厘米，宽约 3.7 厘米，厚约 0.7 或 1.5 厘米。表皮棕黑色或乌黑色，平滑，有光泽。断面棕黑色或乌黑色，平滑，有光泽。

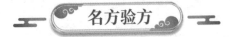

名方验方

1. 月经不调：阿胶 5 克，加蛤粉（炒成珠）适量。共研为末，热酒送服。

2. 多年咳嗽：阿胶（炒）、人参各 100 克。研细，每次 15 克，加豉汤一碗、葱白少许，煎服，每日 3 次。

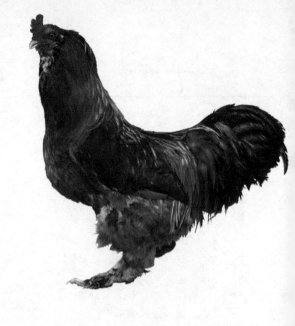

禽

丹雄鸡

【性味归经】
微寒，无毒。入脾、胃经。

【功效主治】
具有补虚温中、止血作用。用于女子非经期阴道大出血或持续小出血，以及红白相间的白带。

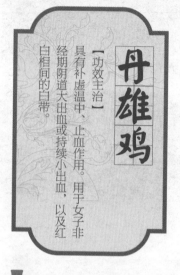

【原文】

味甘，微温。主女人崩中漏下，赤白沃，补虚，温中，止血，通神，杀毒辟不祥，头主杀鬼，东门上者尤良。生平泽。

【今释】

别名：家鸡、烛夜。

来源：为雉科动物羽毛带红色的公鸡。

形态特征：嘴短而坚，略呈圆锥状，上嘴稍弯曲。鼻孔裂状，被有鳞状瓣。眼有瞬膜。头上有肉冠，喉部两侧有肉垂，通常呈褐红色；肉冠以雄者为高大，雌者低小；肉垂亦以雄者为大。翼短；羽色雌、雄不同，雄者羽色较美，有长而鲜丽的尾羽；雌者尾羽甚短。足健壮，跗、跖及趾均被有鳞板；趾4，前3趾，后1趾，后趾短小，位略高。雄者跗跖部后方有距。

名方验方

1. **辟禳瘟疫**：冬至日取赤雄鸡作腊，至立春日煮食至尽，勿分他人。

2. **百虫入耳**：鸡肉炙香，塞耳中引出。

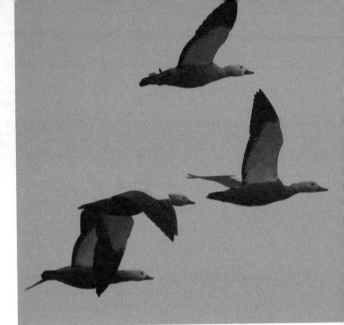

雁肪

【性味归经】

甘，平。入肺，兼入肝、肾经。

【功效主治】

活血祛风，清热解毒。用于中风偏枯，手足拘挛；心胸结热，痞塞呕逆；疮痈、发脱不长。

【原文】

味甘，平。主风挛，拘急，偏枯，气不通利，久服，益气不饥，轻身耐老。一名鹜肪。生池泽。

【今释】

来源：为鸭科动物白额雁等的脂肪。

形态特征：雄鸟体长约 70 厘米，雌鸟较小。嘴扁平，被有软皮，肉或玫瑰色，尖端具角质嘴甲，灰色或白色。虹膜棕色，嘴和前额皆有白色横纹。头、颈和背部羽毛棕黑，羽缘灰白色。尾羽亦棕黑色，羽缘白色。胸、腹部棕灰色，布有不规则黑斑。幼鸟无此黑斑，嘴基亦无白纹。腿和脚橙黄色，有 4 趾，前 3 趾间具蹼，后 1 趾小而不着地，蹼淡黄色；爪短而钝，白色或灰色。

名方验方

1. 风挛拘急，偏枯，血气不通利：雁肪 120 克。炼滤过，每日空腹暖酒 1 杯，肪 1 匙头，饮之。

2. 结热痹，心下肿，胸中痞塞，呕逆不止：雁肪一具，甘草（炙）、当归、桂心、芍药、人参、石膏各 60 克（碎），桃仁 30 枚（去皮尖），大枣 20 枚（擘），大黄 60 克。上十味，切，以水 12 升煮雁肪，取汁 10 升煮诸药，取 5 升，去滓分服。

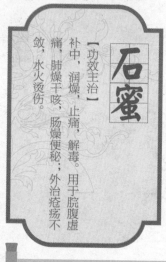

虫鱼

石蜜

【性味归经】
甘，平。归肺、脾、大肠经。

【功效主治】
补中，润燥，止痛，解毒。用于脘腹虚痛，肺燥干咳，肠燥便秘；外治疮疡不敛，水火烫伤。

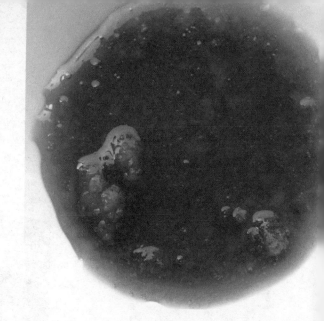

【原文】

　　味甘，平。主心腹邪气，诸惊痫痉，安五脏，诸不足，益气补中，止痛解毒，除众病，和百药。久服，强志轻身，不饥不老。一名石饴。生山谷。

【今释】

别名：蜂蜜、生蜜、白蜜、炼蜜。

来源：本品为蜜蜂科昆虫中华蜜蜂或意大利蜂所酿的蜜。

形态特征：中华蜜蜂，蜂群由工蜂、蜂王及雄蜂组成。头略呈三角形。胸部3节。翅2对，膜质透明。足3对，有采集花粉的构造。腹部圆锥状，有毒腺和螫针。腹下有蜡板4对，内有蜡腺，分泌蜡质。蜂王体最大，翅短小，腹部特长，生殖器发达，专营生殖产卵。雄蜂较工蜂稍大，头呈球形，尾无毒腺和螫针，足上无采贮花粉构造，腹无蜡板及蜡腺。

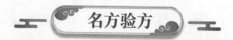

名方验方

1. **便秘**：蜂蜜1匙，开水1杯。同和匀，早晚空腹饮用。

2. **肠燥便秘、大便干结**：蜂蜜50克，麻油25克。先将麻油倒入蜂蜜中拌匀，接着边搅拌边加入温开水，将其稀释成均匀的液体后即可服用。

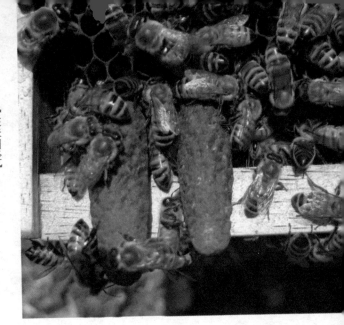

蜜蜡

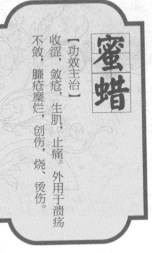

【性味归经】

甘，淡，平。归脾、胃、大肠经。

【功效主治】

收涩，敛疮，生肌，止痛。外用于溃疡不敛、臁疮糜烂、创伤、烧、烫伤。

【原文】

　　味甘，微温。主下利脓血，补中续绝伤金创，益气不饥耐老。生山谷。

【今释】

别名：蜂蜡。

来源：本品为蜜蜂科昆虫中华蜜蜂或意大利蜂分泌的蜡质，经精制而成。

形态特征：见蜂蜜条。

名方验方

1. **小儿脚冻，如有疮**：浓煎蜡涂之。

2. **臁疮、金疮、烫火等疮**：黄蜡30克，香油60克，黄丹15克。同化开，顿冷，瓶收，摊贴。

3. **呃逆不止**：黄蜡烧烟熏二三次。

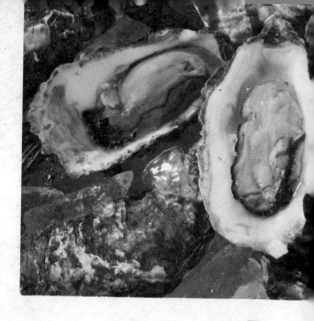

牡蛎

【性味归经】

咸，微寒。归肝、胆、肾经。

【功效主治】

重镇安神，潜阳补阴，软坚散结。用于惊悸失眠，眩晕耳鸣，瘰疬痰核，癥瘕痞块。煅牡蛎收敛固涩，制酸止痛。用于自汗盗汗，遗精滑精，崩漏带下。

【原文】

味咸，平。主伤寒寒热，温疟洒洒，惊恚怒气；除拘缓，鼠瘘；女子带下赤白。久服强骨节，杀邪鬼，延年。一名蛎蛤。生池泽。

【今释】

别名：蛎蛤、左壳、蛎黄、海蛎子、海蛎子皮。

来源：本品为牡蛎科动物长牡蛎、大连湾牡蛎或近江牡蛎的贝壳。

形态特征：长牡蛎呈长片状，背腹缘几平行，长 10～50 厘米，高 4～15 厘米。右壳较小，鳞片坚厚，层状或层纹状排列。壳外面平坦或具数个凹陷，淡紫色、灰白色或黄褐色；内面瓷白色，壳顶二侧无小齿。左壳凹陷深，鳞片较右壳粗大，壳顶附着面小。质硬，断面层状，洁白。贝壳有左右两片，极不规则，厚而坚硬。左壳又称下壳，较大而凹，固着在掩饰上。右壳称上壳，较小而平坦，呈盖状。肉质部可见腮、心室、心耳及外套膜触手等。

名方验方

1. **眩晕**：牡蛎、龙骨各20克，菊花10克，枸杞子、何首乌各12克。水煎服，每日1～2次。

2. **肺结核**：生牡蛎15克，元参、夏枯草各9克。水煎服，每日1剂。

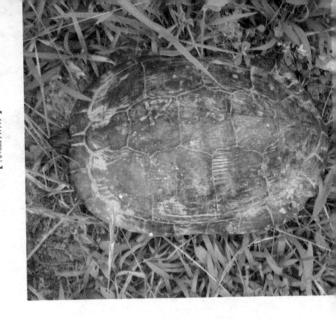

龟甲

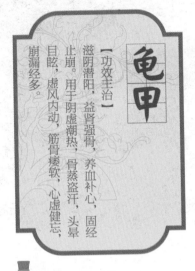

【性味归经】

咸、甘，微寒。归肝、肾、心经。

【功效主治】

滋阴潜阳，益肾强骨，养血补心，固经止崩。用于阴虚潮热，骨蒸盗汗，目眩，虚风内动，筋骨痿软，心虚健忘，崩漏经多。

【原文】

味咸，平。主漏下赤白，破癥瘕，痎疟，五痔，阴蚀，湿痹，四肢重弱，小儿囟不合。久服轻身，不饥。一名神屋。生池泽。

【今释】

别名：龟板、下甲、乌龟壳、血板、烫板。

来源：本品为龟科动物乌龟的背甲及腹甲。

形态特征：本品背甲及腹甲由甲桥相连，背甲稍长于腹甲，与腹甲常分离。背甲呈长椭圆形拱状，外表面棕褐色或黑褐色。腹甲呈板片状，近长方椭圆形，外表面淡黄棕色至棕黑色，盾片12块，每块常具紫褐色放射状纹理。内表面黄白色至灰白色，有的略带血迹或残肉，除净后可见骨板9块，呈锯齿状嵌接；前端钝圆或平截，后端具三角形缺刻，两侧残存呈翼状向斜上方弯曲的甲桥。

名方验方

1. **女性不孕症**：龟甲（炙）、枸杞子、乌药、菟丝子、益智仁、五味子、车前子、覆盆子各12克。水煎服，每日1剂，日服2次。

2. **月经过多**：龟甲、牡蛎各90克。研末，每次2～3克，酒调服，每日3次。

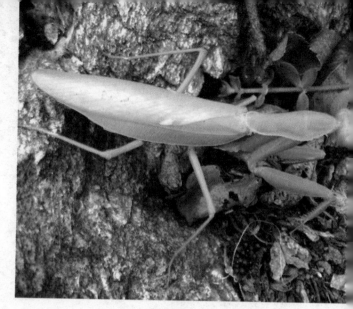

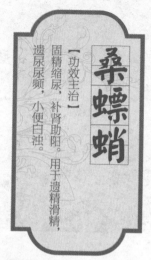

桑螵蛸

【性味归经】

甘、咸，平。归肝、肾经。

【功效主治】

固精缩尿，补肾助阳。用于遗精滑精，遗尿尿频，小便白浊。

【原文】

味咸，平。主伤中，疝瘕，阴痿，益精生子；女子血闭腰痛；通五淋，利小便水道。一名蚀肬。生桑枝上，采，蒸之。

【今释】

别名：螳螂蛋、螳蜋壳、螳螂子、刀蜋子。

来源：本品为螳螂科昆虫大刀螂、小刀螂或巨斧螳螂的干燥卵鞘。以上三种分别习称"团螵蛸""长螵蛸"及"黑螵蛸"。

形态特征：体形较大，呈黄褐色或绿色，长约7厘米。头部三角形。后部至前肢基部稍宽。前胸细长，侧缘有细齿排列。中纵沟两旁有细小的疣状突起，其后方有细齿，但不甚清晰。前翅革质，前缘带绿色，末端有较明显的褐色翅脉；后翅比前翅稍长，向后略微伸出，有深浅不等的黑褐色斑点散布其间。足3对，细长。前脚足粗大，为镰刀状，基部外缘有短棘16个以上，腿节下外缘有短棘4个，以第2个最大。全国大部地区均有分布。

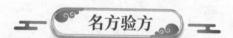

名方验方

1. 小便不通：桑螵蛸（炙黄）30枚，黄芩100克。水煎，每日2次。

2. 妇人遗尿：桑螵蛸，酒炒为末，姜汤服10克。

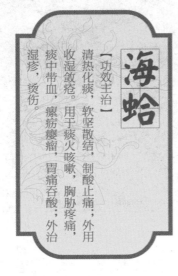

海蛤

【性味归经】

苦、咸，寒。归肺、肾、胃经。

【功效主治】

清热化痰，软坚散结，制酸止痛；外用收湿敛疮。用于痰火咳嗽，胸胁疼痛，痰中带血，瘰疬瘿瘤，胃痛吞酸；外治湿疹，烫伤。

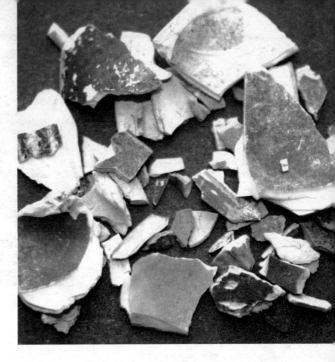

【原文】

味苦，平。主咳逆上气，喘息烦满，胸痛寒热。一名魁蛤。生池泽。

【今释】

别名：蛤壳。

来源：为帘蛤科动物青蛤等几种海蛤的贝壳。

形态特征：贝壳呈类圆形，外表面黄白色。壳顶歪向一方，有排列紧密的同心环纹，沿此纹或有数条灰蓝色轮纹，腹缘细齿状。壳内面乳白或青白色，光滑无纹。体轻，质坚硬略脆，断面层纹不明显。气稍腥，味淡。以光滑、洁净者为佳。

名方验方

1. **咳喘痰多**：海蛤壳、桑皮、半夏、紫苏子、贝母各9克，瓜蒌15克。水煎服。

2. **痰饮心痛**：海蛤（烧为灰，研极细，过数日，火毒散，用之）、瓜蒌仁（蒂穰同研），上以海蛤入瓜蒌内，干湿得所为丸，每服50丸。

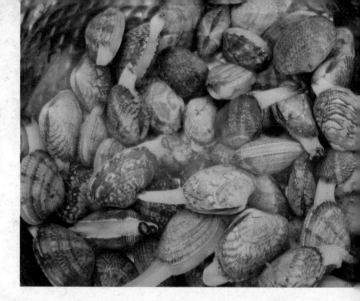

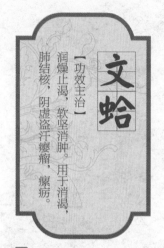

文蛤

【性味归经】

咸，平，微寒，无毒。

【功效主治】

润燥止渴，软坚消肿。用于消渴，肺结核，阴虚盗汗瘿瘤，瘰疬。

【原文】

味咸，平。主恶疮，蚀（《御览》作除阴蚀），五痔（《御览》下有大孔出血，《大观本》，作黑字）。

【今释】

别名：华哥、丽文蛤、蚶仔、粉蛲。

来源：为帘蛤科动物文蛤的贝壳。

形态特征：贝壳呈三角卵圆形，质坚硬，壳长60～122毫米，高约为长的4/5，宽约为长的1/2。两壳顶紧靠，壳顶突出，位于背面稍靠前方，略呈三角形。韧带黑褐色，粗短突出表面，壳表膨胀，光滑，壳皮黄褐色或红褐色，光亮如漆。自壳顶始，常有许多环形的褐色带及呈放射状"W"或"V"字样的齿状花纹。生长线明显，细致无放射肋，腹缘圆。壳皮有时磨损脱落，显出白色。壳内面白色，前后缘略带紫色，无珍珠光泽。外套痕明显，外套窦短而宽，顶央圆形。

名方验方

1. **渴欲饮水不止者**：文蛤150克。上一味，杵为散，以沸汤五合，和服。

2. **痰饮胶结不化，为咳逆、为胸痹者**：文蛤30克（烧存性，研极细末），姜制半夏、胆星、厚朴、陈广皮、白芥子、白术、枳实各30克（俱同麸皮拌炒）。上研为末，每早晚各服3克，食后白汤调服。

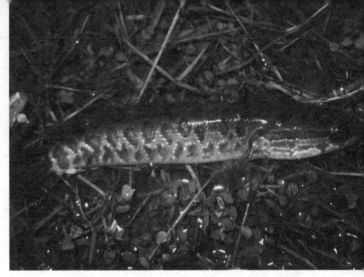

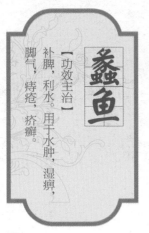

蠡鱼

【性味归经】

甘，凉。归脾、胃、肺、肾经。

【功效主治】

补脾，利水。用于水肿，湿痹，脚气，痔疮，疥癣，

【原文】

味甘，寒。主湿痹，面目浮肿，下大水。一名鲖鱼。生池泽。

【今释】

别名：鳢鱼、黑鳢、黑鱼、乌鱼、乌鳢。

来源：为鳢科动物乌鳢的肉或全体。

形态特征：体细长，前部圆筒状，后部侧扁。体长30余厘米；头尖而扁平，头上覆盖鳞片。口大，端位，口裂倾斜，下倾向前突出，向后达列眼的后缘。上下颌骨、锄骨、口盖骨均具尖锐的细齿。眼位于头侧前上方。鳃耙10～13。侧线在臀鳍起点上方折断，折断处两段相隔2行鳞片；侧线鳞60～67。背鳍、臀鳍均长，达到尾鳍基部。背鳍47～52。胸鳍短12～13，末端约达腹鳍中部；腹鳍18，不达臀鳍。臀鳍31～33。尾鳍圆形。全体灰黑色，背部与头面较暗，腹部较淡。体侧具有许多不规则的黑色斑条，头侧有两条纵行黑色条纹。背鳍、臀鳍和尾鳍均具黑白相间的花纹。胸鳍和腹鳍呈浅黄色，胸鳍基部有一黑点。

名方验方

1. **水肿**：鳢鱼1条（约500克）。煮汁，和冬瓜、葱白煮汤吃。

2. **肠痔下血**：鳢鱼适量。切成细片，拌蒜泥吃。

3. **一切风疮（包括顽癣疥癫）**：鳢鱼1条，苍耳叶适量。将鱼去肠肚，填入苍耳叶；另以苍耳放在锅底，放少量的水，慢火煨熟，去掉皮骨淡食，勿入盐酱。

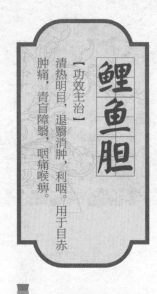

鲤鱼胆

【性味归经】

苦，寒；有毒。归肝、心经。

【功效主治】

清热明目，退翳消肿，利咽。用于目赤肿痛，青盲障翳，咽痛喉痹。

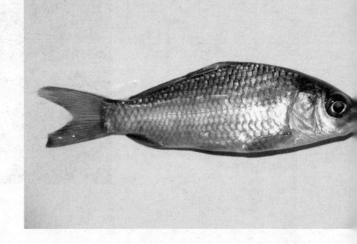

【原文】

味苦，寒。主目热赤痛青盲，明目。久服，强悍益志气。生池泽。

【今释】

来源：为鲤科动物鲤的胆囊。

形态特征：鲤鱼，体呈纺锤形，侧扁，腹部圆。吻钝。口端位，呈马蹄形。须2对。眼小，位于头纵轴的上方。下咽齿3行，内侧的齿呈白齿形。鳞大，身体背部纯黑色，侧线的下方近金黄色，腹部淡白色。背、尾鳍基部微黑，雄鱼尾鳍和臀鳍橙红色。

名方验方

1. 小儿咽肿（痹痛者）： 用鲤鱼胆二枚，和灶底土，以涂咽外，立效。

2. 大人阴痿： 鲤鱼胆、雄鸡肝各一枚为末，雀卵和，丸小豆大。每吞一丸。

3. 睛上生晕（不问久新）： 鲤鱼长一尺二寸者，取胆滴铜镜上，阴干，竹刀刮下。每点少许。

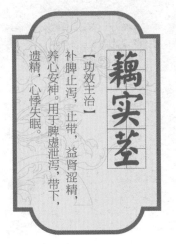

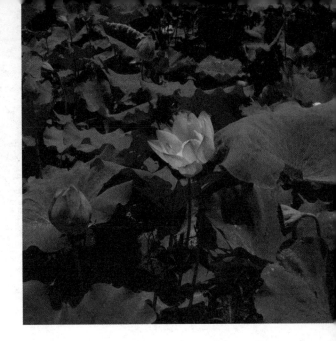

果

藕实茎

【性味归经】

甘、涩，平。归脾、肾、心经。

【功效主治】

补脾止泻，止带，益肾涩精，养心安神。用于脾虚泄泻，带下，遗精，心悸失眠。

【原文】

味甘，平。主补中养神，益气力，除百疾。久服轻身耐老，不饥延年。一名水芝丹。生池泽。

【今释】

别名：莲实、莲子、泽芝、莲蓬子。

来源：本品为睡莲科植物莲的干燥成熟种子和茎。

形态特征：多年生长在水中，草本植物，根茎最初细小如手指，具横走根状茎。叶圆形，高出水面，有长叶柄，具刺，成盾状生长。花单生在花梗顶端，直径10～20厘米，花瓣多数为红色、粉红色或白色，多数为雄蕊，心皮多，离生，嵌生在海绵质的花托穴内。坚果椭圆形或卵形，俗称莲子，长1.5～2.5厘米。

名方验方

1. **白浊遗精**：石莲肉、龙骨、益智仁等份。为末，每服6克，空腹米饮下。（《普济方》）用莲肉、白茯苓等份，为末。白汤调服。

2. **心虚赤浊**：用石莲肉180克，炙甘草30克。为末，每服3克，灯心汤下。

3. **哕逆不止**：石莲肉6枚。炒赤黄色，研末。冷熟水半盏和服，便止。

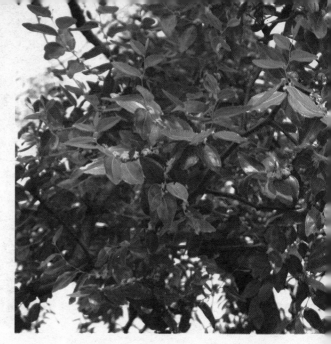

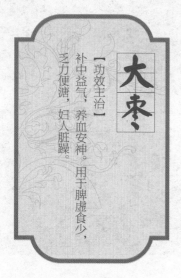

大枣

【性味归经】
甘，温。归脾、胃、心经。

【功效主治】
补中益气，养血安神。用于脾虚食少，乏力便溏，妇人脏躁。

【原文】

味甘，平。主心腹邪气，安中养脾，助十二经，平胃气，通九窍，补少气，少津液，身中不足，大惊，四肢重，和百药。久服轻身长年。叶覆麻黄，能令出汗。生平泽。

【今释】

别名：红枣、小枣。

来源：为鼠李科植物枣的果实。

形态特征：灌木或小乔木，高达10米。小叶有成对的针刺，嫩枝有微细毛。叶互生，椭圆状卵形或卵状披针形，先端稍钝，基部偏斜，边缘有细锯齿，基出三脉。花较小，淡黄绿色，2～3朵集成腋生的聚伞花序。核果卵形至长圆形，熟时深红色。

名方验方

1. 无痛尿血：红枣60～120克。水煎代茶饮。

2. 小儿过敏性紫癜：每日煮大枣500克。分5次食完。

3. 失眠：炒枣仁、麦冬各10克，远志5克。水煎，睡前服。

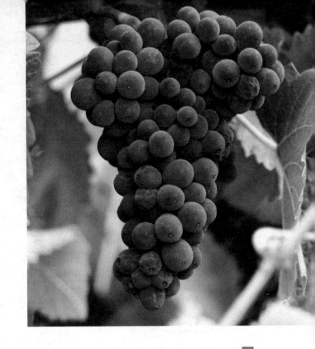

葡萄

【性味归经】

甘、微酸，平。归肾、肺、脾经。

【功效主治】

补气血，益肝肾，生津液，强筋骨，止咳除烦，补益气血，通利小便。用于气血虚弱，肺虚咳嗽，心悸盗汗，风湿痹痛，淋症，浮肿，气短乏力，水肿，小便不利。

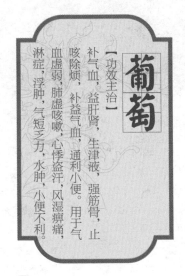

【原文】

　　味甘，平。主筋骨湿痹，益气，倍力，强志，令人肥健，耐饥忍风寒。久食轻身，不老延年。可作酒。生山谷。

【今释】

别名：蒲桃、草龙珠。

来源：为葡萄科植物葡萄的果实。

形态特征：高大缠绕藤本，幼茎秃净或略被绵毛。叶纸质，互生，圆形或圆卵形，宽 10 ～ 20 厘米，常 3 ～ 5 裂，基部心形，边缘有粗而稍尖锐的齿缺，下面常密被蛛丝状绵毛；叶柄长达 4 ～ 8 厘米。花杂性，异株，圆锥花序大而长，与叶对生；花序柄无卷须；萼极小，杯状，全缘或不明显的 5 齿裂；花瓣 5，黄绿色，先端粘合不展开，基部分离，开花时呈帽状整块脱落；雄蕊 5；花盘隆起，由 5 个腺体所成，基部与子房合生。浆果卵圆形至卵状矩圆形，富汁液，熟时紫黑色或红而带青色，外被蜡粉。花期 6 月。果期 9 ～ 10 月。

名方验方

1. **尿血**：葡萄根、白糖各 30 克。水煎服。

2. **黄疸型肝炎**：新鲜葡萄根 30 克。煎水服。

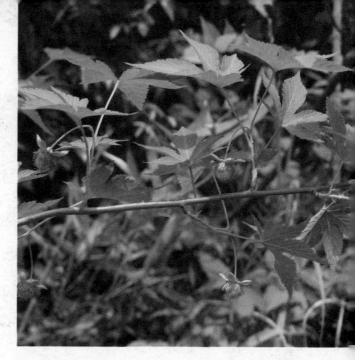

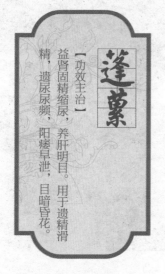

蓬蘽

【性味归经】

甘、酸，温。归肝、肾、膀胱经。

【功效主治】

益肾固精缩尿，养肝明目。用于遗精滑精，遗尿尿频，阳痿早泄，目暗昏花。

【原文】

味酸，平。主安五脏，益精气，长阴令坚，强志，倍力，有子。久服轻身不老。一名覆盆。生平泽。

【今释】

别名：覆盆子。

来源：本品为蔷薇科植物华东覆盆子的干燥果实。

形态特征：落叶灌木，高 2～3 米，幼枝有少数倒刺。单叶互生，掌状 5 裂，中裂片菱状卵形，边缘有重锯齿两面脉上被白色短柔毛，叶柄细长，散生细刺。花单生于叶腋，白色或黄白色，具长梗；花萼卵状长圆形，内外均被毛；花瓣近圆形；雌雄蕊多数，生于凸起的花托上。聚合果球形，红色。

名方验方

1. **阳痿**：覆盆子适量。酒浸，焙研为末，每日早晨用酒送服 15 克。

2. **遗精**：覆盆子 15 克，绿茶适量。泡茶饮用。

3. **肺虚寒**：覆盆子适量。取汁作煎为果，加少量蜜，或熬为稀膏，温服。

110

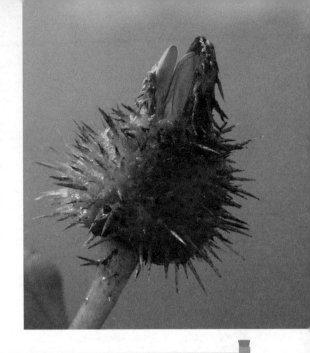

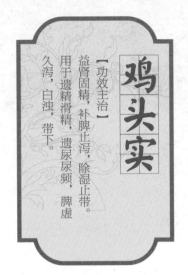

鸡头实

【性味归经】

甘、涩、平。归脾、肾经。

【功效主治】

益肾固精，补脾止泻，除湿止带。用于遗精滑精，遗尿尿频，脾虚久泻，白浊，带下。

【原文】

味甘，平。主湿痹，腰脊膝痛，补中，除暴疾；益精气，强志，令耳目聪明。久服轻身不饥，耐老神仙。一名雁喙。生池泽。

【今释】

别名：芡实。

来源：本品为睡莲科植物芡的干燥成熟种仁，秋末冬初采收成熟果实。

形态特征：一年生大型水生草本，全株具尖刺。根茎粗壮而短，具白色须根及不明显的茎。初生叶沉水，箭形或椭圆肾形，长4～10厘米，两面无刺；叶柄无刺；后生叶浮于水面，革质，椭圆肾形至圆形，直径10～130厘米，上面深绿色，多皱褶，下面深紫色，有短柔毛，叶脉凸起，边缘向上折。花单生，昼开夜合，长约5厘米；花瓣多数，长圆状披针形，长1.5～2厘米，紫红色，成数轮排列；雄蕊多数。浆果球形，直径3～5厘米，海绵质，暗紫红色。种子球形，直径约10毫米，黑色。花期7～8月，果期8～9月。

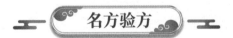

名方验方

1. 脾虚泄泻：芡实、百合各60克。煮粥共食。

2. 前列腺肥大：芡实20克，薏苡仁15克，糯米30克。共煮粥，每日1剂。

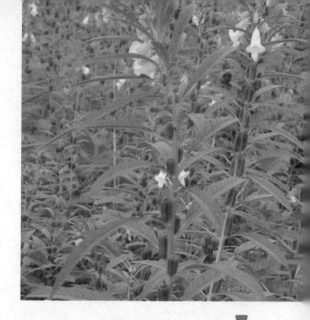

胡麻

【性味归经】

甘，平。归肝、肾、大肠经。

【功效主治】

补肝肾，益精血，润肠燥。用于精血亏虚，头晕眼花，耳鸣耳聋，须发早白，病后脱发，肠燥便秘。

【原文】

味甘，平。主伤中虚羸，补五内，益气力，长肌肉，填髓脑。久服轻身不老。一名巨胜。生川泽。叶名青蘘。青蘘，味甘，寒。主五脏邪气，风寒湿痹；益气；补脑髓，坚筋骨。久服耳目聪明，不饥不老增寿，巨胜苗也。

【今释】

别名：芝麻。

来源：本品为脂麻科植物脂麻的干燥成熟种子。

形态特征：一年生草本，高达1米。茎直立，四菱形，稍有柔毛。叶对生或上部叶互生，上部叶披针形或狭椭圆形，全缘，中部叶卵形，有锯齿，下部叶3裂。花单生或2～3朵生叶腋，花萼裂片披针形；花冠白色或淡紫色。蒴果四菱状长椭圆形，上下几等宽，顶端稍尖，有细毛，种子多数，黑色、白色或淡黄色。

名方验方

1. **夜咳不止，咳嗽无痰**：生芝麻15克，冰糖10克。芝麻与冰糖共放碗中，用开水冲饮。

2. **头发枯脱、早年白发**：芝麻、何首乌各200克。共研细末，每日早晚各服15克。

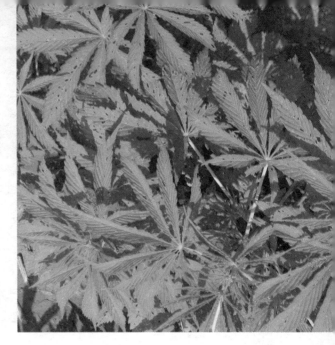

麻贲

【性味归经】

甘，平。归脾、胃、大肠经。

【功效主治】

润肠通便。本品甘平，质润多脂，故能润肠通便，兼能滋养补虚。

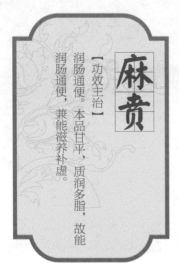

【原文】

味辛，平。主五劳七伤，利五脏，下血，寒气，多食，令人见鬼狂走。久服，通神明，轻身。一名麻勃。麻子，味甘平，主补中益气，肥健不老神仙。生川谷。

【今释】

别名：火麻仁、麻仁、麻子仁、大麻仁。

来源：本品为桑科二年生草本植物大麻的成熟种子。

形态特征：一年生直立草本，高1～3米。掌状叶互生或下部对生，全裂，裂片3～11枚，披针形至条状披针形，下面密被灰白色毡毛。花单性，雌雄异株；雄花序为疏散的圆锥花序，黄绿色，花被片5；雌花簇生于叶腋，绿色，每朵花外面有一卵形苞片。瘦果卵圆形，质硬，灰褐色，有细网状纹，为宿存的黄褐色苞所包裹。

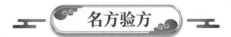

名方验方

热结所致的便秘：麻仁、杏仁、瓜蒌各等份，白蜜适量。三味共为细末，白蜜炼为丸如枣大，每日2～3丸，温开水送下。

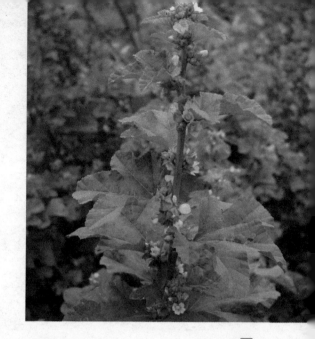

菜

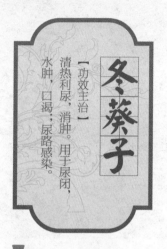

冬葵子

【性味归经】
甘、涩，凉。

【功效主治】
清热利尿，消肿。用于尿闭，水肿，口渴；尿路感染。

【原文】

味甘，寒。主五脏六腑寒热羸瘦，五癃，利小便。久服坚骨，长肌肉，轻身延年。

【今释】

别名：葵子、葵菜子。

来源：本品为锦葵科植物冬葵的干燥成熟种子。

形态特征：一年生草本，高30～90厘米。茎直立，被疏毛或几无毛。叶互生；掌状5～7浅裂，圆肾形或近圆形，基部心形，边缘具钝锯齿，掌状5～7脉，有长柄。花小，丛生于叶腋，淡红色，小苞片3，广线形；萼5裂，裂片广三角形；花冠5瓣，倒卵形，先端凹入；雄蕊多数，花丝合生；子房10～12室，每室有1个胚珠。果实扁圆形，由10～12片心皮组成，果熟时各心皮彼此分离，且与中轴脱离，心皮无毛，淡棕色。

名方验方

1. **泌尿系结石**：冬葵子、当归、王不留行、陈皮、石韦、滑石各15克。水煎服。

2. **乳腺炎、乳少**：乳腺炎初期，乳汁稀少或排乳困难，乳房肿痛，冬葵子30克，水、酒各半煎服，或以本品配砂仁各等量，为末，热酒冲服。

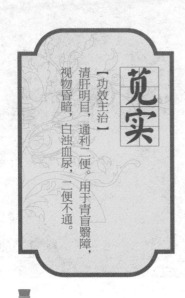

苋实

【功效主治】

清肝明目，通利二便。用于青盲翳障，视物昏暗，白浊血尿，二便不通。

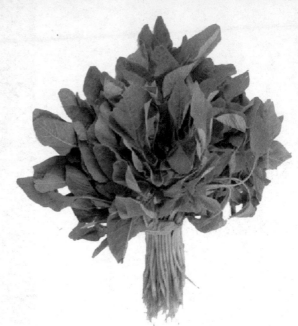

【原文】

味甘，寒。主青盲，明目除邪，利大小便，去寒热。久服，益气力，不饥，轻身。一名马苋。

【今释】

别名：莫实、苋子、苋菜子。

来源：本品为苋科植物苋的种子。

形态特征：一年生直立草本，高80～150厘米；茎分枝较少，枝绿色。叶互生，具柄，叶柄长3～10厘米；叶片菱状广卵形或三角状广卵形，长4～12厘米，宽3～7厘米，钝头或微凹，基部广楔形，颜色多样，有绿色、红色、暗紫色等。上部花序穗状花序，下部花序呈球形，花黄绿色，单性，雌雄同株；苞片卵形，膜质，顶端芒状，长约4毫米；萼片3，披针形，膜质，先端芒状，雄蕊3；雌蕊1；柱头3裂。胞果椭圆形，具宿存萼片，熟时环状开裂，上半部呈盖状脱落。种子黑褐色，几扁圆形，两面凸，平滑有光泽。花期5～7月。

名方验方

1. **大小便难**：苋实末25克。以新汲水分2次服。

2. **夜盲症**：苋实10克，乌枣30克。水煎服，饭前服用。

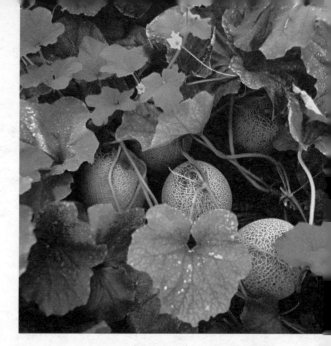

瓜蒂

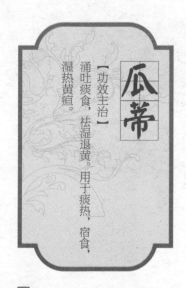

【性味归经】

苦，寒。有毒。归胃经。

【功效主治】

涌吐痰食，祛湿退黄。用于痰热、宿食，湿热黄疸。

【原文】

味苦，寒。主大水，身面四肢浮肿，下水，杀蛊毒，咳逆上气，及食诸果，病在胸腹中，皆吐下之。生平泽。

【今释】

别名：苦丁香。

来源：为葫芦科甜瓜属植物甜瓜的果梗。

形态特征：一年生蔓草。茎有长粗毛，以卷须缠绕他物而成长。叶柄颇长，花为单性。黄色合瓣花冠，雌雄花同株。果实为浆果，成熟呈黄色，有光泽，有绿色纵线，其蒂之熟者苦味少而效力薄，故入药宜以来熟瓜之蒂，六七月间采之，阴干供药用。

名方验方

1. **慢性鼻炎**：甜瓜蒂、丝瓜蔓各等量，炒炭碾成细面，每次3克，每日2次。

2. **疟疾寒热**：瓜蒂2枚，水半盏，浸一宿，顿服，取吐愈。

3. **大便不通**：瓜蒂7枚，研末，绵裹，塞入下部即通。

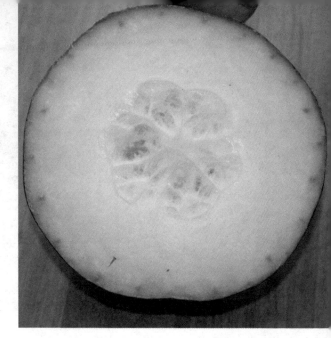

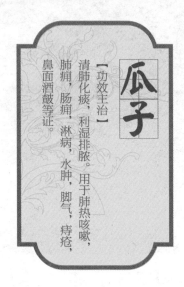

瓜子

【性味归经】

甘，微寒。归肺、大肠经。

【功效主治】

清肺化痰，利湿排脓。用于肺热咳嗽，肺痈，肠痈，淋病，水肿，脚气，痔疮，鼻面酒齄等证。

【原文】

味甘，平。主令人悦泽，好颜色，益气不饥。久服轻身耐老。一名水芝。生平泽。

【今释】

别名：白瓜子、甘瓜子、冬瓜子。

来源：为葫芦科植物冬瓜的种子。

形态特征：一年生攀缘草本。茎长大粗壮而略呈方形，密被黄褐色刺毛，卷须分枝。单叶互生；具长柄，柄长达10余厘米；叶片阔卵形或近于肾形，长15～30厘米，宽与长几相等，具5～7棱角或呈浅裂状，先端尖，基部心形，边缘具锯齿，两面均被粗毛，叶脉网状。花单性，雌雄同株，单生于叶腋；雄花花梗长5～15厘米，花萼管状，5裂，裂片三角状卵形，边缘具锯齿，花冠黄色，5裂几至基部，直径6～10厘米。花期5～6月。果期6～8月。

名方验方

1. **男子白浊，女子白带**：陈冬瓜子炒为末。调米饮空腹服25克。

2. **消渴不止，小便多**：干冬瓜子、麦冬、黄连各100克。煎水饮。

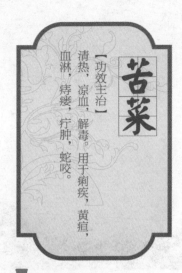

苦菜

【性味归经】

苦，寒。归心、胃、大肠经。

【功效主治】

清热，凉血，解毒。用于痢疾，黄疸，血淋，痔瘘，疔肿，蛇咬。

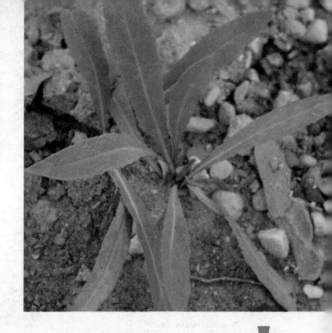

【原文】

味苦，寒。主五脏邪气，厌谷，胃痹。久服，安心益气，聪察少卧，轻身耐老。一名荼草，一名选。生川谷。

【今释】

别名：荼草、选、游冬、苦马菜、老鸦苦荬、滇苦菜。

来源：为菊科植物苦苣菜的全草。

形态特征：一年至二年生草本，高50～100厘米。茎直立，中空，具乳汁；基部无毛，顶端及中上部或具有稀疏的腺毛。叶互生；长椭圆状广披针形，长15～28厘米，宽3～6厘米，羽裂或提琴状羽裂，边缘具不整齐的刺状尖齿；基部叶有短柄，茎上叶无柄、呈耳郭状抱茎。头状花序数枚，顶生，直径约2厘米。总苞圆筒状，长12～15毫米，基部具有脱落性的绢状毛，内层苞片线状披针形，先端尖锐，具疏生的长毛；花全部为舌状，黄色；雄蕊5；子房下位，花柱细长，柱头2深裂。瘦果倒卵状椭圆形，扁平，每面除有3条明显的纵纹外，并有粗糙的横纹，成熟后红褐色。冠毛白色，细软。花期4～6月。

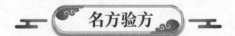

名方验方

1. 慢性胆囊炎：苦菜、蒲公英各30克。水煎服。

2. 病毒性肝炎：苦菜18克，佛手6克。水煎服。

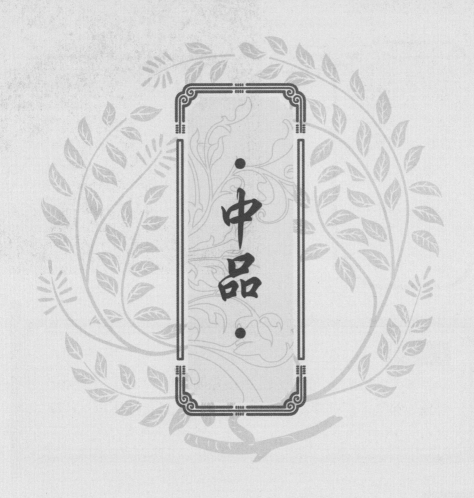

中品

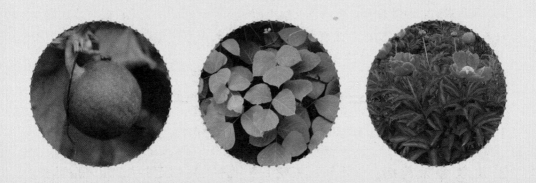

玉石

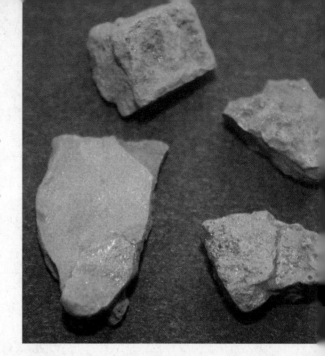

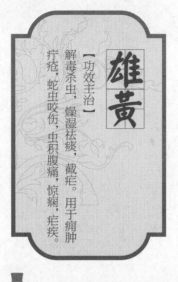

雄黄

【性味归经】

辛，温；有毒。归肝、大肠经。

【功效主治】

解毒杀虫，燥湿祛痰，截疟。用于痈肿疔疮，蛇虫咬伤，虫积腹痛，惊痫，疟疾。

【原文】

味苦，平；寒。主寒热，鼠瘘恶创，疽痔死肌，杀精物，恶鬼，邪气，百虫毒，胜五兵。炼食之，轻食神仙。一名黄食石。生山谷。

【今释】

别名：石黄，鸡冠石，黄金石。

来源：本品为硫化物类矿物雄黄族雄黄，主含二硫化二砷。采挖后，除去杂质。或由低品位矿石浮选生产的精矿粉。

药材形态：单斜晶系，单晶体呈细小的柱状、针状，但少见；通常为致密粒状或土状块体。橘红色，条痕呈浅橘红色。金刚光泽，断口为树脂光泽。硬度 1.5 ~ 2，密度 3.5 ~ 3.6 克 / 立方厘米。性脆，熔点低。

名方验方

1. **疝气**：雄黄 30 克，明矾 60 克，生甘草 20 克。煎水，熏洗阴囊。

2. **皮肤念珠菌病**：雄黄 3 克，蛇蜕 1 条（煅存性）。上药共为细末，麻油调敷。

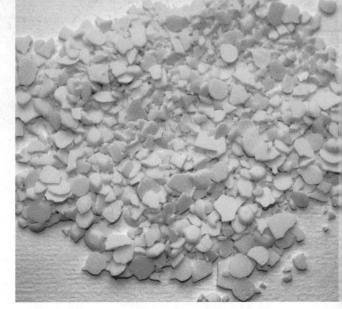

石硫黄

【性味归经】
味酸，性温，有毒。归肾、大肠经。

【功效主治】
外用止痒杀虫疗疮；内服补火助阳通便。外治用于疥癣，秃疮，阴疽恶疮；内服用于阳痿足冷，虚喘冷哮，虚寒便秘。

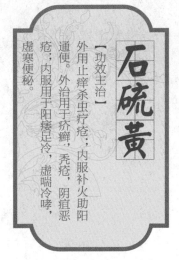

【原文】

味酸，温。主妇人阴蚀，疽痔恶血，坚筋骨，除头秃，能化金银铜铁奇物（《御览》引云：石流青、白色，主益肝气明目，石流赤，生羌道山谷）。生山谷。

【今释】

别名：石流磺、硫磺、昆仑磺、磺牙。

来源：为自然元素类硫黄族矿物自然硫，主要用含硫物质或含硫矿物经炼制升华的结晶体。

形态特征：斜方晶系。晶体的锥面发达，偶尔呈厚板状。常见者为致密块状、钟乳状、被膜状、土状等。颜色有黄、浅黄、淡绿黄、灰黄、褐色和黑色等。条痕白色至浅黄色。晶面具金刚光泽，断口呈脂肪光泽。半透明。

名方验方

1. 疥：即单取硫黄为末，麻油调涂方。

2. 疥疮：与铅丹、风化石灰、腻粉研末，猪油调涂，如硫黄散。

3. 肾虚阳痿：与补骨脂、鹿茸、蛇床子等同用。

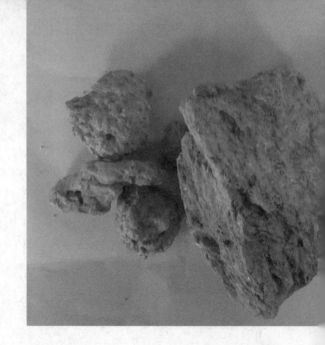

雌黄

【性味归经】

辛，平，有毒。归肝经。

【功效主治】

燥湿，杀虫，解毒。用于疥癣，恶疮，蛇虫咬伤，癫痫，寒痰咳喘，虫积腹痛。

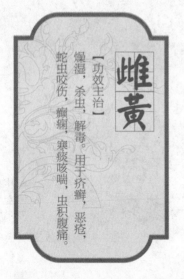

【原文】

味辛，平。主恶创头秃痂疥，杀毒虫虱，身痒，邪气诸毒。炼之，久服，轻身增年不老。生山谷。

【今释】

别名：黄金石、武都仇池黄、昆仑黄、石黄、天阳石、黄石、鸡冠石、砒黄。

来源：为硫化物类矿物雌黄的矿石。

形态特征：单斜晶系。晶体常呈柱状，往往带有弯曲的晶面，集合体则呈杆状、块状、鸡冠状。柠檬黄色，有时微带浅褐色。条痕与矿物本色相同，惟色彩更为鲜明。光泽视方向不同而变化，由金刚光泽至脂肪光泽，新鲜断面呈强烈的珍珠光泽。半透明。解理完全。硬度1.5～2。比重3.4～3.5。具柔性，薄片能弯曲，但无弹性。

名方验方

1. **治中皮顽癣**：雌黄末，入轻粉，和猪膏敷之。

2. **治乌癞疮**：雌黄，不限多少。细研如粉，以醋并鸡子黄和令匀。涂于疮上，干即更涂。

3. **耳出臭脓**：雄黄、雌黄、硫黄等份为末，吹之。

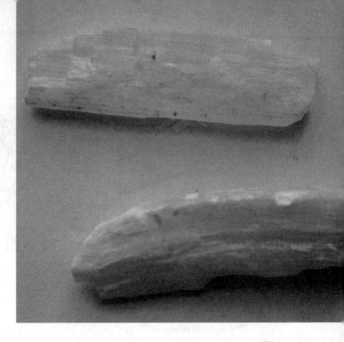

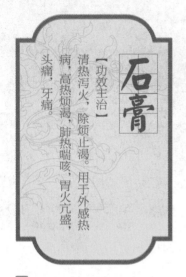

石膏

【性味归经】

甘，辛，大寒。归肺、胃经。

【功效主治】

清热泻火，除烦止渴，用于外感热病，高热烦渴，肺热喘咳，胃火亢盛，头痛，牙痛。

【原文】

味辛，微寒。主中风寒热，心下逆气惊喘，口干，舌焦，不能息，腹中坚痛，除邪鬼，产乳，金疮。生山谷。

【今释】

别名：细石、细理石。

来源：本品为硫酸盐类矿物硬石膏族石膏，主含含水硫酸钙。

形态特征：单斜晶系。晶体常作板状，集合体常呈致密粒状、纤维状或叶片状。颜色通常为白色，结晶体无色透明，当成分不纯时可呈现灰色、肉红色、蜜黄色或黑色等。条痕白色。透明至半透明。解理面呈玻璃光泽或珍珠状光泽，纤维状者呈绢丝光泽。片状解理显著。断口贝状至多片状。硬度1.5～2，比重2.3。具柔性和挠性。

名方验方

1. **肺热咳嗽**：石膏100克，甘草（炙）25克，生姜、蜂蜜各少许。将石膏、甘草碾成末，每服15克，生姜蜜调下。

2. **神经性头痛**：生石膏、荞麦粉各30克，醋少许。生石膏与荞麦粉共研细末，用醋调成糊状，敷于患部，药末干后，再加醋调敷。1～2日为1个疗程。

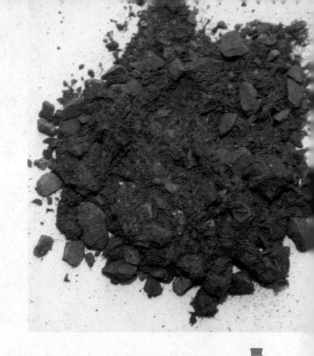

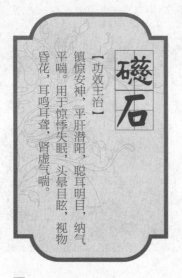

【性味归经】

咸，寒。归肝、心、肾经。

磁石

【功效主治】

镇惊安神、平肝潜阳，聪耳明目，纳气平喘。用于惊悸失眠，头晕目眩，视物昏花，耳鸣耳聋，肾虚气喘。

【原文】

味辛，寒。主周痹，风湿，肢节中痛不可持物，洗洗酸消；除大热、烦满及耳聋。一名玄石。生山谷。

【今释】

别名：磁石、玄石、处石、吸针石。

来源：为氧化物类矿物磁铁矿的矿石。

形态特征：为不规则的块状，多具棱角，大小不一。表面铁黑色至棕褐色，不透明，有金属样光泽；有的无光泽或覆有少许棕色粉末；有的粗糙并具少许针眼状孔隙；有的含黄色或其他颜色的杂质。体重，质坚硬，难破碎，断面不整齐。有土样气味。活磁石具吸铁能力。以黑色、有光泽、吸铁能力强者为佳。

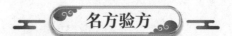

名方验方

1. **小儿惊痫**：磁石炼水饮。

2. **诸般肿毒**：吸铁石9克，金银藤120克，黄丹240克，香油500克。如常熬膏贴之。

3. **疔肿**：磁石捣为粉，碱、醋和封之，拔根出。

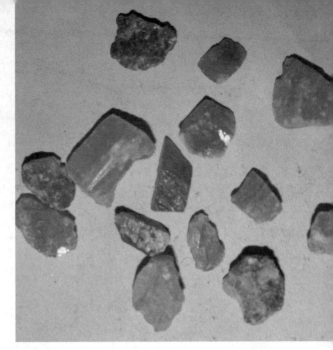

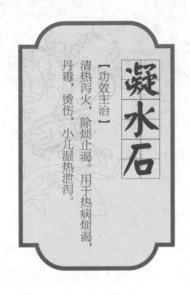

凝水石

【性味归经】

辛、咸，寒。归心、胃、肾经。

【功效主治】

清热泻火，除烦止渴。用于热病烦渴，丹毒，烫伤，小儿湿热泄泻。

【原文】

　　味辛，寒。主身热，腹中积聚邪气，皮中如火烧，烦满，水饮之。久服不饥。一名白水石。生山谷。

【今释】

　　别名：卤盐、寒石、石碱。

　　来源：本品为硫酸盐类矿物的自然晶体。

　　形态特征：多为规则的块状结晶，常呈斜方柱形，有棱角白色或黄色，表面平滑，有玻璃样光泽，透明或不透明。有完全的解理，故晶体可沿三个不同方向劈开。质坚硬而脆，硬度3，比重2.7，条痕为白色或淡灰色，敲击时多呈小块斜方体碎裂。断面平坦，用小刀可以刻划。气微，味淡。

名方验方

1. **痰热躁狂**：配天竺黄、冰片等同用，如龙脑甘露丸。

2. **口疮**：可配黄柏等份为末，撒敷患处，如蛾黄散。

3. **热毒疮肿**：可用本品火煅，配青黛等份为末，香油调搽。

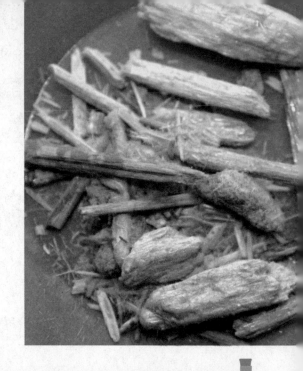

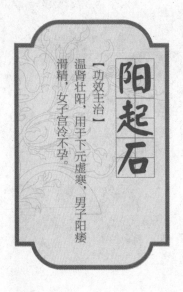

阳起石

【性味归经】

咸，微温。归肾经。

【功效主治】

温肾壮阳，用于下元虚寒，男子阳痿滑精，女子宫冷不孕。

【原文】

味咸，微温。主崩中漏下，破子脏中血，癥瘕结气，寒热，腹痛，无子，阴痿不起，补不足。一名白石。生山谷。

【今释】

别名：羊起石、白石。

来源：为硅酸盐类阳起石或阳起石石棉的矿石。

形态特征：单斜晶系。晶体呈长柱状、针状、毛发状，但通常成细放射状、棒状或纤维状的集合体。颜色由带浅绿色的灰色到暗绿色，具玻璃光泽，透明至不透明。单向完全解理，断口呈多片状，硬度5.5 ~ 6，比重3.1 ~ 3.3。性脆，常见于各种变质岩中。

名方验方

1. 阳痿：阳起石、枸杞子各9克。加红糖煎服。

2. 丹毒肿痒：阳起石煅研，新水调涂。

3. 阳痿阴汗：阳起石煅为末，每服6克，盐酒下。

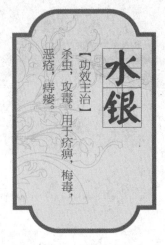

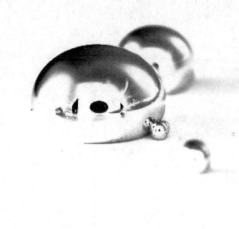

水银

【性味归经】

辛，寒；有毒。归心、肝、肾经。

【功效主治】

杀虫，攻毒。用于疥癣，梅毒，恶疮，痔瘘。

【原文】

　　味辛，寒。主疥瘘痂疡白秃，杀皮肤中虱，堕胎，除热，杀金银铜锡毒。熔化还复为丹，久服神仙不死。生平土。

【今释】

　　别名：白澒、姹女、澒、汞、神胶、元水、铅精、流珠、元珠、赤汞、砂汞、灵液、活宝。

　　来源：为一种液态金属。主要由辰砂矿炼出，少数取自自然汞。

　　形态特征：辰砂，三方晶系。晶体成厚板状或菱面体，在自然界中单体少见，多呈粒状、致密状块体出现，也有呈粉末状被膜者。颜色为朱红色至黑红色，有时带铅灰色。条痕为红色。金刚光泽，半透明。有平行的完全解理。断口呈半贝壳状或参差状。硬度 2～2.5。比重 8.09～8.2。性脆。

名方验方

1. **燥癣**：水银、胡粉。研令调以涂之。

2. **热疮疥癣，痒痛不可忍者**：水银、芜荑。酥和涂之。

3. **痔，谷道中虫痒不止**：水银、枣膏各 60 克。同研相和，拈如枣形状，薄绵片裹，纳下部。若痛者，加粉三大分作丸。

草

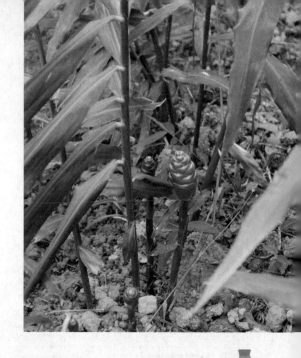

【性味归经】

辛，热。归脾、胃、肾、心、肺经。

干姜

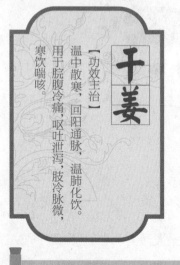

【功效主治】

温中散寒，回阳通脉，温肺化饮。用于脘腹冷痛，呕吐泄泻，肢冷脉微，寒饮喘咳。

【原文】

味辛，温。主胸满，咳逆上气，温中止血，出汗，逐风湿痹，肠澼下利。生者尤良。久服去臭气，通神明。生山谷。

【今释】

别名：白姜、均姜、干生姜。

来源：本品为姜科植物姜的干燥根茎。

形态特征：多年生草本，高50～80厘米。根茎横走，扁平肥厚，有分枝，有浓厚的辛辣气味。叶无柄，叶片披针形至线状披针形。花葶自根茎中抽出，总花梗长达25厘米，穗状花序果状，苞片卵形，淡绿色，花冠黄绿色，唇瓣大。

名方验方

1. 阴黄：干姜6克，陈皮24克，白术9克。不煎服。

2. 崩漏、月经过多：炮姜10克，艾叶15克，红糖适量。水煎服。

3. 中寒水泻：干姜（炮）适量。研细末，每次饮服10克。

4. 赤痢：干姜适量。烧黑存性，候冷为末，每次3克，用米汤送饮。

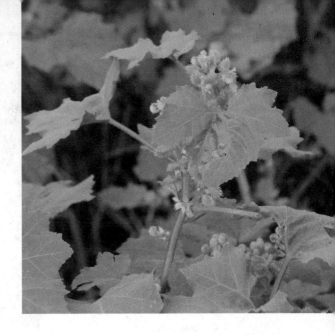

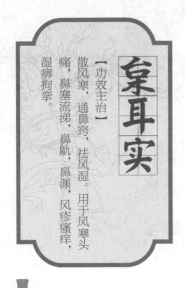

枲耳实

【性味归经】

辛、苦，温；有毒。归肺经。

【功效主治】

散风寒，通鼻窍，祛风湿。用于风寒头痛，鼻塞流涕，鼻衄，鼻渊，风疹瘙痒，湿痹拘挛。

【原文】

味甘，温。主风头寒痛，风湿周痹，四肢拘挛，痛，恶肉死肌。久服益气，耳目聪明，强志，轻身。一名胡菜，一名地葵。生川谷。

【今释】

别名：野茄子、刺儿棵、疗疮草、粘粘葵。

来源：为菊科植物苍耳的带总苞的果实。

形态特征：一年生草本，高30～90厘米，全体密被白色短毛。茎直立。单叶互生，具长柄，叶片三角状卵形或心形，通常3浅裂，两面均有短毛。头状花序顶生或腋生。瘦果，纺锤形，包在有刺的总苞内。

名方验方

1. 腹水：苍耳子灰、葶苈末等份。每次10克，水下，每日2次。

2. 鼻窦炎流涕：苍耳子适量。炒研为末，每日白汤点服1次，每次10克。

3. 鼻窦炎引起的头痛：苍耳子15克。炒黄，水煎当茶饮。

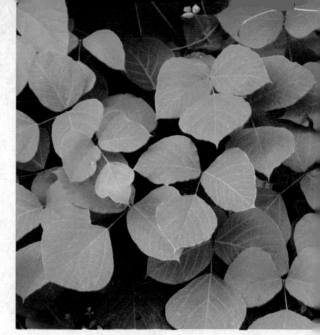

葛根

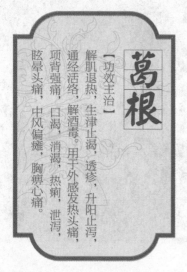

【性味归经】

甘、辛，平。归脾、胃、肺经。

【功效主治】

解肌退热，生津止渴，透疹，升阳止泻，通经活络，解酒毒。用于外感发热头痛，项背强痛，口渴，消渴，热痢，泄泻，眩晕头痛，中风偏瘫，胸痹心痛。

【原文】

味甘，平。主消渴，身大热，呕吐，诸痹，起阴气，解诸毒。葛谷，主下痢，十岁已上。一名鸡齐根。生川谷。

【今释】

别名：葛条、甘葛、粉葛、葛藤、葛麻。

来源：本品为豆科植物野葛的干燥根，习称野葛。

形态特征：藤本，长可达10米，全株被黄褐色长毛，块根肥大。3出复叶，互生，中央小叶菱状卵形，侧生小叶斜卵形，稍小，基部不对称，先渐尖，全缘或波状浅裂，下面有粉霜，两面被糙毛，托叶盾状，小托叶针状。总状花序腋生，花密集，蝶形花冠紫红色或蓝紫色。荚果条状，扁平，被黄色长硬毛。

名方验方

1. **津伤口渴**：葛根粉或葛根适量。煮汤食用，或葛根煮猪排或鸭肉。

2. **酒醉不醒**：葛根汁适量。饮之，以酒醒为度。

3. **热痢、泄泻**：葛根、马齿苋各15克，黄连6克，黄芩10克。水煎服。

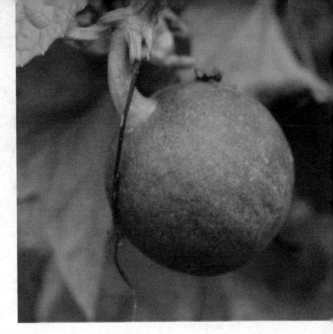

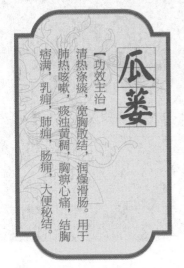

瓜蒌

【性味归经】

甘、微苦，寒。归肺、胃、大肠经。

【功效主治】

清热涤痰，宽胸散结，润燥滑肠。用于肺热咳嗽，痰浊黄稠，胸痹心痛，结胸痞满，乳痈，肺痈，肠痈，大便秘结。

【今释】

别名：栝楼、日撤、苦瓜、山金匏、药瓜皮。

来源：为葫芦科植物瓜蒌的果实。

形态特征：多年生草质藤本。茎有棱线，卷须2～3歧。叶互生，叶片宽卵状心形，长宽相近，5～14厘米。雄花生于上端1/3处，3～8朵成总状花序，有时单生，萼片线形，花冠白色，裂片扇状倒三角形，先端流苏长1.5～2厘米；雌花单生，花梗长约6厘米。果实椭圆形至球形，长7～11厘米，果瓤橙黄色。种子扁椭圆形。

名方验方

1. 便秘：全瓜蒌30克，郁李仁、火麻仁各9克，杏仁6克，陈皮5克。每日1剂，水煎2次分早晚服。

2. 咳嗽痰喘：瓜蒌15克，杏仁、法半夏、陈皮各10克。水煎服。

3. 胸胁胀痛不舒：瓜蒌15克，姜半夏10克，黄连1.5克。水煎服。

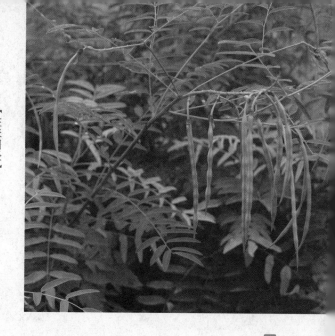

苦参

【性味归经】

苦，寒。归心、肝、胃、大肠、膀胱经。

【功效主治】

清热燥湿，杀虫，利尿。用于热痢，便血，黄疸尿闭，赤白带下，阴肿阴痒，湿疹，湿疮，皮肤瘙痒，疥癣麻风；外治滴虫性阴道炎。

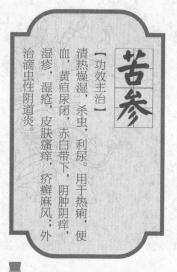

【原文】

味苦，寒。主心腹结气，疝瘕积聚，黄疸，溺有余沥，逐水，除痈肿，补中，明目，止泪。一名水槐，一名苦識。生山谷及田野。

【今释】

别名：苦骨、地参、牛参、川参、地骨、凤凰爪、野槐根、山槐根。

来源：本品为豆科植物苦参的干燥根。

形态特征：奇数羽状复叶，托叶线形，小叶片 11～25，长椭圆形至披针形，上面无毛，下面疏被柔毛。总状花序顶生，被短毛；苞片线形。荚果线形，于种子间微缢缩，略呈念珠状，熟后不裂。

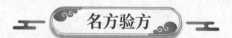

名方验方

1. **心悸**：苦参 20 克，水煎服。

2. **婴儿湿疹**：先将苦参 30 克浓煎取汁，去渣，再将打散的 1 个鸡蛋及红糖 30 克同时加入，煮熟即可，饮汤，每日 1 次，连用 6 日。

3. **烫伤**：苦参适量。研细粉，麻油调涂患处。

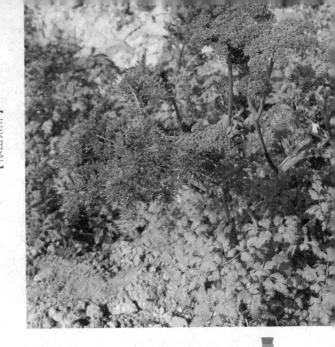

当归

【功效主治】
补血活血，调经止痛，润肠通便。用于血虚萎黄、眩晕心悸，月经不调，经闭痛经、虚寒腹痛，风湿痹痛，跌扑损伤，痈疽疮疡，肠燥便秘。

【原文】

味甘，温。主咳逆上气，温虚，寒热，洗在皮肤中（《大观本》，洗音癣）。妇人漏下绝子；诸恶疮疡、金疮，煮饮之。一名干归。生川谷。

【今释】

别名：云归、秦归、岷当归、西当归。

来源：本品为伞形科植物当归的干燥根。

形态特征：多年生草本，茎带紫色，有纵直槽纹。叶为二至三回奇数羽状复叶，叶柄基部膨大呈鞘，叶片卵形，小叶片呈卵形或卵状披针形，近顶端一对无柄，一至二回分裂，裂片边缘有缺刻。复伞形花序顶生，无总苞或有2片。双悬果椭圆形，分果有5棱，侧棱有翅，每个棱槽有1个油管，结合面2个油管。

名方验方

1. 月经前后眩晕头痛：当归12克，丹参15克，土茯苓20克。水煎服。

2. 经前小腹胀、月经量少：当归尾、丹参各15克，益母草20克。水煎服。

3. 大便不通：当归、白芷各等份。为末，每次10克，米汤下。

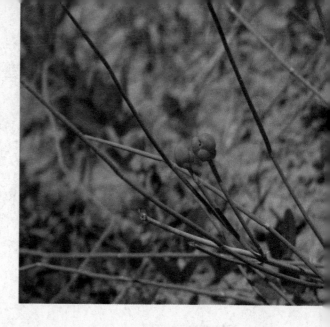

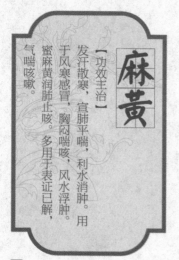

麻黄

【性味归经】

辛，微苦，温。归肺、膀胱经。

【功效主治】

发汗散寒，宣肺平喘，利水消肿。用于风寒感冒，胸闷喘咳，风水浮肿。蜜麻黄润肺止咳。多用于表证已解，气喘咳嗽。

【原文】

味苦，温。主中风、伤寒、头痛、瘟疟，发表出汗，去邪热气，止咳逆上气，除寒热，破症坚积聚。一名龙沙。生山谷。

【今释】

别名：龙沙、狗骨、卑相、卑盐。

来源：本品为麻黄科植物草麻黄、中麻黄或木贼麻黄的干燥草质茎。

形态特征：为小灌木，常呈草本状，茎高20～40厘米，分枝较少，木质茎短小，匍匐状；小枝圆，对生或轮生，节间长2.5～6厘米，直径约2毫米。叶膜质鞘状，上部2裂（稀3），裂片锐三角形，反曲。雌雄异株；雄球花有多数密集的雄花，苞片通常4对，雄花7～8枚雄蕊。雌球花单生枝顶，有苞片4～5对，上面一对苞片内有雌花2朵，雌球花成熟时苞片红色肉质；种子通常2粒。

名方验方

1. 小儿腹泻：麻黄2～4克，前胡4～8克。水煎，加少量白糖送服，每日1剂。

2. 小儿百日咳：麻黄、甘草各3克，化橘红5克，杏仁、百部各9克。水煎服。

3. 荨麻疹：麻黄、蝉蜕、槐花、黄柏、乌梅、板蓝根、甘草、生大黄各10克。水煎服。

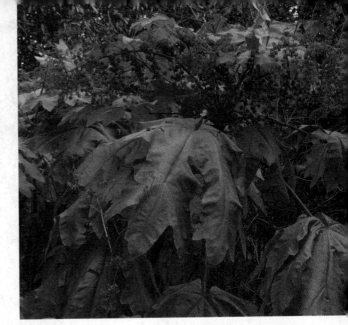

通草

【性味归经】
甘、淡，微寒。归肺、胃经。

【功效主治】
清热利尿，通气下乳。用于湿热淋证，水肿尿少，乳汁不下。

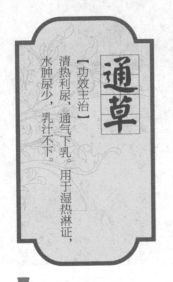

【原文】

　　味辛，平。主去恶虫，除脾胃寒热，通利九窍、血脉、关节，令人不忘。一名附支。生山谷。

【今释】

别名：寇脱、葱草、白通草、大通草、大叶五加皮。

来源：为五加科植物通脱木的茎髓。

形态特征：常绿灌木或小乔木，高 1 ～ 3.5 米。茎粗壮，不分枝，幼稚时表面密被黄色星状毛或稍具脱落的灰黄色柔毛。茎贿大，白色，纸质；树皮深棕色，略有皲裂；新枝淡棕色或淡黄棕色，有明显的叶痕和大型皮孔。叶大，互生，聚生于茎顶；叶柄粗壮，圆筒形，长 30 ～ 50 厘米；托叶膜质，锥形，基部与叶柄合生，有星状厚绒毛；叶片纸质或薄革质，掌状 5 ～ 11 裂，全缘或有粗齿，无毛，下面密被白色星状草毛。伞形花序聚生成顶生或近顶生大型复圆锥花序。果球形，趟戏约 4 毫米，熟时紫黑色。花期 10 ～ 12 月，果期翌年 1 ～ 2 月。

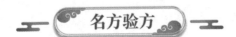

名方验方

1. 催乳：通草、小人参，炖猪脚食。

2. 尿路感染：通草15克，滑石20克，冬葵子、石韦各10克。水煎服，每日1剂。

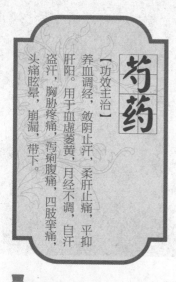

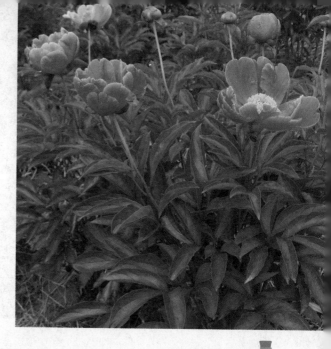

芍药

【性味归经】

苦、酸、微寒。归肝、脾经。

【功效主治】

养血调经，敛阴止汗，柔肝止痛，平抑肝阳。用于血虚萎黄，月经不调，自汗，盗汗，胸胁疼痛，泻痢腹痛，四肢挛痛，头痛眩晕，崩漏，带下。

【原文】

味苦，平。主邪气腹痛，除血痹，破坚积寒热，疝瘕，止痛，利小便，益气。生川谷及丘陵。

【今释】

别名：白芍、杭芍、生白芍、大白芍、金芍药。

来源：本品为毛茛科植物芍药的干燥根。

形态特征：多年生草本，根肥大。叶互生，下部叶为2回3出复叶，小叶片长卵圆形至披针形，先端渐尖，基部楔形，叶缘具骨质小齿，上部叶为3出复叶。花大，花瓣白色、粉红色或红色。膏葖果。

名方验方

1. 便秘：生白芍20～40克，生甘草10～15克。水煎服。

2. 血虚型妊娠下肢抽筋疼痛：白芍30克，炙甘草10克。水煎服，每日1剂，连服2～3剂。

3. 老年人体虚多汗：白芍12克，桂枝10克，甘草6克。加入切成厚片的生姜3片，大枣5个，水煎服。

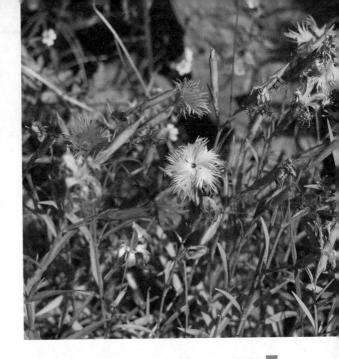

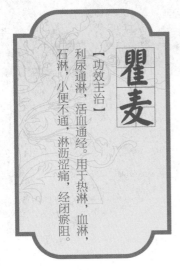

瞿麦

【性味归经】

苦，寒。归心、小肠经。

【功效主治】

利尿通淋，活血通经。用于热淋，血淋，石淋，小便不通，淋沥涩痛，经闭瘀阻。

【原文】

味苦，寒。主关格，诸癃结，小便不通，出刺，决痈肿，明目去翳，破胎堕子，下闭血。一名巨句麦。生川谷。

【今释】

别名：大兰、大菊、竹节草。

来源：本品为石竹科植物瞿麦或石竹的干燥地上部分。

形态特征：茎圆柱形，上部有分枝，长30～60厘米；表面淡绿色或黄绿色，光滑无毛，节明显，略膨大，断面中空。叶对生，多皱缩，展平叶片呈条形至条状披针形。枝端具花及果实，花萼筒状，长2.7～3.7厘米；苞片4～6，宽卵形，长约为萼筒的1/4；花瓣棕紫色或棕黄色，卷曲，先端深裂呈丝状。蒴果长筒形，与宿萼等长。种子细小，多数。

名方验方

1. **湿疹、阴痒**：鲜瞿麦60克。捣汁外搽或煎汤外洗。

2. **闭经、痛经**：瞿麦、丹参各15克，赤芍、桃仁各8克。水煎服。

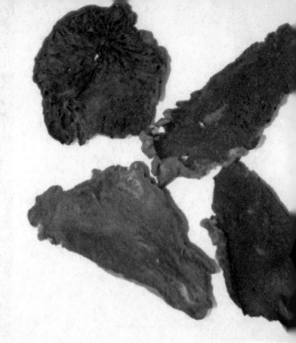

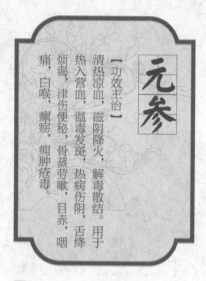

元参

【性味归经】

甘、苦、咸，微寒。归肺、胃、肾经。

【功效主治】

清热凉血，滋阴降火，解毒散结。用于热入营血，温毒发斑，热病伤阴，烦渴，津伤便秘，骨蒸劳嗽，目赤，咽痛，白喉，瘰疬，痈肿疮毒。

【原文】

　　味苦，微寒，无毒。主腹中寒热积聚，女子产乳余疾，补肾气，令人目明。一名重台。生川谷。

【今释】

来源：本品为玄参科植物玄参的干燥根。

形态特征：多年生草本，根肥大。茎直立，四棱形，光滑或有腺状毛。茎下部叶对生，近茎顶互生，叶片卵形或卵状长圆形，边缘有细锯齿，下面疏生细毛。聚伞花序顶生，开展呈圆锥状，花冠暗紫色。蒴果卵圆形，萼宿存。

名方验方

1. **慢性咽喉肿痛**：玄参、生地黄各15克，连翘、麦冬各10克。水煎服。

2. **热毒壅盛、高热神昏、发斑发疹**：玄参、甘草各10克，石膏30克，知母12克，水牛角60克，粳米9克。水煎服。

3. **腮腺炎**：玄参15克，板蓝根12克，夏枯草6克。水煎服。

4. **热病伤津、口渴便秘**：玄参30克，生地黄、麦冬各24克。水煎服。

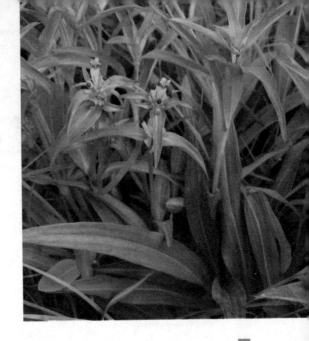

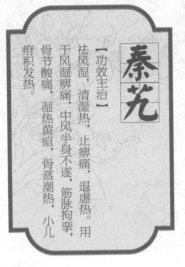

秦艽

【性味归经】
辛、苦，平。归胃、肝、胆经。

【功效主治】
祛风湿，清湿热，止痹痛，退虚热。用于风湿痹痛，中风半身不遂，筋脉拘挛，骨节酸痛，湿热黄疸，骨蒸潮热，小儿疳积发热。

【原文】

味苦，平。主寒热邪气，寒湿，风痹，肢节痛；下水，利小便。生川谷。

【今释】

别名：秦胶、秦纠、大艽、西大艽、西秦艽。

来源：本品为龙胆科植物秦艽、麻花秦艽、粗茎秦艽或小秦艽的干燥根。前三种按性状不同分别习称"秦艽"和"麻花艽"，后一种习称"小秦艽"。

形态特征：多年生草本，高30～60厘米，茎单一，圆形，节明显，斜升或直立，光滑无毛。基生叶较大，披针形，先端尖，全缘，平滑无毛，茎生叶较小，对生，叶基联合，叶片平滑无毛。聚伞花序由多数花簇生枝头或腋生作轮状，花冠蓝色或蓝紫色。蒴果长椭圆形。种子细小，距圆形，棕色，表面细网状，有光泽。

名方验方

1. 臂痛：秦艽6克，红花4.5克，羌活3克，丝瓜络适量。水煎服。

2. 风湿性关节炎、肢体关节疼痛：秦艽、地龙、牛膝、五加皮、海桐皮、没药各15克，桑寄生、海风藤各20克。水煎服。

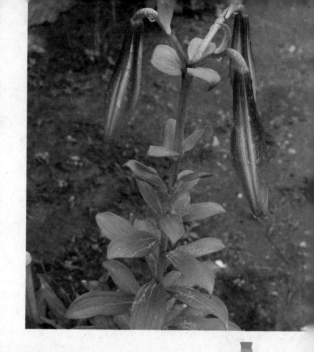

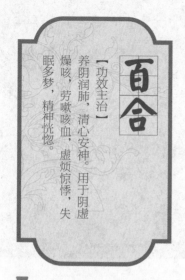

百合

【性味归经】
甘，寒。归心、肺经。

【功效主治】
养阴润肺，清心安神。用于阴虚燥咳，劳嗽咳血，虚烦惊悸，失眠多梦，精神恍惚。

【原文】

味甘，平。主邪气腹胀心痛，利大、小便，补中益气。生川谷。

【今释】

别名：重迈、中庭、重箱、摩罗、强瞿、百合蒜、蒜脑薯。

来源：本品为百合科植物卷丹、百合或细叶百合的干燥肉质鳞叶。

形态特征：多年生球根草本花卉，株高40～60厘米，还有高达1米以上的。茎直立，不分枝，草绿色，茎秆基部带红色或紫褐色斑点。地下具鳞茎，鳞茎由阔卵形或披针形，白色或淡黄色，直径由6～8厘米的肉质鳞片抱合呈球形，外有膜质层。单叶，互生，狭线形，无叶柄，直接包生于茎秆上，叶脉平行。花着生于茎秆顶端，呈总状花序，簇生或单生，花冠较大，花筒较长，呈漏斗形喇叭状，六裂无萼片，因茎秆纤细，花朵大，开放时常下垂或平伸。

名方验方

1. **神经衰弱、心烦失眠**：百合25克，菖蒲6克，酸枣仁12克。水煎，每日1剂。

2. **天疱疮**：生百合适量。捣烂，敷于患处，每日1～2次。

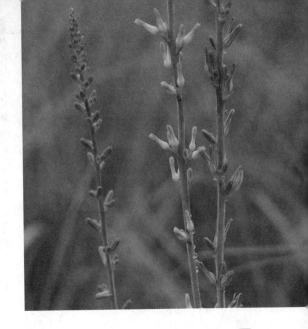

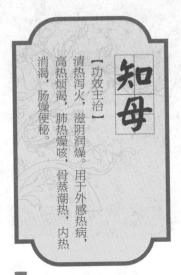

知母

【性味归经】

苦、甘，寒。归肺、胃、肾经。

【功效主治】

清热泻火，滋阴润燥。用于外感热病，高热烦渴，肺热燥咳，骨蒸潮热，内热消渴，肠燥便秘。

【原文】

味苦，寒。主消渴热中，除邪气，肢体浮肿，下水；补不足、益气。一名蚔母，一名连母，一名野蓼，一名地参，一名水参，一名水浚，一名货母。生川谷。

【今释】

别名：连母、水须、穿地龙。

来源：本品为百合科植物知母的干燥根茎。

形态特征：多年生草本。根茎横走，其上残留许多黄褐色纤维状的叶基，下部生有多数肉质须根。叶基生，线形，基部常夸大呈鞘状，长15～70厘米，宽0.3～0.6厘米，具有多条平行脉，而无明显中脉。花葶直立，不分枝，高50～100厘米，其上生有尖尾状小苞片；花粉红色、淡紫色至白色。

名方验方

1. 咳嗽（肺热痰黄黏稠）：知母12克，黄芩9克，鱼腥草、瓜蒌各15克。水煎服。

2. 骨蒸劳热、五心烦热：知母、熟地黄各12克，鳖甲、银柴胡各10克。水煎服。

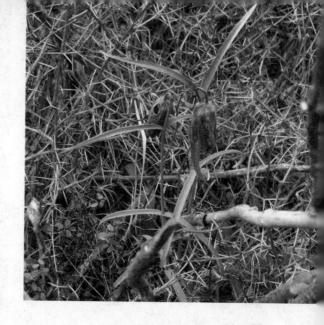

贝母

【性味归经】

苦、甘、微寒。归肺、心经。

【功效主治】

清热润肺，化痰止咳，散结消痈。用于肺热燥咳，干咳少痰，阴虚劳嗽，痰中带血，瘰疬，乳痈，肺痈。

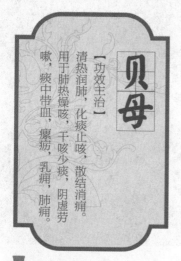

【原文】

味辛，平。主伤寒烦热，淋沥邪气，疝瘕，喉痹，乳难，金疮，风痉。一名空草。

【今释】

别名：川贝、贝壳母。

来源：本品为百合科植物川贝母、暗紫贝母、甘肃贝母或梭砂贝母的干燥鳞茎。前三者按性状不同分别习称"松贝"和"青贝"，后者习称"炉贝"。

形态特征：川贝母为多年生草本，鳞茎圆锥形，茎直立，高15～40厘米。叶2～3对，常对生，少数在中部间有散生或轮生，披针形至线形，先端稍卷曲或不卷曲，无柄。花单生茎顶，钟状，下垂，每花具狭长形叶状苞片3枚，先端多少弯曲呈钩状。花被通常紫色，较少绿黄色，具紫色斑点或小方格，蜜腺窝在北面明显凸出。

名方验方

1. 下乳：川贝母、牡蛎、知母共为细末，同猪蹄汤调下。

2. 乳腺炎：川贝母、金银花各10克。共为细末，每次10克，好酒调，饭后服。

3. 气管炎：川贝母5克研末，用梨一个切开去核，将贝母粉填入梨空处合紧，蒸或煎水服均可。

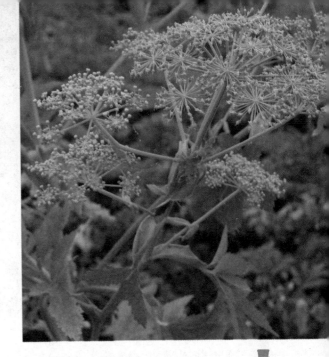

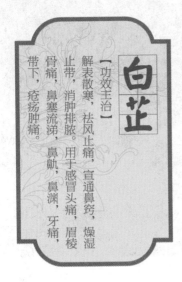

白芷

【性味归经】

辛，温。归胃、大肠、肺经。

【功效主治】

解表散寒，祛风止痛，宣通鼻窍，燥湿止带，消肿排脓。用于感冒头痛，眉棱骨痛，鼻塞流涕，鼻衄，鼻渊，牙痛，带下，疮疡肿痛。

【原文】

味辛，温。主女人漏下赤白，血闭阴肿，寒热，风头侵目泪出，长肌肤、润泽，可作面脂。一名芳香。生川谷。

【今释】

别名：芳香、苻蓠、泽芬、香白芷。

来源：本品为伞形科植物白芷或杭白芷的干燥根。

形态特征：多年生草本，高1～2米。茎粗壮中空。常带紫色，近花序处有短毛。基生叶有长柄，基部叶鞘紫色，叶片二至三回出式羽状分裂，最终裂片长圆形、卵圆形或披针形。复伞形花序，花白色。双悬果椭圆形，无毛或极少毛，分果侧棱呈翅状。

名方验方

1. 膝关节肿痛积水：白芷适量。研细粉，黄酒冲服。

2. 疮疡肿痛初期：白芷60克。水煎服，分3次。

3. 外感风寒、风热头痛：白芷、菊花各9克。水煎服，每日1剂，分2次服。

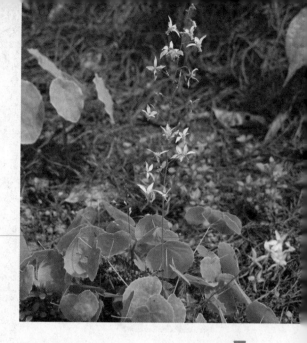

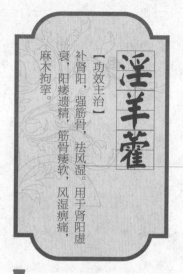

【性味归经】

辛、甘，温。归肝、肾经。

淫羊藿

【功效主治】

补肾阳，强筋骨，祛风湿。用于肾阳虚衰，阳痿遗精，筋骨痿软，风湿痹痛，麻木拘挛。

【原文】

味辛，寒。主阴痿绝伤，茎中痛，利小便，益气力，强志。一名刚前。生山谷。

【今释】

别名：仙灵脾、羊藿、黄连祖、乏力草。

来源：本品为小檗科植物淫羊藿、箭叶淫羊藿、柔毛淫羊藿、巫山淫羊藿或朝鲜淫羊藿的干燥地上部分。

形态特征：多年生草本，高30～40厘米。叶为二回三出复叶，叶柄长3～4厘米，小叶柄长1.5～4厘米，小叶片卵圆形或近圆形，基部深心形，中小叶片对称，两边小叶片不对称，表面无毛，有光泽，背面疏生直立短毛，主脉上尤为明显，边缘有锯齿。聚伞花序排成圆锥形，花序轴及花梗上有明显腺毛，花通常白色，内轮萼片卵状长圆形，外轮萼片卵形，花瓣的矩通常比萼片长二倍。果为蓇葖果，具有1～2枚褐色种子。

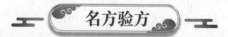

名方验方

1. **阳痿**：淫羊藿叶12克，水煎服。不可久用。

2. **牙齿虚痛**：淫羊藿为粗末，煎汤漱口。

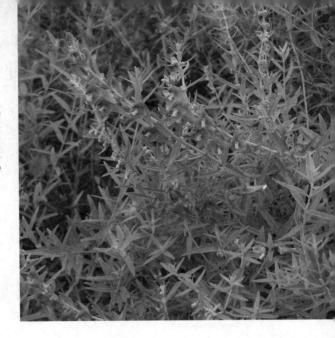

黄芩

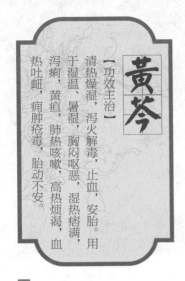

【性味归经】

苦，寒。归肺、胆、脾、大肠、小肠经。

【功效主治】

清热燥湿，泻火解毒，止血，安胎。用于湿温、暑湿，胸闷呕恶，湿热痞满，泻痢，黄疸，肺热咳嗽，高热烦渴，血热吐衄，痈肿疮毒，胎动不安。

【原文】

味苦，平。主诸热黄疸，肠澼，泄痢，逐水，下血闭，恶疮恒蚀，火疡。一名腐肠。生川谷。

【今释】

别名：条芩、黄金条、山麻子、山菜根、黄金条根、香水水草。

来源：本品为唇形科植物黄芩的干燥根。

形态特征：多年生草本，茎高20～60厘米，四菱形，多分枝。叶披针形，对生，茎上部叶略小，全缘，上面深绿色，无毛或疏被短毛，下面有散在的暗腺点。圆锥花序顶生。花蓝紫色，二唇形，常偏向一侧、小坚果，黑色。

名方验方

1. **泄泻热痢**：黄芩、白芍、葛根各10克，白头翁15克。水煎服。

2. **偏正头痛**：黄芩片适量，酒浸透，晒干为末，每次3克，茶、酒下。

3. **胎热、胎动不安**：黄芩10克，生地黄、竹茹各15克。水煎服。

4. **尿路感染、血尿**：黄芩24克。水煎，分3次服。

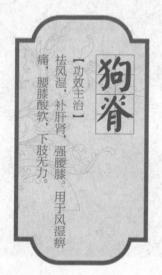

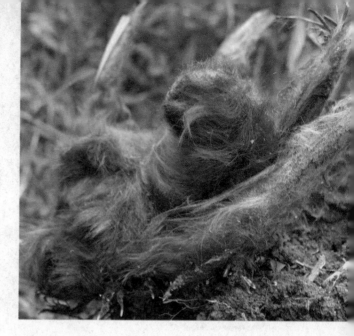

狗脊

[性味归经] 苦、甘，温。归肝、肾经。

[功效主治] 祛风湿，补肝肾，强腰膝。用于风湿痹痛，腰膝酸软，下肢无力。

【原文】

　　味苦，平。主腰背强，机关缓急，周痹寒湿、膝痛，颇利老人。一名百枝。生川谷。

【今释】

别名：金毛狗脊、金毛狗、金狗脊、金毛狮子、猴毛头、黄狗头。

来源：本品为蚌壳蕨科植物金毛狗脊的干燥根茎。

形态特征：多年生草本，高2～3厘米。根茎粗大，密被金黄色长茸毛，顶端有叶丛生。叶宽卵状三角形，三回羽裂；末回裂片镰状披针形，边缘有浅锯齿，侧脉单一或在不育裂片上为二叉。孢子囊群生于小脉顶端，每裂片上1～5对；囊群盖两瓣，成熟时张开如蚌壳。

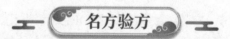

名方验方

1. **骨质增生症**：狗脊、熟地黄、枸杞子、川牛膝、补骨脂、桑寄生各15克，杜仲、菟丝子各12克，淫羊藿9克。水煎服。

2. **腰痛、脚膝痿软**：狗脊、草薢各100克，菟丝子500克。共研粉，炼蜜为丸，每次9克，每日2次。

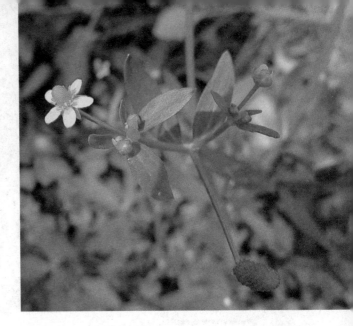

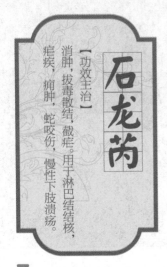

石龙芮

【性味归经】

苦、辛，平；有毒。归心、肺经。

【功效主治】

消肿，拔毒散结，截疟。用于淋巴结结核，疟疾，痈肿，蛇咬伤，慢性下肢溃疡。

【原文】

味苦，平。主风寒湿痹，心腹邪气，利关节，止烦满。久服，轻身明目，不老。一名鲁果能（《御览》作食果），一名地椹，生川泽石边。

【今释】

别名：无毛野芹菜、鸭巴掌、水堇、水黄瓜香、打锣锤、清香草。

来源：为毛茛科毛茛属植物石龙芮的全草。

形态特征：一年生草本，全株几无毛，多枝，地下有白色须根。茎粗壮，高15～60厘米。根生叶丛生，有柄，单叶3深裂，圆形、肾脏形或心脏形，长3～4厘米，宽1.2～4厘米，基部广心形，侧裂片2裂，中裂片楔形，钝头，边缘浅裂，且有钝粗齿牙；茎叶互生，基部膜质，扩大，通常3全裂，裂片狭窄不分裂或3裂，钝头。春时上部多分枝，上生黄色小花；花瓣5，基部有1小鳞片；雄蕊与雌蕊均多数，药呈长椭圆形，子房细小。聚合果椭圆形乃至长椭圆状圆柱形。花期3～6月。

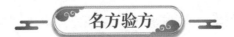

名方验方

1. **蛇咬伤疮**：鲜全草捣烂绞汁涂患处。

2. **结核气**：堇菜（即石龙芮）日干为末，油煎成膏，磨之，日三、五度。

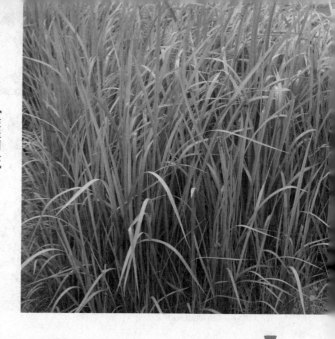

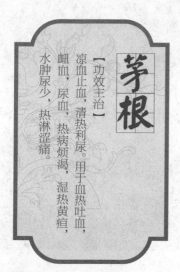

茅根

【性味归经】

甘，寒。归肺、胃、膀胱经。

【功效主治】

凉血止血，清热利尿。用于血热吐血，衄血，尿血，热病烦渴，湿热黄疸，水肿尿少，热淋涩痛。

【原文】

　　味甘，寒。主劳伤虚羸，补中益气，除瘀血，血闭，寒热，利小便。其苗，主下水。一名兰根，一名茹根。生山谷、田野。

【今释】

别名：白茅根。

来源：本品为禾本科植物白茅的干燥根茎。

形态特征：禾本科白茅属多年生草本，株高 25 ～ 80 厘米，春季先开花，后生叶子，须根，茎节上有长柔毛，根状茎长。叶片主脉明显，叶鞘边缘与鞘口有纤毛。圆锥花序分枝紧密，花穗上密生白毛，小穗基部密生银丝状长柔毛。

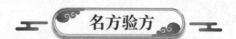

名方验方

1. 鼻衄：栀子 18 克，鲜茅根 120 克（或干茅根 36 克）。水煎，饭后微温服下，睡前服更佳。

2. 急性黄疸型肝炎：鲜白茅根 60 克，茵陈 30 克。浓煎去渣取汁，加入冰糖少许饮服，每日 2 ～ 3 次，每次 300 ～ 500 毫升。

3. 肺炎：白茅根、鱼腥草各 50 克，金银花 25 克，连翘 15 克。水煎服，每日 1 剂，连用 3 ～ 5 日。

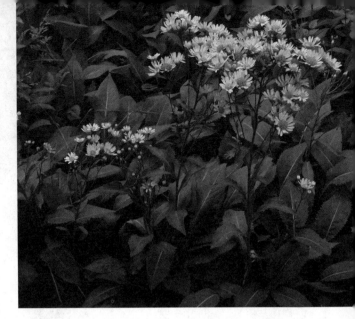

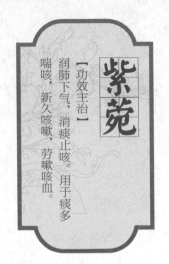

紫菀

【性味归经】
辛，苦，温。归肺经。

【功效主治】
润肺下气，消痰止咳。用于痰多喘咳，新久咳嗽，劳嗽咳血。

【原文】

味苦，温。主咳逆上气，胸中寒热结气，去蛊毒痿蹙，安五脏。生山谷。

【今释】

别名：山白菜、小辫儿、夹板菜、驴耳朵菜。

来源：本品为菊科植物紫菀的干燥根及根茎。

形态特征：多年生草本，高40～150厘米。茎直立，通常不分，粗壮，有疏糙毛。根茎短，必生多数须根。基生叶花期枯萎、脱落，长圆状或椭圆状匙形，基部下延；茎生叶互生，无柄；叶片长椭圆形或披针形，基部下延；茎生叶互生，无柄；叶片椭圆形或披针形，中脉粗壮，有6～10对羽状侧脉。头花序多数，直径2.5～4.5厘米，排列成复伞房状；花序边缘为舌状花，约20多个，蓝紫色，舌片先端3齿裂，花柱，柱头2分叉；中央有多数筒状花，两性，黄色。花期7～9月，果期9～10月。

名方验方

1. **慢性气管炎、肺结核咳嗽**：紫菀9克，前胡、荆芥、百部、白前各6克，桔梗、甘草各3克。水煎服。

2. **百日咳、肺炎、气管炎**：紫菀9克。水煎服。

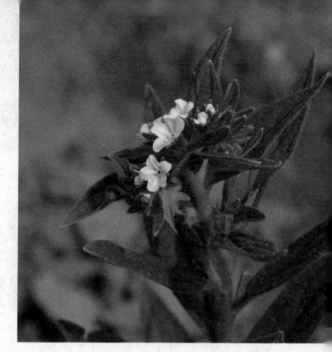

紫草

【性味归经】

甘、咸，寒。归心、肝经。

【功效主治】

清热凉血，活血解毒，透疹消斑。用于血热毒盛，斑疹紫黑，麻疹不透，疮疡，湿疹，水火烫伤。

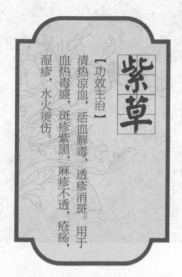

【原文】

　　味苦，寒。主心腹邪气五疸，补中益气，利九窍，通水道。一名紫丹，一名紫芙。生山谷。

【今释】

　　别名：地血、紫丹、鸦衔草。

　　来源：本品为紫草科植物新疆紫草或内蒙紫草的干燥根。

　　形态特征：紫草高50～90厘米，全株被糙毛。叶长圆状披针形至卵状披针形。花冠白色筒状，花冠管喉部有5个鳞片状物，基部具毛状物。

名方验方

1. **玫瑰糠疹**：紫草15～30克，甘草15克。每日1剂，水煎分2次服；小儿剂量为6～15克，一般10日为1个疗程。

2. **湿疹、婴儿皮炎糜烂和溃疡**：紫草10克。研为细末，加植物油200毫升浸泡数日，滤取油汁，紫草油浓度越大，效果越好。另用紫草煎汁或熬膏搽敷也可。

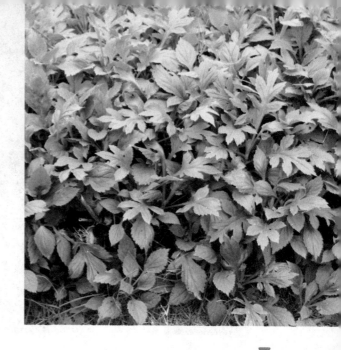

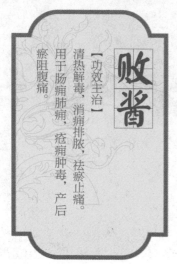

败酱

【性味归经】

辛、苦、平、微寒。归胃、大肠、肝经。

【功效主治】

清热解毒，消痈排脓，祛瘀止痛。用于肠痈肺痈，疮痈肿毒，产后瘀阻腹痛。

【原文】

味苦，性平。主暴热火疮，赤气，疥瘙，疽，痔，马鞍，热气。一名鹿肠。生山谷。

【今释】

别名：败酱草。

来源：本品为败酱草科植物黄花龙芽、白花败酱的干燥带根全草。

形态特征：为多年生草本，高60～150厘米。地下茎细长，横走，有特殊臭气；茎枝被脱落性白粗毛。基生叶成丛，有长柄；茎生叶对生，叶片披针形或窄卵形。椭圆形或卵形，两侧裂片窄椭圆形至条形，两面疏被粗毛或近无毛。聚伞圆锥花序伞房状，苞片小，花小，黄色，花萼不明显；花冠简短，子房下位，瘦果椭圆形，有3棱，无膜质翅状苞片。

名方验方

1. **慢性阑尾炎**：败酱草15克，配伍赤芍、牡丹皮各9克，薏苡仁18克。水煎服。

2. **细菌性痢疾、肠炎**：败酱草配伍白头翁各30克。水煎服。

3. **肺脓疡对高烧、咳吐脓痰者**：败酱草与鱼腥草、芦根、桔梗同用。

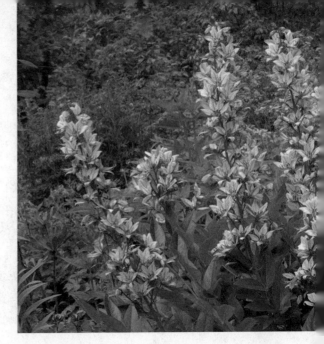

白鲜

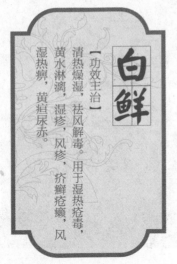

【性味归经】

苦，寒。归脾、胃、膀胱经。

【功效主治】

清热燥湿，祛风解毒。用于湿热疮毒，黄水淋漓，湿疹，风疹，疥癣疮癞，风湿热痹，黄疸尿赤。

【原文】

味苦，寒。主头风，黄疸，咳逆，淋沥，女子阴中肿痛，湿痹死肌，不可屈伸，起止行步。生山谷。

【今释】

别名：白羊鲜、金雀儿椒。

来源：本品为芸香科植物白鲜的干燥根皮。

形态特征：多年生草本，基部木本，高可达1米。根肉质，黄白色，多分枝。茎幼嫩部分密被白色的长毛及凸起的腺点。单数羽状复叶互生，卵形至卵状披针形，边缘有锯齿，沿脉被柔毛，密布腺点（油室），叶柄及叶轴两侧有狭翅。总状花序顶生，花白色，有淡红色条纹。

名方验方

1. **慢性湿疹**：白鲜皮、防风各9克，当归、薄荷、甘草各6克，沙苑子12克。水煎服。

2. **疥癣、慢性湿疹**：白鲜皮、地肤子、苦参、蛇床子各10克。水煎熏洗患处。

3. **湿热黄疸**：白鲜皮、茵陈各9克。水煎服。

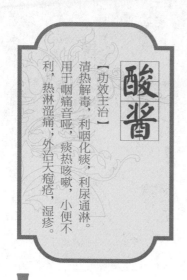

酸酱

【功效主治】

清热解毒，利咽化痰，利尿通淋。

用于咽痛音哑，痰热咳嗽，小便不利，热淋涩痛；外治天疱疮，湿疹。

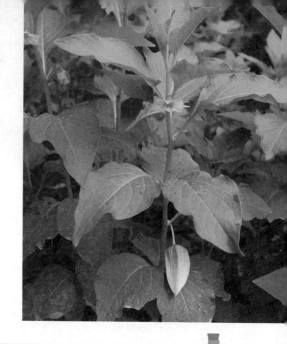

【原文】

味酸，平。主热烦满，定志益气，利水道，产难吞其实立产。一名酢酱。生川泽。

【今释】

别名：酸浆、锦灯笼、红菇娘。

来源：本品为茄科植物酸浆的干燥宿萼或带果实的宿萼。

形态特征：多年生草本，高35～100厘米。具横走的根状茎。茎直立，多单生，不分枝，略扭曲，表面具棱角，光滑无毛。叶互生，叶片卵形至广卵形，先端急尖或渐尖，基部楔形或广楔形，边缘具稀疏不规则的缺刻。花单生于叶腋，花梗长1～1.5厘米；花白色，花萼绿色，钟形。浆果圆球形，直径约1.2厘米；光滑无毛，成熟时呈橙红色，宿存花萼在结果时增大，厚膜质膨胀如灯笼，长可达4.5厘米，具5棱角，橙红色或深红色。种子多数，细小。花期7～10月，果期8～11月。

名方验方

1. 天疱疮：锦灯笼鲜果捣烂外敷，或干果研末调油外敷。

2. 热咳咽痛：锦灯笼草研末，开水送服，同时以醋调药末敷喉外。

3. 痔疮：锦灯笼叶贴疮上。

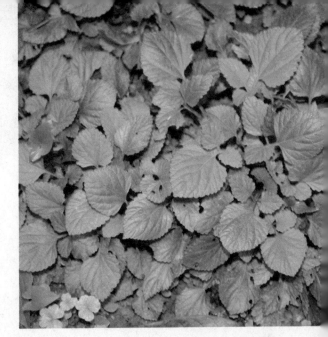

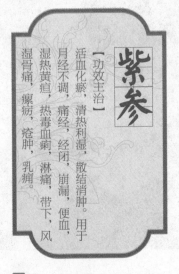

紫参

【性味归经】苦、辛，平。归肝、脾经。

【功效主治】活血化瘀，清热利湿，散结消肿。用于月经不调，痛经，经闭，崩漏，便血，湿热黄疸，热毒血痢，淋痛，带下，风湿骨痛，瘰疬，疮肿，乳痈。

【原文】

味苦，辛寒。主心腹积聚，寒热邪气，通九窍，利大小便。一名牡蒙。生山谷。

【今释】

别名：石见穿、石打穿、月下红。

来源：为唇形科植物华鼠尾的全草。

形态特征：一年生草本，高20～70厘米。茎方形，单一或分枝，表面紫棕色或绿色，被倒向柔毛。叶对生，全为单叶或茎下部为三出复叶，卵形或卵状椭圆形，长1.3～7厘米，边缘有圆齿。轮伞花序6花，集成假总状或圆锥花序；花萼钟状，紫色；花冠蓝紫色或紫色，外被长柔毛；雄蕊2，花丝短，药隔长；子房4裂，花柱着生子房底。小坚果椭圆状卵形，褐色。花期7～8月，果期9～10月。

名方验方

1. **急性黄疸型肝炎**：紫参、糯稻根各60克。水煎服，每日2次。

2. **菌痢**：紫参、陈皮各30克，甘草3～6克。水煎服。

3. **痛经**：紫参36克，生姜2片，红枣适量。水煎服。

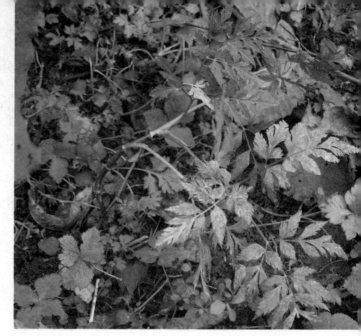

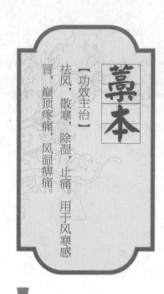

藁本

【性味归经】

辛，温。归膀胱经。

【功效主治】

祛风，散寒，除湿，止痛。用于风寒感冒，巅顶疼痛，风湿痹痛。

【原文】

味辛温。主妇人疝瘕，阴中寒肿痛，腹中急，除风头痛，长肌肤，说颜色。一名鬼卿，一名地新。生山谷。

【今释】

别名：藁茇、鬼卿、地新、山茝、蔚香、微茎、藁板。

来源：本品为伞形科植物藁本或辽藁本的干燥根茎及根。

形态特征：多年生草本，高约1米。根茎呈不规则团块状，生有多数须根。基生叶3角形，2回奇数羽状全裂。最终裂片3～4对，边缘不整齐羽状深裂；茎上部叶具扩展叶鞘。复伞形花序，具乳头状粗毛，伞幅15～22，总苞片及小总苞片线形，小总苞片5～6枚；花白色，双悬果，无毛，分果具5棱，各棱槽中有油管5个。辽藁本与上种不同点为，根茎粗壮，基生叶在花期凋落，茎生叶广三角形，2～3回羽状全裂。复伞形花序，伞幅6～19，小总苞片10枚左右。双悬果，果棱具狭翅，每棱槽有油管1～2个，合生面有2～4个。

名方验方

1. **胃痉挛、腹痛**：藁本25克，苍术15克。水煎服。

2. **头屑多**：藁本、白芷各等份。为末，夜掺发内，早起梳之，垢自去。

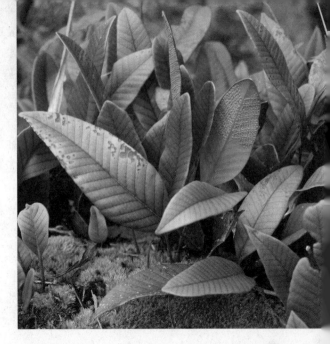

石韦

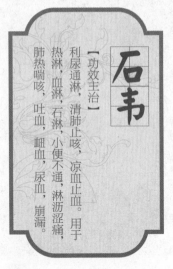

【性味归经】

甘、苦，微寒。归肺、膀胱经。

【功效主治】

利尿通淋，清肺止咳，凉血止血。用于热淋，血淋，石淋，小便不通，淋沥涩痛，肺热喘咳，吐血，衄血，尿血，崩漏。

【原文】

味苦，平。主劳热邪气；五癃闭不通，利小便水道。一名石皮。生山谷石上。

【今释】

别名：石皮、石剑、石兰、金星草。

来源：本品为水龙骨科植物庐山石韦、石韦或有柄石韦的干燥叶。

形态特征：植株高10～30厘米，根茎如粗铁丝，横走，密生鳞片。叶近两型，不育叶和能育叶同形，叶片披针形或长圆披针形，基部楔形，对称。孢子囊群在侧脉间紧密而整齐地排列，初为星状毛包被，成熟时露出，无盖。

名方验方

1. **血淋**：与当归、蒲黄、芍药同用，如石韦散。

2. **热淋**：以本品与滑石为末服。

3. **石淋**：与滑石为末，用米饮或蜜冲服，如石韦散。

4. **肺热咳喘气急**：可与鱼腥草、黄芩、芦根等同用。

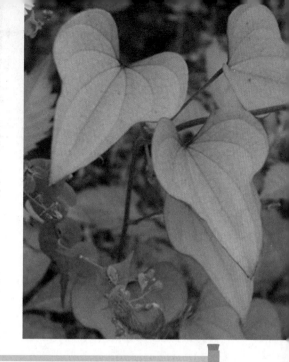

草薢

【性味归经】

苦，平。归肾、胃经。

【功效主治】

利湿去浊，祛风除痹。用于膏淋，白浊，白带过多，风湿痹痛，关节不利，腰膝疼痛。

【原文】

味苦，平。主腰脊痛，强骨节，风寒湿周痹，恶疮不瘳，热气。生山谷。

【今释】

别名：白枝、赤节、竹木。

来源：为薯蓣科植物粉背薯蓣、叉蕊薯蓣、山草薢或纤细薯蓣等的块茎。

形态特征：多年生草质缠绕藤本。根茎横生，类圆柱形，作不规则分歧。茎纤细，高很少超过2米，有纵沟。叶互生，心形至三角状心形，先端渐尖，基部心形，全缘，有时呈浅波状，基出脉7～9条；叶柄长于叶片。花单性，雌雄异株；雄花序为总状或圆锥花序，1至数个腋生；雄花有柄，有苞片及小苞片各1，花被片6，长圆形，其中3片较宽，雄蕊6；雌花序穗状或圆锥状，单生，很少复生。蒴果，翅顶端稍宽，表面栗褐色；种子着生于每室中央的基部。种子扁平，卵形，上端翅宽于种子1倍以上。花期6～8月，果期8～10月。

名方验方

1. 风寒湿痹，腰骨强痛： 干草薢根，每次15克，猪脊骨250克合炖服。

2. 肠风，痔漏： 草薢、贯众各等份。捣罗为末。每服6克，温酒调下，空腹、食前服。

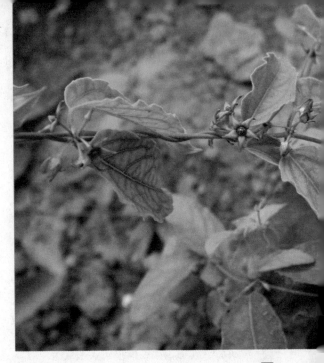

白薇

【性味归经】 苦、咸，寒。归胃、肝、肾经。

【功效主治】 清热凉血，利尿通淋，解毒疗疮。用于温邪伤营发热，阴虚发热，骨蒸劳热，产后血虚发热，热淋，血淋，痈疽肿毒。

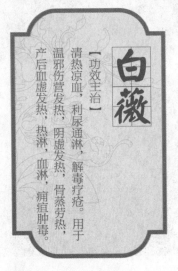

【原文】

味苦，平。主暴中风，身热肢满，忽忽不知人，狂惑，邪气，寒热酸疼；温疟，洗洗发作有时。生川谷。

【今释】

别名：春草、芒草。

来源：本品为萝藦科植物白薇或蔓生白薇的干燥根及根茎。

形态特征：白薇为多年生草本，高50厘米，茎直立，常单一，被短柔毛，有白色乳汁。叶对生，宽卵形或卵状长圆形，两面被白色短柔毛。伞状聚伞花序，腋生，花深紫色。菁葖果单生，先端尖，基部钝形。种子多数，有狭翼，有白色绢毛。

名方验方

1. **产后血虚发热**：白薇9克，当归12克，人参5克，甘草6克。水煎服。

2. **虚热盗汗**：白薇、地骨皮各12克，鳖甲、银柴胡各9克。水煎服。

3. **偏头痛**：白薇、当归、党参各10克，生石决明25克。水煎服，每日1剂，分2次服。

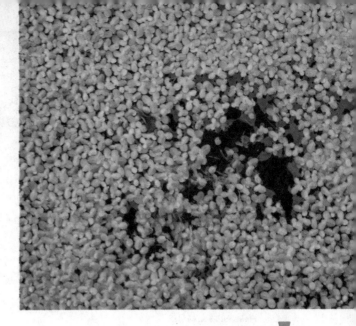

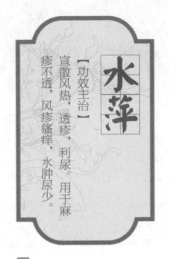

水萍

【性味归经】

辛，寒。归肺经。

【功效主治】

宣散风热，透疹，利尿。用于麻疹不透，风疹瘙痒，水肿尿少。

【原文】

味辛，寒。主暴热身痒，下水气胜酒，长须发，止消渴。久服轻身。一名水华。生池泽。

【今释】

别名：浮萍。

来源：本品为浮萍科植物紫萍的干燥全草。

形态特征：紫萍，多年生细小草本，漂浮水面。根5～11条束生，细年，纤维状，长3～5厘米。在根的着生处一侧产生新芽，新芽与母体分离之前由一细弱的柄相连接。叶状体扁平，单生或2～5簇生，阔倒卵形，先端钝圆，上面稍向内凹，深绿色，下面呈紫色。花序生于叶状体边缘的缺刻内；花草性，雌雄同株；雄花有雄蕊2，花药2室，花丝纤细；雌花有雌蕊1。花期4～6月，果期5～7月。

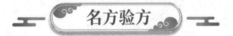

名方验方

1. **急性肾炎**：浮萍草100克，黑豆50克。水煎服。

2. **皮肤风热，遍身生瘾疹**：浮萍、牛蒡子各等份。以薄荷汤调下10克，每日2次。

3. **身上虚痒**：浮萍末、黄芪各5克。同四物汤煎汤调下。

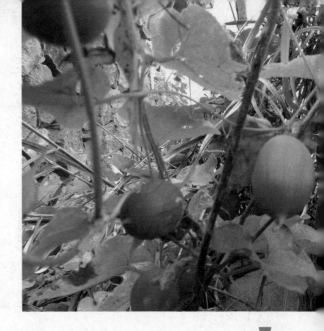

王瓜

【性味归经】

苦，寒。归心、肾经。

【功效主治】

清热，生津，消瘀，通乳。治消渴，黄疸，噎膈反胃，经闭，乳汁滞少，痈肿，慢性咽喉炎。

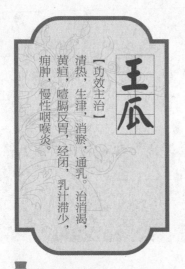

【原文】

味苦，寒。主消渴内痹瘀血，月闭，寒热，酸疼，益气，俞聋。一名土瓜。生平泽。

【今释】

别名：钩、藦姑、土瓜、雹瓜、老鸦瓜、野甜瓜、马雹儿。

来源：为葫芦科植物王瓜的果实。

形态特征：多年生攀缘性草本。根肥大，块状。茎细长，有卷须。叶互生；有柄；掌状，长宽约6～10厘米，浅3裂或5裂，缘具齿牙，粗涩有毛茸，下部叶有时分裂较深。花腋生，单性，雌雄异株；雄花少数，聚成短总状，长2～10厘米；苞片小，披针形，长2～3毫米；雄蕊3，花药线形，结合；雌花单生于叶腋；花萼、花冠和雄花相似；子房下位，1室，花柱线形，胚珠多数。瓠果球形乃至长椭圆形，长5～10厘米。种子多数，茶褐色，长约10毫米，宽6～8毫米，果熟期10月。

名方验方

1. **消渴饮水**：雹瓜去皮，每食后嚼60～90克，五、七度，瘥。

2. **反胃吐食**：马雹儿，灯上烧存性3克，入好枣肉、平胃散末6克，酒服。

3. **小儿发黄**：用王瓜根生捣汁，每服三合。服三次即可见效。

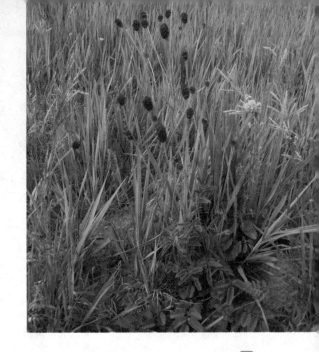

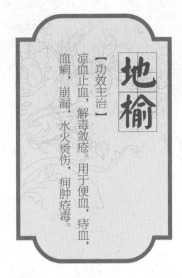

地榆

【性味归经】

苦、酸、涩，微寒。归肝、大肠经。

【功效主治】

凉血止血，解毒敛疮。用于便血，痔血，血痢，崩漏，水火烫伤，痈肿疮毒。

【原文】

味苦，微寒。主妇人乳痓痛，七伤带下病，止痛，除恶肉，止汗，疗金疮。生山谷。

【今释】

别名：玉豉、酸赭。

来源：蔷薇科植物地榆的根。

形态特征：多年生草本，高 50～100 厘米，茎直立，有细棱。奇数羽状复叶，基生叶丛生，具长柄，小叶通常 4～9 对，小叶片卵圆形或长卵圆形，边缘具尖锐的粗锯齿，小叶柄基部常有小托叶；茎生叶有短柄，托叶抱茎，镰刀状，有齿。花小暗紫红色，密集成长椭圆形穗状花序。瘦果暗棕色，被细毛。

名方验方

1. 湿疹：地榆 50 克。加水 2 碗，煎成半碗，用纱布沾药液湿敷。

2. 红白痢、噤口痢：地榆 10 克，炒乌梅 5 枚，山楂 5 克。水煎服。

3. 原发性血小板减少性紫癜：生地榆、太子参各 50 克。水煎服，连服 2 个月。

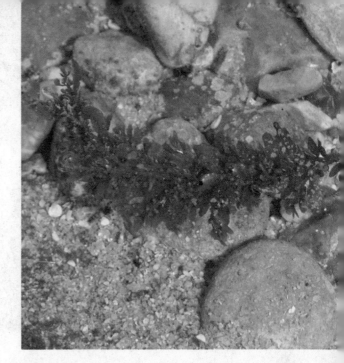

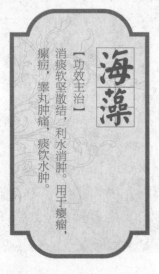

海藻

【性味归经】

苦、咸，寒。归肝、胃、肾经。

【功效主治】

消痰软坚散结，利水消肿。用于瘿瘤，瘰疬，睾丸肿痛，痰饮水肿。

【原文】

味苦，寒。主瘿瘤气、颈下核，破散结气，痈肿、癥瘕、坚气，腹中上下鸣，下十二水肿。一名落首。生池泽。

【今释】

别名：落首。

来源：本品为马尾藻科植物海蒿子或羊栖菜的干燥藻体。前者习称"大叶海藻"，后者习称"小叶海藻"。

形态特征：大叶海藻：多年生褐藻，高 15～40 厘米，最高可达 2 米以上。藻体黄褐色，肥厚多汁，干后变黑。固着器由圆柱形假根组成。主干圆柱形，直立，直径 1～3 毫米，四周互生侧枝和叶。叶棒状，全缘，先端常膨大中空。气囊腋生，纺锤形。

名方验方

1. 疝气，睾丸肿大：海藻 30 克，炒橘核 12 克，小茴香 10 克。水煎或制丸服。

2. 疝气：海藻、海带各 15 克，小茴香 30 克。水煎服。

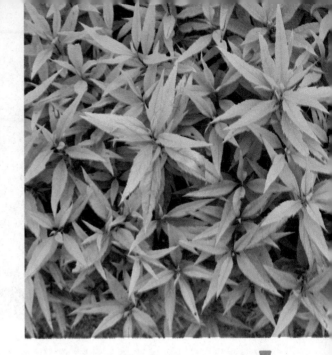

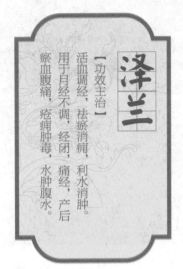

泽兰

【性味归经】

苦、辛，微温。归肝、脾经。

【功效主治】

活血调经，祛瘀消痈，利水消肿。用于月经不调，经闭，痛经，产后瘀血腹痛，疮痈肿毒，水肿腹水。

【原文】

味苦，微温。主乳妇内（《御览》作"衄血"），中风余疾，大腹水肿，身面四肢浮肿，骨节中水，金疮痈肿疮脓。一名虎兰，一名龙枣。生大泽傍。

【今释】

别名：地石蚕、蛇王草、地瓜儿苗。

来源：本品为唇形科植物毛叶地瓜儿苗的干燥地上部分。

形态特征：多年生草本，高 60 ~ 170 厘米。根茎横走，节上密生须根，先端肥大呈圆柱形。茎通常单一，少分枝，无毛或在节上疏生小硬毛。叶交互相对，长圆状披针形，先端渐尖，基部渐狭，边缘具锐尖粗牙齿状锯齿，亮绿色，两面无毛，下面密生腺点；无叶柄或短柄。轮伞花序腋生，花小，具刺尖头；花冠白色，内面在喉部具白色短柔毛。小坚果倒卵圆状四边形，褐色。

名方验方

1. **产后四肢浮肿**：泽兰叶、防己各 3 克。共研为末，温酒调服。

2. **经期腰痛**：泽兰叶 30 ~ 60 克。水煎，加红糖适量，每日 1 剂，分 2 次煎服。

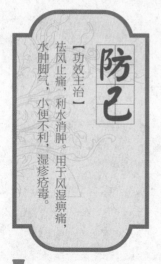
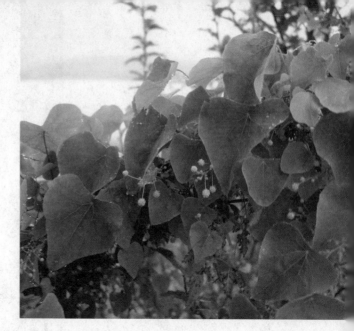

防己

【性味归经】

苦，寒。归膀胱、肺经。

【功效主治】

祛风止痛，利水消肿。用于风湿痹痛，水肿脚气，小便不利，湿疹疮毒。

【原文】

味辛，平。主风寒温疟，热气诸痫，除邪，利大小便。一名解离。生川谷。

【今释】

别名：粉防己、汉防己、粉寸己、土防己。

来源：本品为防己科植物粉防己的干燥根。

形态特征：多年生缠绕藤本。根圆柱状，有时呈块状，外皮淡棕色或棕褐色。茎柔韧，圆柱形，有时稍扭曲，长达 2.5 ~ 4 米，具细条纹，枝光滑无毛，基部稍带红色。叶互生，质薄较柔，叶柄盾状着生，长与叶片相等；叶片外形近圆形，先端锐尖，基部截形或稍心形，全缘，两面均被短柔毛，上面绿色，下面灰绿色。花小，雌雄异株，为头状的聚伞花序，花梗长约 0.5 ~ 1 厘米；雄花花萼 4，肉质，三角状，基部楔形，外面被毛，花瓣 4，略呈半圆形，边缘微向内弯，具爪，雄蕊 4，花药近圆形；雌花的花萼、花瓣与雄花同数，无退化雄蕊，心皮 1，花柱 3 枚。核果球形，熟时红色，直径 3 ~ 5 毫米。花期 4 ~ 5 月，果期 5 ~ 6 月。

名方验方

1. **各种神经痛**：防己 3 克，苯海拉明 25 毫克。1 次口服，每日 2 ~ 3 次。

2. **高血压**：防己 6 ~ 12 克。常与其他降压药配用。

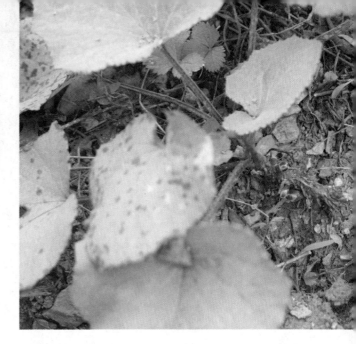

款冬花

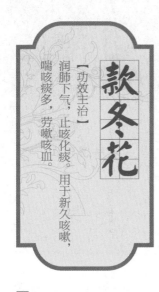

【性味归经】

辛、微苦，温。归肺经。

【功效主治】

润肺下气，止咳化痰。用于新久咳嗽，喘咳痰多，劳嗽咳血。

【原文】

味辛，温。主咳逆上气，善喘，喉痹，诸惊痫，寒热邪气。一名橐吾，一名颗东，一名虎须，一名菟奚。生山谷。

【今释】

别名：款冬、冬花。

来源：本品为菊科植物款冬的干燥花蕾。

形态特征：本品为多年生草木，高10～25厘米。叶基生，具长柄，叶片圆心形，先端近圆或钝尖，基部心形，边缘有波状疏齿，下面密生白色茸毛。花冬季先叶开放，花茎数个，被白茸毛；鳞状苞叶椭圆形，淡紫褐色；头状花序单一顶生，黄色，外具多数被茸毛的总苞片，边缘具多层舌状花，雌性，中央管状花两性。

名方验方

1. 肺痈（肺脓肿）：款冬花、薏苡仁各10克，桔梗15克，炙甘草6克。水煎服。

2. 肺结核久咳不已、咳唾痰血：款冬花12克，百合30克。水煎服。

3. 久嗽不止：款冬花、紫菀各150克。粗捣罗为散，每次15克，以水一中盏，入生姜0.5克，煎至六分，去滓温服，每日3～4次。

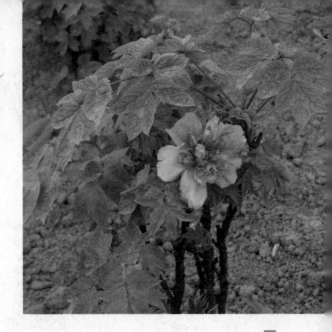

牡丹

【性味归经】

苦、辛，微寒。归心、肝、肾经。

【功效主治】

清热凉血，活血化瘀。用于热入营血，温毒发斑，吐血衄血，夜热早凉，无汗骨蒸，经闭痛经，跌扑伤痛，痈肿疮毒。

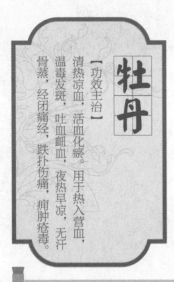

【原文】

味苦、辛，寒。主寒热，中风，瘛疭，痉，惊痫，邪气，除症坚，瘀血留舍肠胃，安五脏，疗痈疮。一名鹿韭，一名鼠姑。生山谷。

【今释】

别名：丹皮、木芍药、粉丹皮、条丹皮、洛阳花。

来源：本品为双子叶植物毛茛科牡丹的干燥根皮。

形态特征：落叶小灌木，高1～2米。主根外皮灰褐色或棕色。茎分枝，短而粗壮。叶互生，通常为二回三出复叶，叶柄长6～10厘米，小叶卵形或广卵形，上面绿色无毛，下面粉白色。花果生于枝顶，直径12～20厘米。菁葖果卵形，绿色，表面密被黄褐色短毛。

名方验方

1. **腹有积块**：牡丹皮、桂枝、赤芍、茯苓、桃仁各9克。水煎服，每日1剂。

2. **通经**：牡丹皮6～9克，六月雪、仙鹤草、槐花各9～12克。水煎，冲黄酒、红糖，经行时早晚空腹服。

3. **过敏性鼻炎**：牡丹皮9克。水煎服，连服10日为1个疗程。

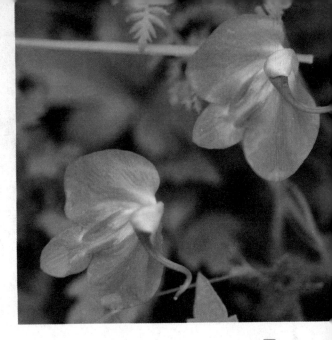

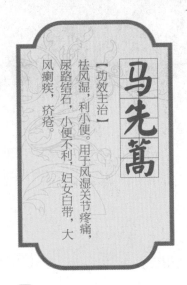

马先蒿

【性味归经】

苦，平。

【功效主治】

祛风湿，利小便。用于风湿关节疼痛，尿路结石，小便不利，妇女白带，大风瘌疾，疥疮。

【原文】

味平。主寒热，鬼注，中风湿痹，好带下病，无子，一名马尿蒿。生川泽。

【今释】

别名：马尿蒿、马新蒿、烂石草、练石草、虎麻、马尿泡、芝麻七。

来源：为玄参科植物返顾马先蒿的根。

形态特征：返顾马先蒿，多年生草本，高30～70厘米。根多数丛生，细长而纤维状。茎常单生，直立，上部分枝，粗壮，中空，方形有棱。叶互生或对生；卵形至长圆状披针形，长2.5～5.5厘米，宽1～2厘米，先端渐窄，基部楔形或圆形，边缘有钝圆的重锯齿，两面无毛或有疏毛。花单生于茎枝顶端的叶腋中；无梗或有短梗；萼长圆卵形，膜质，前方深裂，齿仅2枚，宽三角形；雄蕊花丝前面一对有毛；花柱伸出喙端。蒴果斜长圆状披针形，长1～1.6厘米。花期6～8月，果期7～9月。

名方验方

1. 大疯癞疾，骨肉疽败，眉须堕落，身体痒痛：马先蒿，炒捣末，每服方寸匕，食前温酒下，一日三服，一年都瘥。

2. 风湿性关节炎，关节疼瘩，小便少：马先蒿根15克。水煎服。

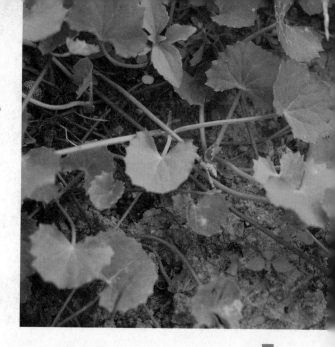

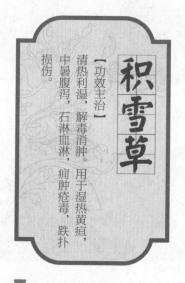

积雪草

【性味归经】

苦、辛、寒。归肝、脾、肾经。

【功效主治】

清热利湿，解毒消肿。用于湿热黄疸，中暑腹泻，石淋血淋，痈肿疮毒，跌扑损伤。

【原文】

味苦，寒。主大热、恶疮、痈疽、浸淫、赤熛、皮肤赤、身热。生川谷。

【今释】

别名：落得打、崩大碗。

来源：本品为伞形科植物积雪草的干燥全草。

形态特征：多年生草本，茎匍匐，细长，节上生根，无毛或稍有毛。单叶互生；叶柄长2～15厘米，基部鞘状；叶片肾形或近圆形，基部阔心形，边缘有钝锯齿，两面无毛或在背面脉上疏生柔毛；掌状脉5～7。单伞形花序单生，或2～4个聚状；花瓣卵形，紫红色或乳白色。果实圆球形，基部心形或平截，每侧有纵棱数条，棱间有明显的小横脉，网状，平滑或稍有毛。花、果期4～10月。

名方验方

1. **扁桃腺炎**：鲜积雪草30克。捣烂，绞取自然汁，频频含漱。

2. **带状疱疹**：鲜积雪草捣烂，绞取自然汁，和适量生糯米擂如糊状，涂搽患处。

3. **尿道结石**：积雪草适量，煎水服。

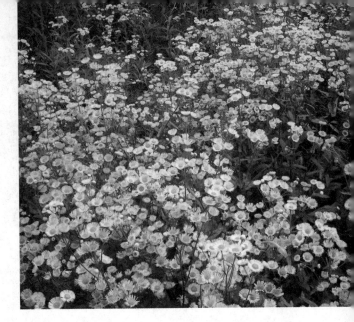

女菀

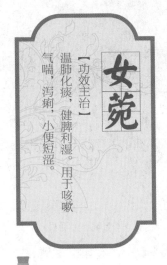

【原文】

　　味辛，温。主风，洗洗，霍乱，泄利，肠鸣上下无常处，惊痫，寒热百疾。生川谷，或山阳。

【今释】

　　别名：白菀、织女菀、女宛、女肠、羊须草、茆。

　　来源：为菊科植物女菀的根或全草。

　　形态特征：多年生草本，高30～100厘米。茎直立，下半部光滑，上半部有细柔毛。叶互生；基部叶线状披针形，长5～12厘米，宽5～12毫米，基部渐狭成短移山倒柄，先端渐尖，边缘粗糙，疏生细锯齿，花后凋落；茎上部叶无柄，线状披针形至线形，上面光滑，绿色，下面有细软毛，边缘粗糙，稍反卷。头状花序多数，密集成复伞房状；总苞片3～4层，草质，边缘膜质，先端钝；外围有1层雌花，雌花舌状，舌片白以，椭圆形；中央多数两性花，花冠筒状，黄色，长约3.5毫米，花药基部钝而全缘；柱头2裂，裂片长圆形，先端钝。瘦果，长圆形，长约1毫米，稍扁，全体有毛，边缘有细肋。花期秋季。

名方验方

1. **咳嗽气喘**：女菀15克，金线吊白米9克，路边荆15克。水煎服。

2. **肠鸣腹泻**：女菀15克，陈皮6克，菖蒲6克。水煎服。

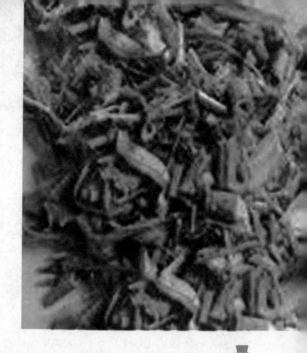

蜀羊泉

【功效主治】

清热解毒。用于咽喉肿痛，目昏赤，乳腺炎，疥癣，疥癣瘙痒。

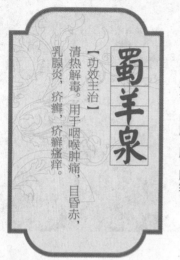

【原文】

味苦，微寒。主头秃恶创，热气，疥搔，痂癣虫，疗齽齿。生川谷。

【今释】

别名：羊泉、羊饴、漆姑、青杞、野茄、小孩拳、红葵、野茄子、野枸杞、野辣子、药人豆。

来源：为茄科植物青杞的全草或果实。

形态特征：多年生直立草本，高约50厘米。茎具棱角，多分枝。叶互生；叶柄长1～2厘米；叶往卵形，长3～7厘米，宽2～5厘米，为不整齐的羽状分裂，裂片阔线形或披针形，先端渐尖，基部突窄，延为叶柄。二歧聚伞花序，顶生或腋外生；总花梗长约1～2.5厘米；花梗长5～8毫米，基部具关节；萼小，杯状，5裂，萼齿三角形；花冠青紫色，先端深5裂，裂片长圆形；雄蕊5；子房卵形，2室，柱头头状。浆果近球形，熟时红色；种子扁圆形。花期夏秋间，果熟期秋末冬初。

名方验方

1. **黄疸**：用蜀羊泉一把，捣汁和酒服，三五次之后，即可见效。

2. **漆疮**：用蜀羊泉捣烂涂搽。漆姑之名，由此而来。

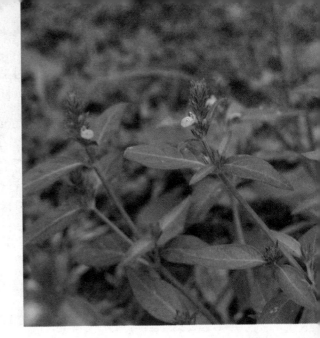

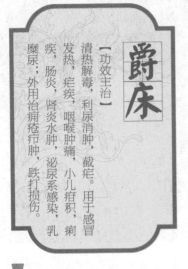

爵床

【性味归经】

咸，寒，无毒。归肺、肝、膀胱经。

【功效主治】

清热解毒，利尿消肿，截疟。用于感冒发热，疟疾，咽喉肿痛，小儿疳积，痢疾，肠炎，肾炎水肿，泌尿系感染，乳糜尿；外用治痈疮疖肿，跌打损伤。

【原文】

味咸，寒。主腰脊痛，不得着床，俯仰艰难，除热，可作浴汤。生川谷及田野。

【今释】

别名：孩儿草、节节寒、爵卿、香苏。

来源：为爵床科植物爵床的全草。

形态特征：爵床（原变种）草本，茎基部匍匐，通常有短硬毛，高20～50厘米。叶椭圆形至椭圆状长圆形，长1.5～3.5厘米，宽1.3～2厘米，先端锐尖或钝，基部宽楔形或近圆形，两面常被短硬毛；叶柄短，长3～5毫米，被短硬毛。穗状花序顶生或生上部叶腋，长1～3厘米，宽6～12毫米；苞片1，小苞片2，均披针形，长4～5毫米，有缘毛；花萼裂片4，线形，有膜质边缘和缘毛；花冠粉红色，长7毫米，2唇形，下唇3浅裂；雄蕊2，药室不等高，下方1室有距，蒴果长约5毫米，上部具4粒种子，下部实心似柄状。种子表面有瘤状皱纹。

名方验方

1. **跌打损伤**：爵床鲜草适量。洗净，捣敷患处。

2. **肝硬化腹水**：爵床、马鞭草各15克，半边莲30克，玉米须60克。水煎服。

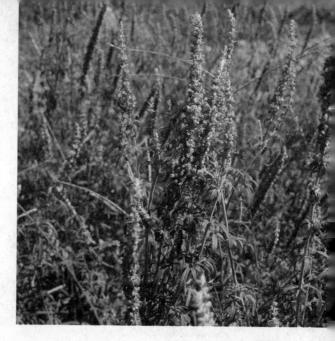

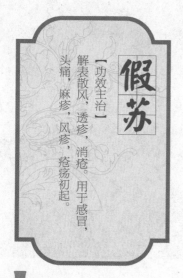

假苏

【性味归经】

辛，微温。归肺、肝经。

【功效主治】

解表散风，透疹，消疮。用于感冒，头痛，麻疹，风疹，疮疡初起。

【原文】

味辛，温。主寒热，鼠瘘，瘰疬生疮，破结聚气，下瘀血，除湿痹。一名鼠蓂。生川泽。

【今释】

别名：荆芥。

来源：本品为唇形科植物荆芥的干燥地上部分。

形态特征：一年生直立草本，高0.3～1米，被灰白色疏短柔毛，茎方形基部带紫色，上部多分枝。叶对生，指状三裂，偶有多裂，叶片线形至线状披针形，宽1.5～4毫米，两面被短柔毛，下有腺点。轮伞花序密生于枝端而成间断的假穗状，长2～13厘米，苞片叶状，花萼狭钟状，三角状披针形，花冠唇形，青紫或淡红。小坚果矩圆状三棱形。

名方验方

1. **皮肤瘙痒**：荆芥、薄荷各6克，蝉蜕5克，白蒺藜10克。水煎服。

2. **痔疮肿痛**：荆芥30克。煎汤熏洗。

3. **预防流行性感冒**：荆芥9克，紫苏6克。水煎服。

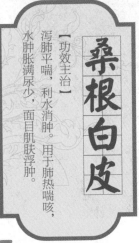

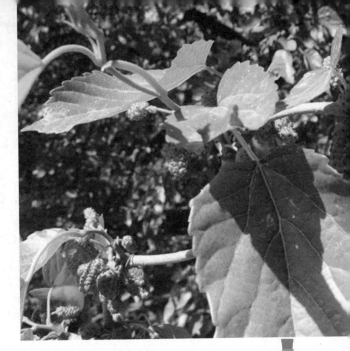

木

桑根白皮

【性味归经】

甘，寒。归肺经。

【功效主治】

泻肺平喘，利水消肿。用于肺热喘咳，水肿胀满尿少，面目肌肤浮肿。

【原文】

　　味甘，寒。主伤中，五劳六极，羸瘦，崩中，脉绝，补虚益气。叶，主除寒热出汗。桑耳黑者，主女子漏下赤白汁，血病，癥瘕积聚，阴痛，阴阳寒热，无子。五木耳，名檽，益气不饥，轻身强志。生山谷。

【今释】

别名：桑皮、桑白皮、白桑皮、桑根皮。

来源：本品为桑科植物桑的干燥根皮。

形态特征：落叶灌木或小乔木，高达 15 米。树皮灰黄色或黄褐色；幼枝有毛。叶卵形或阔卵形，顶端尖或钝，基部圆形或近心形，边缘有粗锯齿或多种分裂，表面无毛有光泽，背面绿色，脉上有疏毛，腋间有毛；叶柄长 1～2.5 厘米。花单性异株，穗状花序。聚花果（桑葚），黑紫色或白色。

▆▆ 名方验方 ▆▆

1. **蜈蚣、蜘蛛咬伤：** 桑根白皮适量。捣汁敷。

2. **坠落伤：** 桑根白皮 2500 克。为末，水 1 升，煎成膏，敷瘀损处。

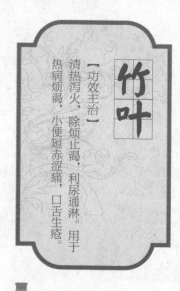

竹叶

【功效主治】

清热泻火，除烦止渴，利尿通淋。用于热病烦渴，小便短赤涩痛，口舌生疮。

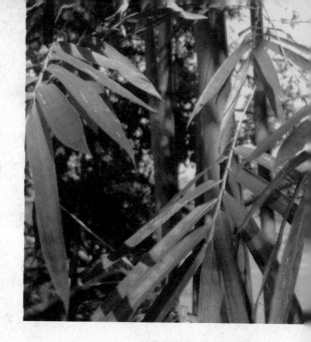

【原文】

味苦，平。主咳逆上气，溢筋急，恶疡，杀小虫。根，作汤，益气止渴，补虚下气。汁，主风痉，痹。实，通神明，益气。

【今释】

别名：山冬、山鸡米、长竹叶、淡竹叶、野麦门冬、土麦门冬。

来源：本品为禾本科植物淡竹叶的干燥茎叶。

形态特征：多年生草本，高40～100厘米。根茎短缩而木化。秆直立，中空，节明显。叶互生，广披针形，先端渐尖，基部收缩成柄状，无毛萕两面有小刺毛，脉平行并有小横脉；叶舌短小，质硬，具缘毛。圆锥花序顶生，小枝开展；小穗狭披针形。颖果深褐色。

名方验方

1. **发热心烦口渴**：竹叶10～15克。水煎服。

2. **肺炎高热咳嗽**：竹叶30克，麦冬15克。水煎，冲蜜服，每日2～3次。

3. **风热牙痛、牙龈溃烂**：竹叶50克，生姜5克，食盐2克，生石膏30克。水煎，药液频频含咽。

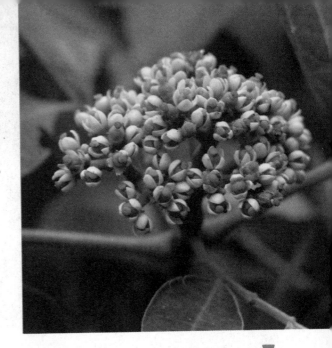

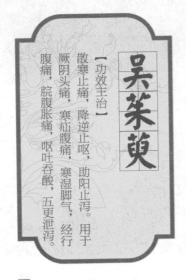

吴茱萸

【性味归经】
辛、苦，热；有小毒。归肝、脾、胃、肾经。

【功效主治】
散寒止痛，降逆止呕，助阳止泻。用于厥阴头痛，寒疝腹痛，寒湿脚气，经行腹痛，脘腹胀痛，呕吐吞酸，五更泄泻。

【原文】

味辛，温。主温中，下气，止痛，咳逆，寒热，除湿血痹，逐风邪，开腠理。根，杀三虫。一名藙。生川谷。

【今释】

别名：茶辣、伏辣子、曲药子、臭泡子。

来源：本品为芸香科植物吴茱萸、石虎或疏毛吴茱萸的干燥近成熟果实。

形态特征：为灌木或小乔木，小枝紫褐色，幼枝、叶轴及序轴均被锈色长柔毛，裸芽密紫褐色长茸毛。叶对生，单数羽状复叶；小叶椭圆形至卵形，全缘或有不明显的钝锯，两面均密被长柔毛，有粗大腺点。花单性，雌雄异株；聚伞状圆锥花序顶生，花白色。菁葖果，成熟时紫红色，表面有粗大的腺点。

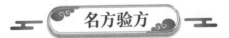

名方验方

1. 呕吐、吞酸：吴茱萸6克，黄连2克。水煎少量频服。

2. 头痛（以下午及夜间剧烈）：吴茱萸16克，生姜31克。将吴茱萸研末，生姜捣烂，共炒热，喷白酒一口在药上，包于足心涌泉穴处。

3. 口舌生疮、高血压：吴茱萸10克。研末醋敷足心。

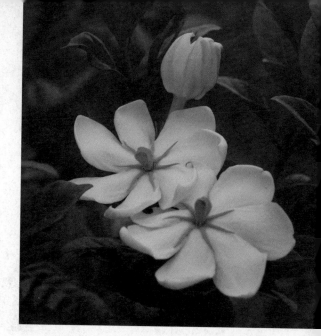

栀子

【性味归经】

苦，寒。归心、肺、三焦经。

【功效主治】

泻火除烦，清热利湿，凉血解毒；外用消肿止痛。用于热病心烦，湿热黄疸，淋证涩痛，血热吐衄，目赤肿痛，火毒疮疡；外治扭挫伤痛。

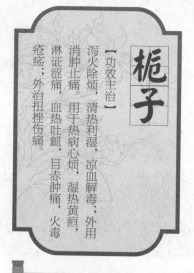

【原文】

味苦，寒。主五内邪气，胃中热气面赤，酒皰，齄鼻，白癞，赤癞，疮疡。一名木丹。生川谷。

【今释】

别名：黄栀子、山枝子、白蟾。

来源：本品为茜草科植物栀子的干燥成熟果实。

形态特征：常绿灌木，高达 2 米。叶对生或 3 叶轮生，叶片革质，长椭圆形或倒卵状披针形，全缘；托叶 2 片，通常连合成筒状包围小枝。花单生于枝端或叶腋，白色，花萼绿色，圆筒状。

名方验方

1. **尿血尿痛（热性疾病引起的）**：生栀子末、滑石各等份。葱汤下。

2. **热毒下血**：栀子 30 枚。水 3 升，煎取 1 升，去滓服。

3. **软组织挫伤**：栀子粉适量。用食醋或凉茶调成糊状，外搽患处，干后即换。

4. **毛囊炎**：栀子粉、穿心莲粉各 15 克，冰片 2 克，凡士林 100 克。调匀外搽，每日 2 次。

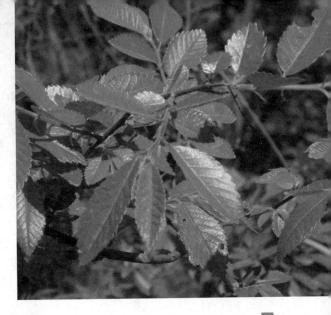

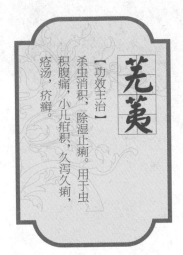

芜荑

【性味归经】

苦、辛，温。归脾、胃经。

【功效主治】

杀虫消积，除湿止痢。用于虫积腹痛，小儿疳积，久泻久痢，疮汤，疥癣。

【原文】

味辛。主五内邪气散，皮肤骨节中，淫，淫温行毒，去三虫，化食。一名无姑，一名殿塘（《御览》引云：逐寸白，散雒中，温温喘息，《大观本》作黑字）。生川谷。

【今释】

别名：无荑、无姑、芜荑仁、山榆子、山榆仁、白芜荑、大果榆树。

来源：为榆科植物大果榆果实的加工品。

形态特征：落叶小乔木或灌木，高15～30米。枝常有具木栓质翅，当年生枝绿褐色或褐色，有粗毛；老枝褐色无毛。叶互生；叶柄长2～6毫米；托叶早落；叶片宽倒卵形或椭圆状倒卵形，长5～10厘米，宽3～7厘米。花大，长达15毫米，两性；花被4～5裂，绿色；雄蕊与花被片同数，带黄玫瑰色；雌蕊1，子房1室，绿色，柱头2裂。花期4～5月，果熟期5～6月。

名方验方

1. **下血结阴**：芜荑30克。捣碎，研令细，用纸裹压去油，再研为末，用雄猪胆丸梧桐子大。每服9丸，甘草汤下，日五六服。

2. **虫牙作痛**：芜荑仁安蛀孔中及缝中。

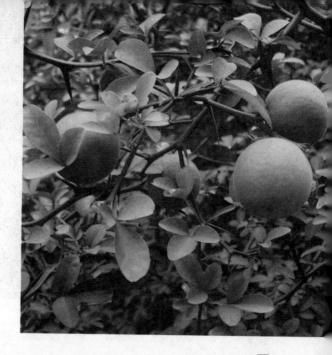

枳实

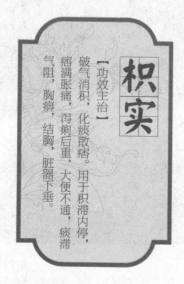

【性味归经】

苦、辛、酸、微寒。归脾、胃经。

【功效主治】

破气消积，化痰散痞。用于积滞内停，痞满胀痛，泻痢后重，大便不通，痰滞气阻，胸痹，结胸，脏器下垂。

【原文】

味苦，寒。主大风在皮肤中如麻豆苦痒，除寒热结，止痢，长肌肉，利五脏，益气轻身。生川泽。

【今释】

别名：香橙、臭橙、枸头橙。

来源：本品为芸香科植物酸橙及其栽培变种或甜橙的干燥幼果。

形态特征：小乔木，茎枝三棱形，光滑，有长刺。单身复叶，互生；叶柄有狭长形或倒心脏形的；叶片革质，卵形或倒卵形，而具半透明油点。总状花序，白色，长椭圆形。果圆形而稍扁，橙黄色，果皮粗糙。

名方验方

1. **肠麻痹**：枳实、厚朴、砂仁、木香、柴胡各10克。水煎服，每日1～2剂。

2. **便秘**：枳实6～10克。水煎服。

3. **胃病**：枳实、白及各15克。水煎服，外加呋喃唑酮1片，每日3次。

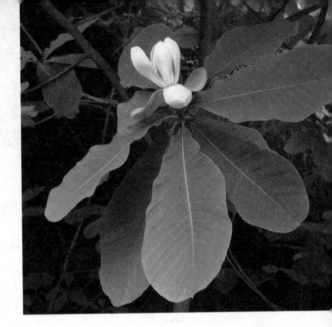

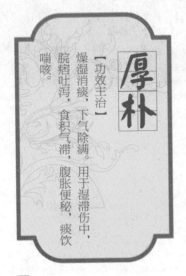

厚朴

【性味归经】

苦、辛，温。归脾、胃、肺、大肠经。

【功效主治】

燥湿消痰，下气除满。用于湿滞伤中，脘痞吐泻，食积气滞，腹胀便秘，痰饮喘咳。

【原文】

味苦，温。主中风，伤寒，头痛，寒热，惊悸气，血痹死肌；去三虫。生山谷。

【今释】

别名：赤朴、烈朴、厚皮。

来源：本品为木兰科植物厚朴或凹叶厚朴的干燥干皮、根皮及枝皮。

形态特征：落叶乔木，高7～15米；树皮紫褐色，冬芽由托叶包被，开放后托叶脱落。单叶互生，密集小枝顶端，叶片椭圆状倒卵形，革质，先端钝圆或具短尖，基部楔形或圆形，全缘或微波状，背面幼时被灰白色短绒毛，老时呈白粉状。花与叶同时开放，单生枝顶，白色，直径约15厘米，花梗粗壮，被棕色毛；雄蕊多数，雌蕊心皮多数，排列于延长的花托上。聚合果圆卵状椭圆形，木质。

名方验方

1. **腹泻伴消化不良**：厚朴、黄连各9克。水煎，空腹服。

2. **肠道寄生虫**：厚朴、槟榔各6克，乌梅2个。水煎服。

3. **便秘**：厚朴、枳实各9克，大黄6克。水煎服。

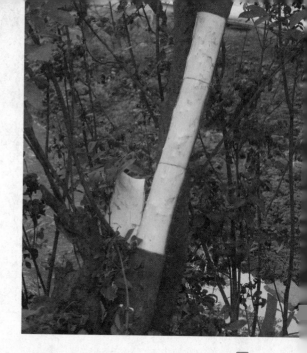

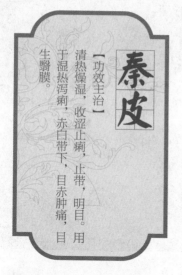

秦皮

【性味归经】

苦、涩，寒。归肝、胆、大肠经。

【功效主治】

清热燥湿，收涩止痢，止带，明目。用于湿热泻痢，赤白带下，目赤肿痛，目生翳膜。

【原文】

味苦，微寒。主风寒湿痹，洗洗，寒气，除热，目中青翳、白膜。久服头不白，轻身。生川谷。

【今释】

别名：鸡糠树、白荆树、青榔木。

来源：本品为木犀科植物苦枥白蜡树、白蜡树、尖叶白蜡树或宿柱白蜡树的干燥枝皮或干皮。

形态特征：白蜡树为乔木，高10厘米左右。叶对生，单数羽状复叶，小叶5～9枚，以7枚为多数，椭圆或椭圆状卵形，顶端渐尖或钝。花圆锥形，花小；雄性花两性花异株，通常无花瓣，花轴无毛，雌雄异株。

名方验方

1. **腹泻**：秦皮15克。水煎加糖，分服。

2. **麦粒肿，大便干燥**：秦皮15克，大黄10克。水煎服。孕妇忌服。

3. **小儿惊痫发热**：秦皮、茯苓各5克，甘草2克，灯心草20根。水煎服。

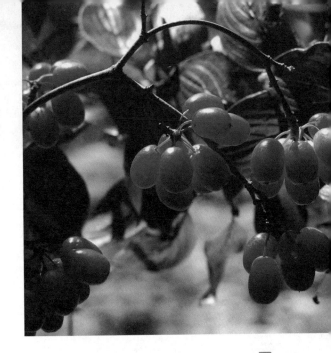

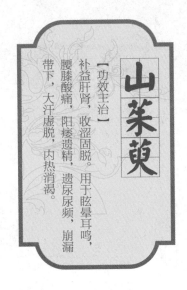

山茱萸

【性味归经】

酸，涩，微温。归肝、肾经。

【功效主治】

补益肝肾，收涩固脱。用于眩晕耳鸣，腰膝酸痛，阳痿遗精，遗尿尿频，崩漏带下，大汗虚脱，内热消渴。

【原文】

味酸，平。主心下邪气，寒热，温中，逐寒湿痹，去三虫。久服轻身。一名蜀枣。生川谷。

【今释】

别名：药枣、茱萸肉。

来源：本品为山茱萸科植物山茱萸的干燥成熟果肉。

形态特征：落叶小乔木。单叶对生，卵形至椭圆形，稀卵状披针形，叶地生，长5～7厘米，全缘，脉腋间有黄褐色毛丛，侧脉5～8对，弧形平行排列。伞形花序，具卵状苞片4，花先叶开放，黄色。核果长椭圆形，熟时樱红色。

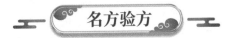

名方验方

1. **自汗、盗汗**：山茱萸、黄芪、防风各9克。水煎服。

2. **大汗不止、四肢发冷、脉搏微弱、体虚欲脱**：山茱萸50～100克。水煎服。

3. **遗尿**：山茱萸、茯苓、覆盆子各10克，附子3克，熟地黄12克。水煎服。

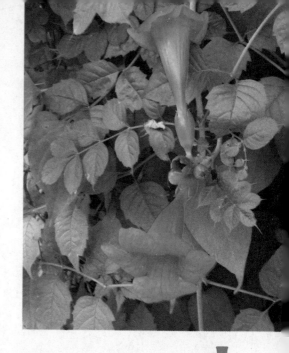

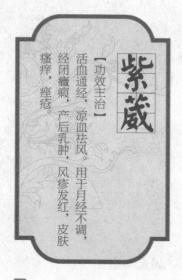

紫葳

【性味归经】
甘，酸，寒。归肝、心包经。

【功效主治】
活血通经、凉血祛风。用于月经不调，经闭癥瘕，产后乳肿，风疹发红，皮肤瘙痒，痤疮。

【原文】

味酸，微寒。主妇人产乳余疾，崩中，癥瘕，血闭，寒热，羸瘦，养胎。生川谷。

【今释】

别名：凌霄花、藤罗花。

来源：本品为紫葳科植物凌霄或美洲凌霄的干燥花。

形态特征：薄叶木质藤本，借气根攀附于其他物上，茎黄褐色具棱状网裂。叶对生，奇数羽状复叶，小叶卵形至卵状披针形，先端尾状渐尖，基部阔楔形，两侧不等大，边缘有粗锯齿，两面无毛，小叶柄着生处有淡黄褐色束毛。花序顶生，圆锥状，花大，花萼钟状，花冠漏斗状钟形。蒴果长如豆荚，具子房柄，种子多数，扁平，有透明的翅。

名方验方

1. **血热风盛的周身痒症：**凌霄花9克。水煎服。

2. **闭经：**凌霄花为末。每次10克，食前温酒下。

3. **便血：**凌霄花适量。浸酒饮服。

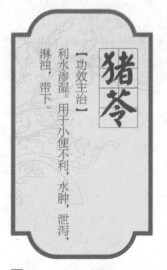

【性味归经】

甘，淡，平。归肾、膀胱经。

【功效主治】

利水渗湿。用于小便不利，水肿，泄泻，淋浊，带下。

猪苓

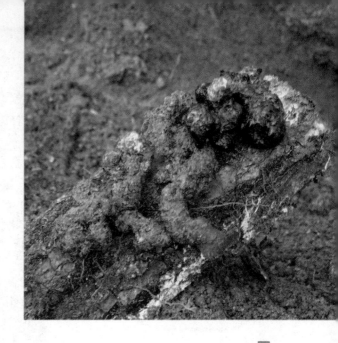

【原文】

味甘，平。主痎疟，解毒蛊，注疰不祥，利水道。久服轻身耐老。生山谷。

【今释】

别名：野猪食、猪屎苓、地乌桃。

来源：本品为多孔菌科真菌猪苓的干燥菌核。

形态特征：菌核体呈长形块或不规则块状，表面凹凸不平，有皱纹及瘤状突起，棕黑色或黑褐色，断面呈白色或淡褐色。子实体自地下菌核内生出，常多数合生；菌柄基部相连或多分枝，形成一丛菌盖，伞形或伞半状半圆形，总直径达15厘米以上。每一菌盖为圆形，直径1～3厘米，中央凹陷呈脐状，表面浅褐色至茶褐色。菌肉薄与菌管皆为白色；管口微小，呈多角形。

✦ 名方验方 ✦

1. 水肿、小便不利：猪苓、茯苓、泽泻、滑石粉各12克。水煎服。

2. 黄疸：猪苓、茯苓、白术各等份。研末，水调成糊，每服20克，每日2～3次。

3. 受暑水泻：猪苓、茯苓、白术、白扁豆各12克。水煎服。

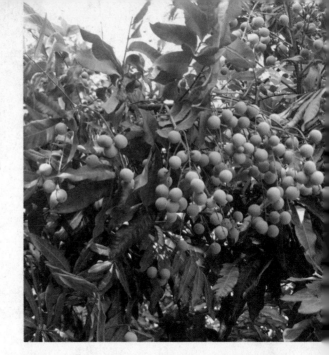

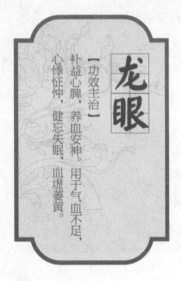

龙眼

【性味归经】

甘，温。归心、脾经。

【功效主治】

补益心脾，养血安神。用于气血不足，心悸怔忡，健忘失眠，血虚萎黄。

【原文】

味甘，平。主五脏邪气；安志，厌食。久服强魂聪明，轻身不老，通神明。一名益智。生山谷。

【今释】

别名：桂圆肉、亚荔枝。

来源：本品为无患子科植物龙眼的假种皮。

形态特征：常绿大乔木，树体高大，多为偶数羽状复叶，小叶对生或互生。圆锥花序顶生或腋生，果球形，种子黑色，有光泽。

名方验方

1. **产后浮肿**：龙眼肉、大枣、生姜各等份。煎汤服。

2. **虚弱衰老**：龙眼肉30克。加白糖少许，一同蒸至稠膏状，分2次用沸水冲服。

3. **贫血、神经衰弱、心悸怔忡、自汗盗汗**：龙眼肉4～6枚，莲子、芡实各适量。加水炖汤于睡前服。

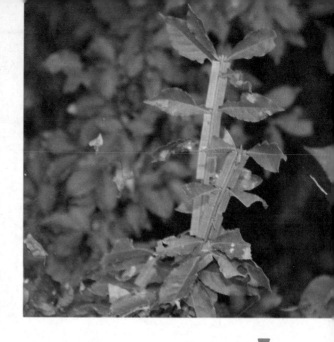

卫矛

【功效主治】

破血通经，杀虫。用于跌打损伤，瘀血停滞，局部作痛，妇女月经不调，产后瘀滞腹痛，风湿痹痛，虫积腹痛。外用干皮炎，痈肿疮疡。

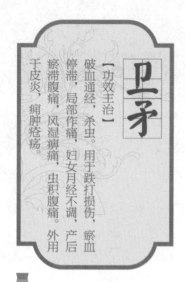

【原文】

味苦，寒。主女子崩中下血，腹满汗出，除邪，杀鬼毒、蛊疰。一名鬼箭。生山谷。

【今释】

别名：鬼箭、神箭。

来源：本品为卫矛科卫矛属植物卫矛的根、带翅的枝及叶。

形态特征：落叶灌木，植株光滑无毛，高2～3米。多分枝。小枝通常四棱形，棱上常具木栓质扁条状翅，翅宽约1厘米或更宽。单叶对生；叶柄极短；叶片薄，稍膜质，倒卵形、椭圆形至宽披针形，先端短渐尖或渐尖，边缘有细锯齿，基部楔形或宽楔形，表面深绿色，背面淡绿色。聚伞花序腋生，有花3～9朵，花小，两性，淡黄绿色，径约3毫米；花瓣4，近圆形，边缘有时呈微波状；雄蕊4，花丝短。蒴果椭圆形，绿色或紫色，1～3室，分离。花期5～6月，果期9～10月。

名方验方

1. 跌打伤痛：可配大黄、红花、赤芍等。

2. 疝气痛：可配川楝子、延胡索、荔枝核等。

3. 关节痛：常配羌活、独活、牛膝等。

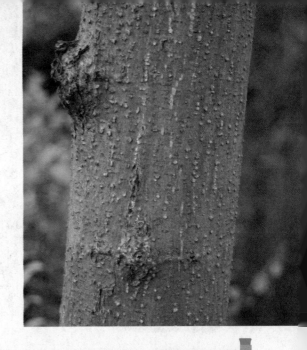

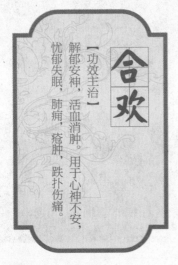

【性味归经】

甘，平。归心、肝、肺经。

合欢

【功效主治】

解郁安神，活血消肿。用于心神不安，忧郁失眠，肺痈，疮肿，跌扑伤痛。

【原文】

　　味甘，平。主安五脏，利心志，令人欢乐无忧。久服轻身，明目，得所欲。生山谷。

【今释】

别名：夜台皮、合昏皮、合欢木皮。

来源：本品为豆科植物合欢的干燥树皮。

形态特征：落叶乔木，高 4～15 米。羽片 4～12 对，小叶 10～30 对，长圆形至线形，两侧极偏斜。花序头状，多数，伞房状排列，腋生或顶生；花淡红色。荚果线形，扁平，幼时有毛。

名方验方

1. **心烦失眠**：合欢皮 9 克，夜交藤 15 克。水煎服。

2. **夜盲**：合欢皮、千层塔各 9 克。水煎服。

3. **跌打损伤、瘀血肿痛**：合欢皮 15 克，川芎、当归各 10 克，没药、乳香各 8 克。水煎服。

4. **疮痈肿痛**：合欢皮、紫花地丁、蒲公英各 10 克。水煎服。

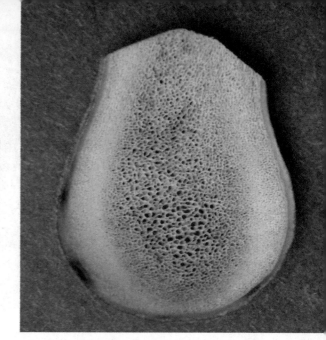

鹿茸

【性味归经】

甘、咸，温。归肾、肝经。

【功效主治】

壮肾阳，益精血，强筋骨，调冲任，托疮毒。用于肾阳不足，精血亏虚，阳痿滑精，宫冷不孕，羸瘦，神疲，畏寒，眩晕，耳鸣，耳聋，腰脊冷痛，筋骨痿软。

【原文】

　　味甘，温。主漏下恶血，寒热，惊痫，益气强志，生齿，不老。角，主恶疮、痈肿，逐邪恶气，留血在阴中。

【今释】

　　别名：茸角。

　　来源：本品为鹿科动物梅花鹿或马鹿的雄鹿未骨化密生茸毛的幼角。前者习称"花鹿茸"，后者习称"马鹿茸"。

　　形态特征：花鹿茸呈圆柱状分支，具1个分支者习称"二杠"，主支习称"大挺"，长17～20厘米，锯口直径4～5厘米，离锯口约1厘米处分出侧支，长9～15厘米，直径较大挺略细。外皮红棕色或棕色，多光润，表面密生红黄色或棕黄色细茸毛，上端较密，下端较疏；分叉间具1条灰黑色筋脉，皮茸紧贴。锯口黄白色。

名方验方

1. 饮酒成泄：嫩鹿茸（酥炙）、肉苁蓉（煨）各50克，生麝香1.5克。为末，陈白米饮丸如梧桐子大，每米饮下50丸。

2. 病久体虚：鹿茸、人参各30克，续断、骨碎补各60克。研细冲服，每日2次，每次3～5克。

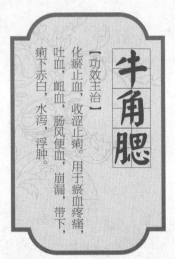

牛角䚡

【性味归经】

苦，温。归肝、肾经。

【功效主治】

化瘀止血，收涩止痢。用于瘀血疼痛，吐血、衄血、肠风便血，崩漏、带下，痢下赤白，水泻，浮肿。

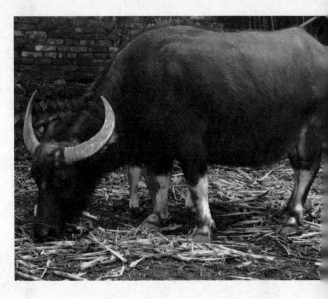

【原文】

下闭血，瘀血，疼痛，女人带下血。髓，补中填骨髓。久服增年。胆可丸药。

【今释】

别名：牛角胎、牛角笋。

来源：为牛科动物黄牛或水牛角中的骨质角髓。

形态特征：1.黄牛，体长1.5～2米，体重一般在280千克左右。体格强壮结实，头大额广，鼻阔口大，上唇上部有两个大鼻孔，基间皮肤硬而光滑，无毛，称为鼻镜。眼、耳都较大。头上有角1对，左右分开，角之长短、大小随品种而异，弯曲无分支，中空，内有骨质角髓。四肢匀称，4路，均有蹄甲，其后方2趾不着地，称悬蹄。尾较长，尾端具丛毛，毛色大部分为黄色，无杂毛掺混。2.水牛角较长大面扁，颈短，腰腹隆凸。四肢较短，蹄较大。皮厚无汗腺，毛粗而短，体前部较密，后背及胸腹各部较疏。体色大多灰黑色，但亦有黄褐色或白色的。

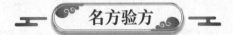

名方验方

1. **鼠奶痔**：牛角䚡烧作灰末，空腹酒服1克。

2. **痢色白，食不消者，为寒下**：牛角䚡烧灰。上一味捣筛，白饮服1克，日三。

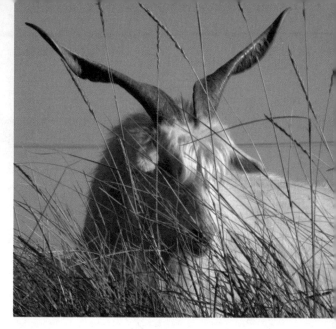

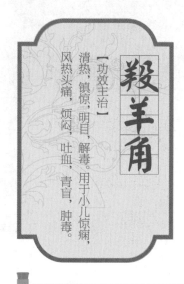

羖羊角

【性味归经】

咸，凉。归肝、心经。

【功效主治】

清热，镇惊，明目，解毒。用于小儿惊痫，风热头痛，烦闷，吐血，青盲，肿毒。

【原文】

味咸，温。主青盲明目，杀疥虫，止寒泄，辟恶鬼虎狼，止惊悸。久服，安心益气，轻身。生川谷。

【今释】

来源：为牛科动物雄性山羊或雄性绵羊的角。

形态特征：体长 1～1.2 米，体重 10～35 千克。头长，颈短，耳大，吻狭长。雌雄额部均有角 1 对，雄性者角大；角基部略呈三角形，尖端略向后弯，角质中空，表面有环纹或前面呈瘤状。雄者颌下有总状长须。四肢细，尾短，不甚不垂。全体被粗直短毛，毛色有白、黑、灰和黑白相杂等多种。

名方验方

1. **小儿痫疾**：羖羊角，烧存性，以酒服少许。

2. **心烦恍惚，腹中痛，或时闷绝而后苏**：羖羊角屑，微炒，捣细罗为散。不计时候，以温酒调下 3 克。

3. **打扑伤痛**：羊角屑，以砂糖水拌，瓦焙焦，为末。每热酒下 6 克，仍揉痛处。

4. **身面卒得赤瘭，或瘰子肿起**：羖羊角，烧灰，鸡子清和涂。

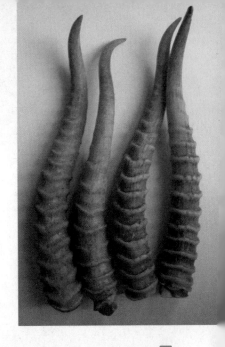

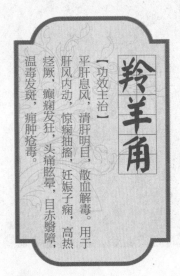

羚羊角

【性味归经】

咸，寒。归肝、心经。

【功效主治】

平肝息风，清肝明目，散血解毒。用于肝风内动，惊痫抽搐，妊娠子痫，头痛眩晕，目赤翳障，高热痉厥，癫痫发狂，温毒发斑，痈肿疮毒。

【原文】

味咸，寒。主明目，益气起阴，去恶血注下，辟蛊毒恶鬼不祥，安心气，常不魇寐。生川谷。

【今释】

别名：泠角。

来源：本品为牛科动物赛加羚羊的角。

形态特征：本品呈长圆锥形，略呈弓形弯曲，长15～33厘米；类白色或黄白色，基部稍呈青灰色。嫩枝对光透视有"血丝"或紫黑色斑纹，光润如玉，无裂纹，老支则有细纵裂纹。除尖端部分外，有10～16个隆起环脊，间距约2厘米，用手握之，四指正好嵌入凹处。角的基部横截面圆形，直径3～4厘米，内有坚硬质重的角柱，习称"骨塞"，骨塞长约占全角的1/2或1/3，表面有突起的纵棱与其外面角鞘内的凹沟紧密嵌合，从横断面观，其结合部呈锯齿状。除去"骨塞"后，角的下半段成空洞，全角呈半透明，对光透视，上半段中央有一条隐约可辨的细孔道直通角尖，习称"通天眼"。

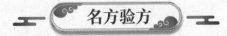

名方验方

传染病高热（用于高热神昏、烦躁谵语、惊痫抽搐）：常与黄连、黄芩等组方使用。

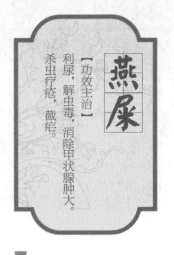

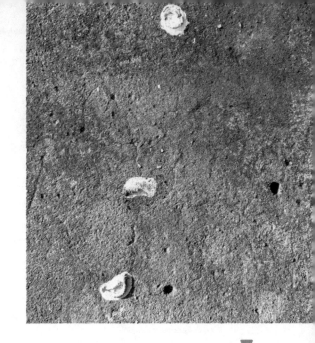

燕屎

【性味归经】

辛，平，有毒。

【功效主治】

利尿，解虫毒，消除甲状腺肿大。杀虫疗疮，截疟。

【原文】

味辛，平。主蛊毒、鬼注，逐不祥邪气，破五癃，利小便。生平谷。

【今释】

来源：为燕科动物越燕、胡燕的粪便。

形态特征：金腰燕，体长 18 厘米左右，体重 21 克左右。雌雄相似。上体背面大都呈金属蓝黑色，头后略杂以粟黄色，腰部粟黄色成腰带状，甚为夺目，故名金腰燕。眼先棕灰色，耳羽暗棕色；眼先上方有一粟色眉纹，与后头同色羽毛相接，下体白色沾棕，密布黑色纵纹，尾羽分叉呈剪刀形。尾下复羽的羽端为辉蓝黑色。眼暗褐；嘴黑脚黑褐色。

名方验方

1. 小儿卒惊，似有痛处不知：取燕屎煎汤洗浴。

2. 虫症：取三合燕屎炒好，加去皮的独蒜十枚，一起捣烂，制成梧子大的丸子，每次服用三丸。

3. 疟疾：发作当天的早晨取燕屎 2.74 毫升，和酒调和，让病人捧住吸气，但不要让药入口，以免对人体造成危害。

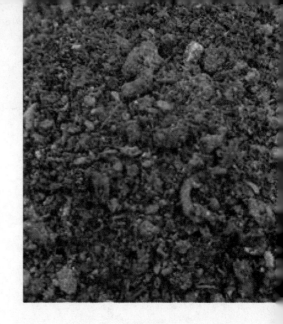

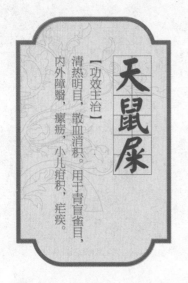

天鼠屎

【性味归经】

辛，寒。归肝经。

【功效主治】

清热明目，散血消积。用于青盲雀目，内外障翳，瘰疬，小儿疳积，疟疾。

【原文】

　　味辛，寒。主面痈肿，皮肤洗洗，时痛，肠中血气，破寒热积聚，除惊悸。一名鼠沄，一名石肝。生山谷。

【今释】

　　别名：夜明砂、鼠法、石肝、黑砂星、檐老鼠屎、蝙蝠粪、蚊子眼。

　　来源：为蝙蝠科动物蝙蝠、大管鼻蝠、普通伏翼、大耳蝠、华南大棕蝠、蹄蝠科动物大马蹄蝠及菊头蝠科动物马铁菊头蝠等的粪便。

　　形态特征：蝙蝠，是一种适应飞翔生活的小型兽类。较小，体长4.5～8.0厘米。眼小，鼻部无鼻叶或其他衍生物。耳短而宽。由指骨末端向上至上膊骨，向后至躯体两侧后肢及尾间，有一层薄的翼膜，其上无毛。尾发达。全身呈黑褐色。

名方验方

1. **小儿雀目**：夜明砂炒研，猪胆汁和丸绿豆大，海米饮下五丸。

2. **内外障翳**：夜明砂末，化入猪胆内，煮食饮汁。

3. **治腋下狐臭**：夜明砂末，豉汁调。

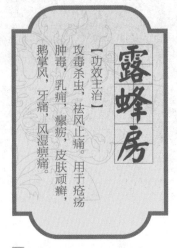

虫鱼

露蜂房

[性味归经]

甘，平。归胃经。

[功效主治]

攻毒杀虫，祛风止痛。用于疮疡肿毒，乳痈，瘰疬，皮肤顽癣，鹅掌风，牙痛，风湿痹痛。

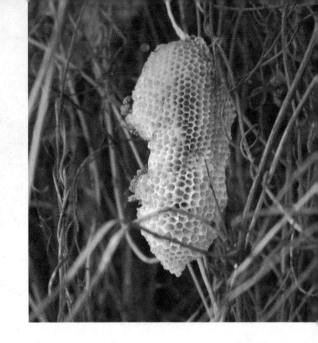

【原文】

味苦，平。主惊痫，瘛疭，寒热邪气，癫疾，鬼精，蛊毒，肠痔。火熬之，良。一名蜂肠。生川谷。

【今释】

别名：蜂肠、百穿、蜂窠、紫金沙。

来源：本品为胡蜂科昆虫果马蜂、日本长脚胡蜂或异腹胡蜂的巢。

形态特征：本品呈圆盘状或不规则的扁块状，或近似莲蓬形，大小不等。表面灰白色或灰褐色；腹面有多数整齐有序的六角形房孔，孔径3～4毫米或6～8毫米，颇似莲房。背面有1个或数个黑色凸出的短柄。

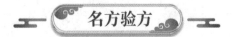

名方验方

1. **蜂蜇人**：蜂房适量，研末，猪油和敷之。

2. **赤白痢、少腹痛不可忍、里急后重**：蜂房、阿胶各9克，同溶化，入黄连末15克，搅匀，分3次热服。

3. **头癣**：蜂房1个，蜈蚣2条，明矾适量。将明矾研末，入蜂房孔中，连同蜈蚣置瓦片上小火烤焦，共研细末，麻油调搽外擦。

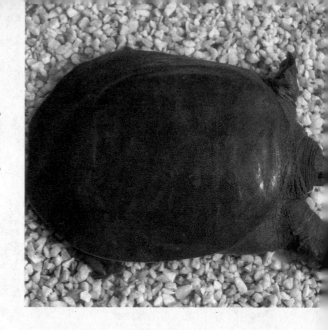

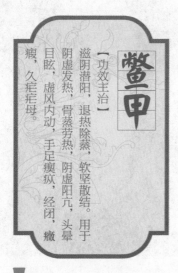

鳖甲

【性味归经】

咸，微寒。归肝、肾经。

【功效主治】

滋阴潜阳，退热除蒸，软坚散结。用于阴虚发热，骨蒸劳热，阴虚阳亢，头晕目眩，虚风内动，手足瘛疭，经闭，癥瘕，久疟疟母。

【原文】

味咸，平。主心腹癥瘕坚积，寒热，去痞息肉，阴蚀，痔恶肉。生池泽。

【今释】

别名：鳖壳、团甲鱼、鳖盖子。

来源：本品为鳖科动物鳖的背甲。

形态特征：本品呈椭圆形或卵圆形，背面隆起，长10～15厘米，宽9～14厘米。外表面黑褐色或墨绿色。略有光泽，具细网状皱纹及灰黄色或灰白色斑点，中间有一条纵棱，两侧各有左右对称的横凹纹8条，外皮脱落后，可见锯齿状嵌接缝。内表面类白色，中部有突起的脊椎骨，颈骨向内卷曲，两侧各有肋骨8条，伸出边缘。

名方验方

1. **产后腹痛**：鳖甲6个。煅炭存性研末，每次10克，温酒送服。

2. **脾脏肿大**：鳖甲适量。焙黄研末，每日3次，每次3～6克，调红糖服用。

3. **疟疾**：醋炙鳖甲适量。研末，每次3～10克，调黄酒服下。

4. **烧烫伤**：鳖甲适量。煅炭存性研末，调茶油外敷患处。

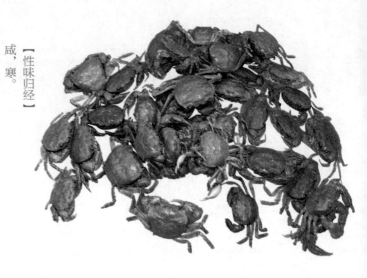

蟹

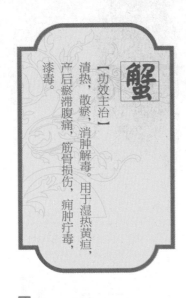

【性味归经】

咸，寒。

【功效主治】

清热，散瘀，消肿解毒。用于湿热黄疸，产后瘀滞腹痛，筋骨损伤，痈肿疔毒，漆毒。

【原文】

味咸寒。主脑中邪气，热结痛，歪僻面肿，败漆。烧之致鼠。生池泽。

【今释】

别名：郭索、无肠公子、螃蟹、横行介士、毛蟹、稻蟹、方海、胜芳蟹、河蟹、淡水蟹、毛夹子、大闸蟹、方蟹。

来源：为方蟹科动物中华绒螯蟹和日本绒螯蟹的肉和内脏。

原动物：中华绒螯蟹，头胸甲呈圆文武有，后半部宽于前半部。一般长约55毫米，宽61毫米左右，个别可宽80～90毫米。背面隆起，额及肝区凹陷，胃区前面具6个对称的颗粒状突起，胃区与心区分界显著，前者周围有凹点。额宽，分4齿，眼窝上缘近中部处突出，略呈三角形、眼1对，具短柄，能活动。前侧缘具4锐齿，末齿最小而引入一隆线，斜行于鳃区外侧，沿后侧缘内方亦具一隆线。

名方验方

1. **疥癣**：螃蟹焙干研末，调猪脂敷患处。

2. **小儿解颅**：蟹螯并白及烂捣，涂颅上。

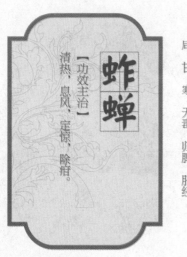

蚱蝉

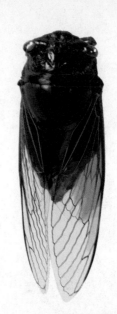

【原文】

味咸，寒。主小儿惊痫，夜啼，癫病，寒热，生杨柳上。

【今释】

来源：蚱蝉为蝉科动物黑蚱的全体。

形态特征：黑蚱，雄虫体长而宽大，长4.4～4.8厘米，翅展12.5厘米，雌虫稍短；黑色，有光泽。头部横宽，中央向下四陷，颜面顶端及侧缘淡黄褐色。复眼1对，大而横宽，呈淡黄褐色；单眼3个，位于复眼中央，排列呈三角形。触角短小，位于复眼前方。前胸背板两侧边缘略扩大，中胸背板有2个隐约的中央线状淡赤褐色的锥形斑。翅2对，透明有反光，翅脉显明，前缘淡黄褐色，翅基室1/3为黑色，亚前缘室呈黑色，并有一淡黄褐色斑点。后翅基部2/5为黑色。雄虫具鸣器，雌虫则无。足3对，淡黄褐色，腿节上的条纹、胫节基部及端部均黑色。腹部各节黑色，末端略尖，呈钝角。雄虫腹盖发达，不及腹部的一半，外缘呈弧形隆起；腹盖的外缘与后缘、各腹节的后缘以及分布在腹面分散的点，均为淡黄褐色。

名方验方

1. 痘发热发痒抓破：蝉蜕50克，地骨皮50克。为末，每服2～3匙，白酒服2～3次。

2. 感冒、咳嗽失音：蝉蜕、甘草、桔梗各5克，牛蒡子15克。煎汤服。

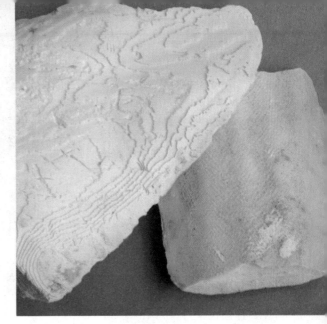

乌贼鱼骨

【性味归经】

咸、涩，温。归脾、肾经。

【功效主治】

收敛止血，涩精止带，制酸止痛，收湿敛疮。用于吐血衄血，崩漏便血，遗精滑精，赤白带下，胃痛吞酸；外治损伤出血，湿疹湿疮，溃疡不敛。

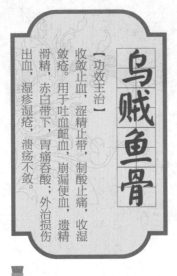

【原文】

味咸，微温。主女子漏下，赤白经汁，血闭，阴蚀，肿痛，寒热，癥瘕，无子。生池泽。

【今释】

别名：海螵蛸。

来源：为乌鲗科动物无针乌鲗或金乌鲗的内壳。

形态特征：无针乌鲗的内壳呈长椭圆形而扁平，边缘薄，中间厚，长9～14厘米，宽约2.5～3.5厘米，中部厚约1.2～1.5厘米，腹面白色，有水波状纹，自尾端至中央最厚处，占全长的1/2或1/2强。背面磁白色而略带暗红色，有不明显的细小疣状突起，中央有1条明显的隆起，表面有一层硬脆皮膜，角质缘呈半透明状。末端无骨针。体轻，质松脆，易折断，断面有明显的微向背面弯曲的平行层纹。除背部硬膜外，其他部分可擦下细粉。气微腥，味微咸。

名方验方

1. **胃出血**：海螵蛸、白及各60克。共研为末，饭前冲服3～5克。

2. **胃、十二指肠溃疡**：海螵蛸（乌贼骨）为主，配合其他药物（贝母、大黄、白及等）内服。

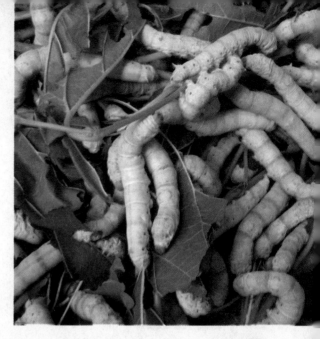

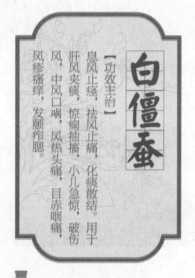

白僵蚕

【性味归经】

咸、辛，平。归肝、肺、胃经。

【功效主治】

息风止痉，祛风止痛，化痰散结。用于肝风夹痰，惊痫抽搐，小儿急惊风，中风口喎，风热头痛，目赤咽痛，风疹瘙痒，发颐痄腮。

破伤风，

【原文】

味咸，平。主小儿惊痫，夜啼；去三虫；灭黑皯，令人面色好；男子阴疡病。生平泽。

【今释】

别名：日虫、僵蚕。

来源：本品为蚕蛾科昆虫家蚕4～5龄的幼虫感染（或人工接种）白僵菌而致死的干燥体。

形态特征：本品略呈圆柱形，多弯曲皱缩。长2～5厘米，直径0.5～0.7厘米。表面灰黄色，被有白色粉霜状的气生菌丝和分生孢子。头部较圆，足8对，体节明显，尾部略呈二分歧状。质硬而脆，易折断，断面平坦，外层白色，中间有亮棕色或亮黑色的丝腺环4个。气微腥，味微咸。

名方验方

1. **荨麻疹、皮肤瘙痒症**：白僵蚕、荆芥穗各6克，蝉蜕3克。水煎服。

2. **风疹块**：白僵蚕、蝉衣、大黄、姜黄各等份。研为细末，每服6克，以蜜调黄酒送下。

3. **中风**：白僵蚕、红花、荆芥穗、棕榈叶各3克。水煎服。

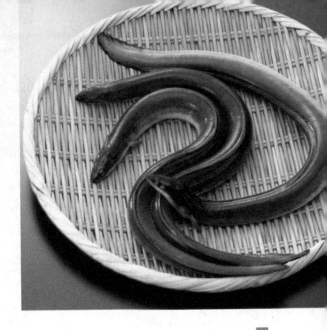

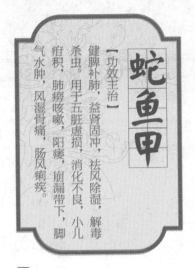

蛇鱼甲

【性味归经】

甘，平。

【功效主治】

健脾补肺，益肾固冲，祛风除湿，解毒杀虫。用于五脏虚损，消化不良，小儿疳积，肺痨咳嗽，阳痿，崩漏带下，脚气水肿，风湿骨痛，肠风痢疾。

【原文】

味辛，微温。主心腹癥瘕，伏坚，积聚，寒热，女子崩中，下血五色，小腹阴中相引痛，创疥，死肌。生池泽。

【今释】

别名：白鳝、鳗鱼、青鳝、鳗鲡鱼。干者名风鳗。

来源：为鳗鲡科动物鳗鲡的全体。

原动物：鳗鲡，体细长，呈蛇形，长约40厘米左右，最长可达130厘米左右。头尖长，兄长短钝，平扁。眼小，位于口角上方。口大，口裂微斜，伸达眼的后缘。下颌稍长于上颌，唇发达。鳞细小，埋于皮下，呈度纹状排列。体表多黏液。背鳍长而低，起点距臀较距鳃孔为近，鳍条235，与尾鳍相连。臀鳍低平，鳍条215，与尾鳍相连。胸鳍短圆形，无腹鳍，体背灰黑色，侧上缘暗绿色，腹部白色。

生境分布：为降河性洄游鱼类，平时栖息于江河、湖泊、池塘的土穴、石缝内。以小鱼、蟹、虾、螺、蚬、蚯蚓、沙蚕及水生昆虫等为食。

名方验方

1. **结核发热**：鳗鲡1条，贝母、百合、茅根各9克，百部6克。水煎服，日服2次。

2. **赤白带下**：鳗鲡1条，芡实15克，莲肉15克，白果9克，当归6克。水煎服，日服2次。

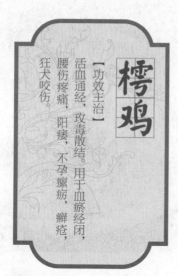

樗鸡

【性味归经】

苦、辛，平；有毒。归肝经。

【功效主治】

活血通经，攻毒散结。用于血瘀经闭，腰伤疼痛，阳痿，不孕瘰疬，癣疮，狂犬咬伤。

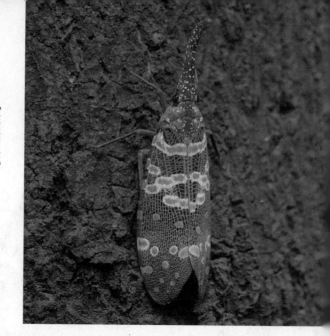

【原文】

味苦，平。主心腹邪气，阴痿，益精，强志，生子好色，补中轻身。生川谷。

【今释】

别名：红娘子、灰花蛾。

来源：为蜡蝉科动物樗鸡的成虫。

形态特征：樗鸡，体长14～22毫米，宽6～8毫米。头狭小，复眼黑褐色。额延长如象鼻。前胸背板浅褐色；腹部大，黑褐色，腹部背面黑色，间被白色粉霜。前翅基半部淡褐色而稍带绿色，有黑斑20余个，端半部黑色，翅脉白色；后翅基部呈红色，有黑斑7～8个，翅端黑色。红色与黑色交界处有白带，体翅常有粉状白蜡。尾端逐渐狭小。

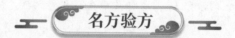

名方验方

1. **瘰疬结核**：用樗鸡14枚，乳香、砒霜各3克，硇砂残半，黄丹1.5克。共研为末，加糯米粥和药做饼，贴患处。1月病愈。

2. **横痃便毒**：用鸡蛋一个，开孔，放入樗鸡6个，纸饮煨熟。去樗鸡，只吃鸡蛋，酒送下。味苦平。

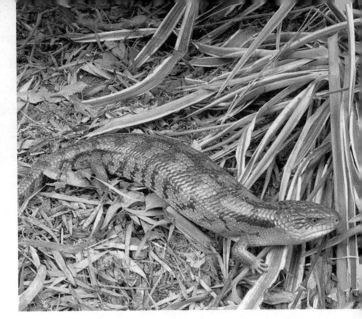

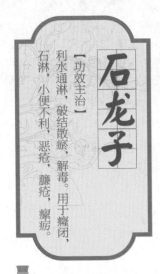

石龙子

【性味归经】

咸，寒；有毒。

【功效主治】

利水通淋、破结散瘀、解毒。用于癃闭，石淋，小便不利，恶疮，臁疮，瘰疬。

【原文】

味咸寒。主五癃邪，结气，破石淋，下血，利小便水道。一名蜥易。生川谷。

【今释】

别名：蜥易、易蜴、蜥蜴、山龙子、守宫、石蜴、猪蛇婆、四脚蛇、五寸棍。

来源：为石龙子科动物石龙子或蓝尾石龙子除去内脏的全体。

形态特征：龙子，体长 103～125 毫米，尾长 144～189 毫米。眶上鳞第 2 枚显著大于第 1 枚；额顶鳞发达，彼此相切，有上鼻鳞；无后鼻鳞；第 2 列下颞鳞楔形，后颏鳞前、后 2 枚。耳孔前缘有 2～3 个瓣突，鼓膜深陷。体较粗壮，环体中段鳞 22～24 行；肛前具 1 对大鳞；尾下正中行鳞扩大。前、后肢贴体相向时不相遇，指、趾侧扁掌足冰粒鳞大、小不一。背面灰橄榄色；头部棕色；腹面白色。幼体背面黑灰色，有 3 条浅黄色纵纹向后直达尾部，随个体成长而消失或隐约可见。雄性颞部显著隆肿。

名方验方

1. **小儿颓**：蜥蜴 1 枚。烧灰，末，以酒服之。

2. **诸瘘不愈**：蜥蜴（炙）3 枚，地胆（炒）30 枚，斑蝥（炒）40 枚。为末，蜜丸小豆大。每服 2 丸，白汤下。

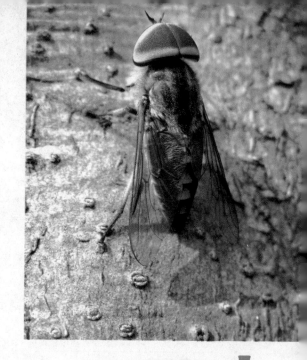

蝱虫

【性味归经】

苦，微咸，凉；有毒。归肝经。

【功效主治】

破血通经，逐瘀消症。用于血瘀经闭，产后恶露不尽，干血痨，少腹蓄血，癥瘕积块，跌打伤痛，痈肿，喉痹。

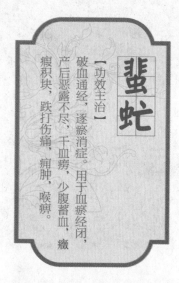

【原文】

味苦，微寒。主逐瘀血，破下血积坚痞癥瘕，寒热，通利血脉及九窍。生川谷。

【今释】

别名：虻虫、牛虻、牛蚊子、绿头猛钻、牛苍蝇、瞎虻虫、瞎蚂蜂、瞎蠓、牛魔蚊、牛蝇子、瞎眼蠓。

来源：为虻科昆虫华虻及其同属多种昆虫和黄虻属双斑黄虻的雌性全体。

形态特征：华虻，雌虫体长16～18毫米，灰黑色。前额黄灰色，基胛近卵圆形，黄棕色。触角第1环节基部棕红色，有明显粗钝突起，翅透明，翅脉棕色。胸部背板灰色，有5条明显黑灰纵带。腹部圆钝形，有明显的白斑。雄虫与雌虫相似，较雌虫稍大，仅腹部呈圆锥形。

名方验方

1. **腕折瘀血**：虻虫20枚，牡丹皮30克。上二味，治下筛，酒服方寸匕，血化为水。

2. **肿毒**：虻虫、松香等份。为末，置膏药中贴患部。

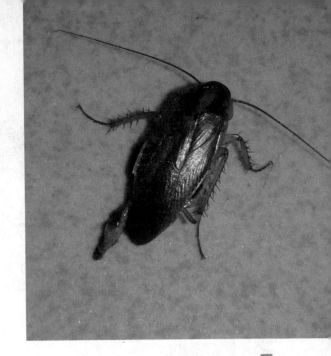

蜚蠊

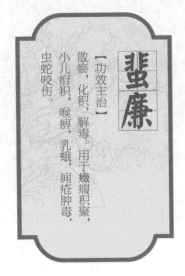

【性味归经】

咸，寒。归肝、脾、肾经。

【功效主治】

散瘀，化积，解毒。用于癥瘕积聚，小儿疳积，喉痹，乳蛾，痈疮肿毒，虫蛇咬伤。

【原文】

　　味咸，寒。主血瘀（《御览》引云逐下血），症坚，寒热，破积聚，喉咽痹，内寒，无子。生川泽。

【今释】

　　别名：蟑螂、蜚、负盘、石姜、滑虫、茶婆虫、香娘子、赃郎、偷油婆、酱虫。

　　来源：为蜚蠊科动物美洲大蠊、东方蜚蠊、澳洲蜚蠊的全体。

　　形态特征：美洲大蠊，体长 4～5 厘米，椭圆形而扁，红褐色，有光泽。头小，隐于前胸下，触角鞭状，超过翅的末端。前胸背圆形。翅发达，盖过腹部的末端，前翅较小，叶状，工质，有赤褐色的翅脉。后翅大，膜质，扇状。足长而侧扁。腹部各节后缘浓赤褐色。尾端有 2 长 2 短的尾毛，司嗅觉功用。

名方验方

1. 小儿疳初起：蟑螂，去头、足、翅，新瓦焙干，常与食之。

2. 臌胀：蟑螂 1 个（焙干），萝卜子一撮。共炒为末，好酒吞。

3. 疔疮：蟑螂大者 7 个，去头、足、壳，将砂糖少许，同捣烂，敷疔四围，露出头。

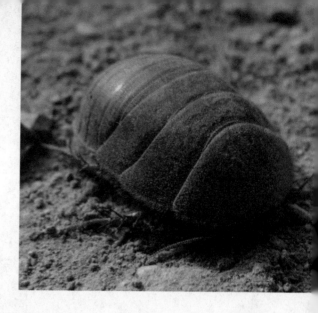

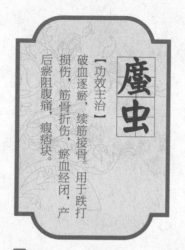

䗪虫

【性味归经】

咸，寒；有小毒。归肝经。

【功效主治】

破血逐瘀，续筋接骨。用于跌打损伤，筋骨折伤，瘀血经闭，产后瘀阻腹痛，癥瘕痞块。

【原文】

味咸，寒。主心腹寒热，洗洗，血积癥瘕，破坚，下血闭，生子大，良。一名地鳖。生川泽。

【今释】

别名：土鳖虫、地鳖、土元、土鳖、簸箕虫、地鳖虫。

来源：本品为鳖蠊科昆虫地鳖或冀地鳖的雌虫干燥体。

形态特征：地鳖：雌雄异形，雄虫有翅，雌虫无翅。雌虫长约3厘米，体上下扁平，黑色而带光泽。头小，向腹面弯曲。口器咀嚼式，大颚坚硬。复眼发达，肾形；单眼2个。触角丝状，长而多节。前胸盾状，前狭后阔，盖子头上。雄虫前胸呈波状纹，有缺刻，具翅2对。生活于地下或沙土间，多见于粮仓底下或油坊阴湿处。

名方验方

1. **骨、淋巴结核**：土鳖虫30克，蜈蚣10条，全蝎、乳香、没药各60克，土茯苓120克，土贝母100克。共研细末，与白面炒水丸成600粒，每次6粒，每日3次。

2. **顽固性风湿痛**：土鳖虫、九香虫、全蝎、蜈蚣各等份。焙干，杀研为末，每次6克，每日2次，用黄芪60克，制附片15克（先煎）煎汤送服。

3. **食管癌**：土鳖虫、乌梅、木香、轻粉各10克，斑蝥1只，蜈蚣2条，红娘30克，山豆根15克，大枣10枚，黄连6克。将上药共研细，口服，每次6克，每日2次。

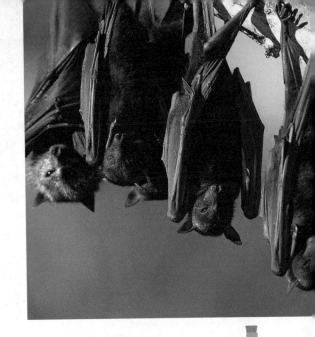

伏翼

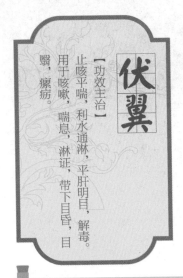

【原文】

味咸，平。主目瞑，明目，夜视有精光。久服，令人喜乐，媚好无忧。一名蝙蝠。生川谷。

【今释】

别名：蝙蝠、服翼、天鼠、飞鼠、老鼠、仙鼠、夜燕、盐老鼠。

来源：为蝙蝠科动物蝙蝠、大管鼻蝠、普通伏翼、大耳蝠、华南棕蝠和蹄蝠科动物大刀蹄蝠及菊头蝠科动物马铁菊头蝠等的干燥全体。

形态特征：蝙蝠，是一种营飞翔生活的小型兽类。较小，体长 4.5～8.0 厘米。眼小，鼻部无鼻叶或其他衍生物。耳短而宽。由指骨末端向上至上膊骨，向后至躯体两侧后肢及尾间，有一层薄的翼膜，其上无毛。尾发达。全身呈黑褐色。

名方验方

1. 瘰疬多年不瘥：蝙蝠 1 个，猫头 1 个。上同烧作灰，撒上黑豆，煅其灰骨化，碎为细末，湿即干掺，干则油调敷。

2. 久咳嗽上气，10 年、20 年：蝙蝠除翅、足，烧令燋，末，饮服之。

3. 久疟不止：蝙蝠 7 个，去头、翅、足，捣千下，丸梧子大。每服 1 丸，清汤下，鸡鸣时一丸，禺中（日近午）1 丸。

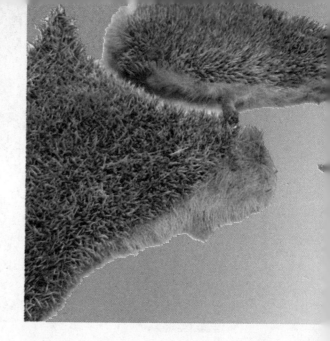

猬皮

【性味归经】
苦、涩，平。归胃、肾、大肠经。

【功效主治】
固精缩尿，收涩止血，化瘀止痛。用于遗精遗尿，痔疮出血，脱肛，胃脘疼痛。

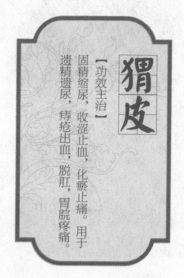

【原文】

　　味苦，平。主五痔阴蚀下血，赤白五色，血汁不止，阴肿痛引要背，酒煮杀之。生川谷。

【今释】

别名：刺猬皮。

来源：为刺猬科动物刺猬、达乌尔猬或大耳猬的皮。

形态特征：体形较大，体长约22厘米，尾长约2厘米。头宽，吻尖。耳短，不超过其周围之棘长。足及爪较长。身体背面被粗而硬的棘刺，头顶部之棘略向两侧分列。棘之颜色可分二类：一类纯白色，或尖端略染棕色；另一类棘之基部白色或土黄色，其上为棕色，再上段复为白色，尖梢呈棕色。整个体背呈土棕色。脸部、体侧和腹面以及四肢的毛为灰白或浅灰黄色。四足浅棕色。头骨之颌关节窝后突甚小，显然低于颞乳突之高。栖息于平原、丘陵或山地的灌木丛中。昼伏夜出，冬眠期长达半年。遇敌则蜷缩成一刺球。

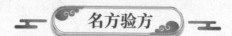

名方验方

反胃吐食：猬皮烧灰，酒服或煮汁，或五味淹炙食。

果

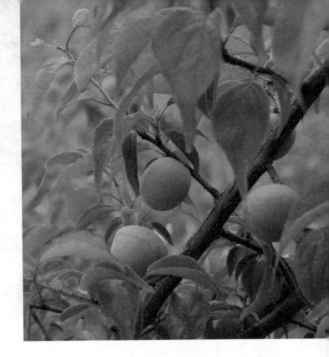

梅实

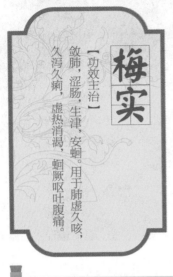

【性味归经】

酸、涩，平。归肝、脾、肺、大肠经。

【功效主治】

敛肺，涩肠，生津，安蛔。用于肺虚久咳，久泻久痢，虚热消渴，蛔厥呕吐腹痛。

【原文】

味酸，平。主下气，除热烦满，安心，肢体痛，偏枯不仁，死肌，去青黑痣，恶疾。生川谷。

【今释】

别名：乌梅。

来源：为蔷薇科植物梅近成熟果实经熏焙加工而成者。

形态特征：落叶小乔木或灌木。叶互生，托叶1对，早落，叶片阔卵形或卵形，先端尾状渐尖。花单生或2朵簇生于枝上，先叶开放，白色或红色，花梗极短；花萼5；子房密被柔毛。核果球形，成熟时黄色。

名方验方

1. **蛔虫病**：乌梅若干。去核捣烂，每次6～9克，每日2次。

2. **水气满急**：乌梅、大枣各3枚。水4升，煮2升，纳蜜和匀，含咽之。

3. **久泻久痢**：乌梅15～20克，粳米100克，冰糖适量。将乌梅煎取浓汁去渣，入粳米煮粥，粥熟后加冰糖适量，稍煮即可，每日2次，温热食用。

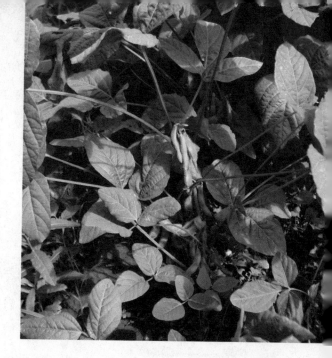

米谷

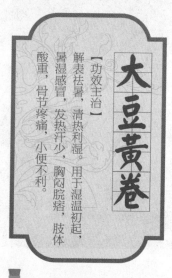

大豆黄卷

【性味归经】
甘，平。归脾、胃、肺经。

【功效主治】
解表祛暑，清热利湿。用于湿温初起，暑湿感冒，发热汗少，胸闷脘痞，肢体酸重，骨节疼痛，小便不利。

【原文】

味甘，平。主湿痹，筋挛，膝痛。生大豆，涂痈肿。煮汁，饮，杀鬼毒，止痛，赤小豆。主下水，排痈肿脓血。生平泽。

【今释】

别名：豆蘖、黄卷、卷蘖、䔛蘖、大豆卷、大豆蘖、黄卷皮、豆黄卷。

来源：本品为豆科植物大豆的成熟种子经发芽干燥的炮制加工品。

形态特征：一年生直立草本，高60～180厘米。茎粗壮，密生褐色长硬毛。叶柄长，密生黄色长硬毛；托叶小，披针形；三出复叶，顶生小叶菱状卵形，长7～13厘米，宽3～6厘米，先端渐尖，基部宽楔形或圆形，两面均有白色长柔毛，侧生小叶较小，斜卵形；叶轴及小叶柄密生黄色长硬毛。总状花序腋生；苞片及小苞片披针形，有毛；雄蕊10，二体；子房线形，被毛。荚果带状长圆形，略弯，下垂，黄绿色，密生黄色长硬毛。种子2～5颗，黄绿色或黑色，卵形至近球形，长约1厘米。花期6～7月，果期8～10月。

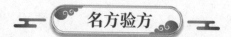

名方验方

小儿撮口及发噤：以初生时豆芽，烂研，以乳汁调与儿吃，或生研绞取汁，少许与服亦得。

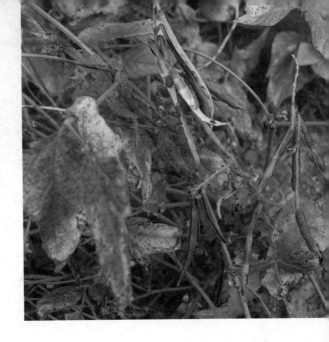

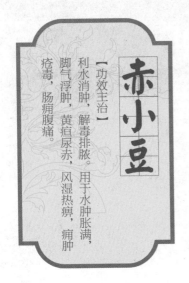

赤小豆

【性味归经】

甘、酸、平。归心、小肠经。

【功效主治】

利水消肿，解毒排脓。用于水肿胀满，脚气浮肿，黄疸尿赤，风湿热痹，痈肿疮毒，肠痈腹痛。

【原文】

神农黄帝咸，雷公甘，九月采。

【今释】

别名：赤豆、红小豆、野赤豆。

来源：本品为豆科 1 年生草本植物赤小豆或赤豆的干燥成熟种子。

形态特征：红小豆属豆科，菜豆属，一年生草本植物。主根不发达，侧根细长，株高 80 ～ 100 厘米，有直立丛生型、半蔓生型及蔓生缠绕型。叶为 3 小叶组成的复叶。小叶圆头型或剑头型。花梗自叶腋生出，梗的先端，着生数花，为自花授粉作物，花小，开黄花或淡灰色花，龙骨瓣呈螺旋形，每花梗上结荚 1 ～ 5 个，荚长 7 ～ 16 厘米，果荚内包着 4 ～ 18 粒椭圆或长椭圆形种子。种子多为赤褐色，也有黑、灰、白、绿杂、浅黄色等。种子千粒重 50 ～ 210 克，大多在 130 克左右。

名方验方

1. 利水消肿： 赤小豆同鲤鱼（或鲫鱼）煮汤服食。

2. 水肿： 赤小豆 200 克，煮汤当茶饮。

3. 乳汁不足： 赤小豆 250 克，煮粥食。

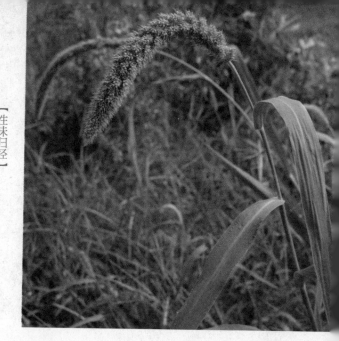

粟米

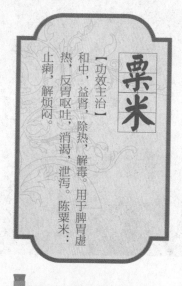

【性味归经】

甘、咸，凉。陈粟米：苦，寒。归肾、脾、胃经。

【功效主治】

和中，益肾，除热，解毒。用于脾胃虚热，反胃呕吐，消渴，泄泻。陈粟米：止痢，解烦闷。

【原文】

味咸，微寒。主养肾气，去胃脾中热，益气。陈者，味苦，主胃热，消渴，利小便。

【今释】

别名：白粱粟、粢米、粟谷、小米、硬粟、籼粟、谷子、寒粟、黄粟、稞子。

来源：禾本科植物粟的种仁。其储存陈久者名陈粟米。

形态特征：一年生草本，高60～150厘米。秆直立，粗壮。叶片披针形或线状披针形，长约25～60厘米，宽2～3厘米，先端尖长，基部近圆形，下面较秃净，上面粗糙；叶鞘无毛，鞘口处有柔毛；叶舌长1.5～5毫米，具纤毛。顶生圆锥花序穗状，通常下垂，长约20～30厘米，径2～5厘米，穗轴密被细毛；第一卵形，长约为小穗的1/3，3脉；第二颖椭圆形，与不孕小花的外稃等长，5～7脉；不孕小花的外稃椭圆形，结实小花的外稃平凸状椭圆形，长2.5毫米，3脉，表面有皱纹，边缘内卷，包着内稃。花期夏、秋季。

名方验方

1. **消渴口干**：粟米炊饭，食之良。

2. **孩子赤丹不止**：研粟米敷之。

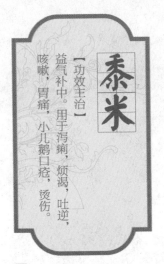

黍米

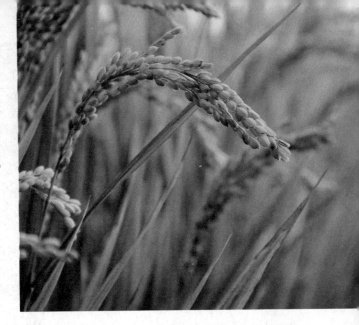

【性味归经】

甘，微温。归大肠、肺、胃、脾经。

【功效主治】

益气补中。用于泻痢，烦渴，吐逆，咳嗽，胃痛，小儿鹅口疮，烫伤。

【原文】

味甘，温。主益气补中，多热，令人烦。

【今释】

别名： 稷米、粢米、穄米、糜子米。

来源： 为禾本科植物黍的种子

形态特征： 一年生草本。秆直立，单生或少数丛生，高60～120厘米，有节，节上密生髭毛。叶鞘松弛，被疣毛；叶舌长约1毫米，具长约2毫米的纤毛；叶片线状披针形，长10～30厘米，宽1.5厘米，具柔毛或无毛，边缘常粗糙。圆锥花序，开展或较紧密，成熟则下垂，长约30厘米，分枝具角棱，边缘具粗糙刺毛，下部裸露，上部密生小枝与小穗；小穗卵状椭圆形，长约4～5毫米；颖纸质。无毛，第一颖长为小穗的1/2～2/3，先端尖或锥尖，具5～7脉，第二颖与小穗等长，大多为11脉；第一外稃形似第二颖；内稃薄膜质，较短小，长1.5～2毫米，先端常微凹。颖果圆形或椭圆形，平滑而有光泽，长约3毫米，乳白、淡黄或红色。

名方验方

1. 小儿鹅口，不能饮乳： 黍米汁涂之。

2. 汤火所灼未成疮者： 黍米、女曲等份。各熬令黑如炭，捣末，以鸡子白和涂之。

3. 脾胃虚寒、泄泻及肺结核低热、盗汗： 黍米适量。煮粥常食。

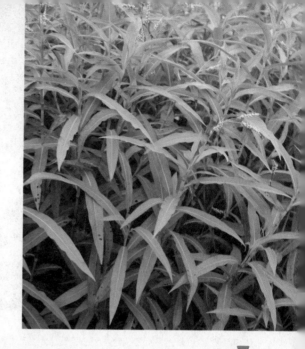

菜

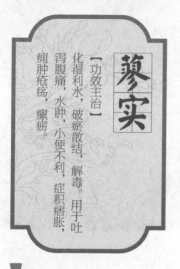

蓼实

【性味归经】

辛，温。归肺、脾、肝经。

【功效主治】

化湿利水，破瘀散结，解毒。用于吐泻腹痛，水肿，小便不利，症积痞胀，痈肿疮疡，瘰疬。

【原文】

味辛，温。主明目温中，耐风寒，下水气，面目浮肿，痈疡，马蓼，去肠中蛭虫，轻身。生川泽。

【今释】

别名：蓼子、水蓼子。

来源：为蓼科植物水蓼的果实。

形态特征：一年生草本，高20～60厘米。茎直立或斜升，不分枝或基部分枝，无毛，基部节上有不定根。单叶互生；有短叶柄；托叶鞘筒形，长约1厘米，褐色，膜质，疏生短伏毛，先端截形，有短睫毛；叶片披针形，长4～8厘米，宽0.8～2厘米，先端渐尖，基部楔形，两面有黑色腺点，叶缘具缘毛。总状花序穗状，顶生或腋生，细长，上部弯曲，下垂，长4～10厘米，苞片漏斗状，有褐色腺点，先端具短睫毛或近无毛；花被4～5深裂，裂片淡绿色或淡红色，密被褐色腺点；雄蕊6，稀8，比花被短。瘦果卵形，侧扁，暗褐色，具粗点。花、果期6～10月。

名方验方

1. **霍乱烦渴**：蓼子30克，香豉60克。每6克，水煎服。

2. **小儿头疮**：蓼实捣末，和白蜜、鸡子白涂上。

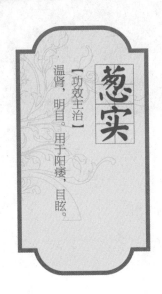

【性味归经】

辛，温。

【功效主治】

温肾，明目。用于阳痿，目眩。

葱实

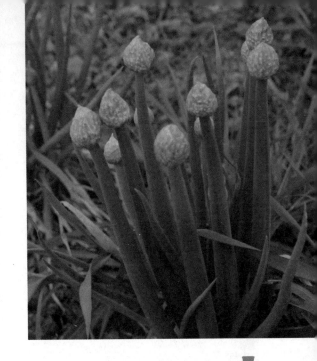

【原文】

味辛，温。主明目补中不足，其茎可作汤，主伤寒寒热，出汗，中风面目肿。生平泽。

【今释】

别名：葱子。

来源：为百合种植物葱的种子。

形态特征：干燥种子类三角状卵形，一面微凹入，一面隆起，隆起面有 1～2 条棱线。长 2.5～3 毫米，宽 1.5～2 毫米。表面黑色，光滑，下端有两个小突起，一为种脐，一为珠孔。内有白色种仁，富油性。气特臭，味如葱，以饱满、色黑、无杂质者为佳。

名方验方

1. 眼暗，补不足：葱实大半升，为末，每度取一匙头，水二升，煮取一升半，滤取滓，茸米煮粥食。捣葱实和蜜丸如梧子大。食后，饮汁服一二十丸，日二三服。

2. 疗：蜂蜜 30 克，葱心 7 个。同熬，滴水成珠，摊绢帛上贴。

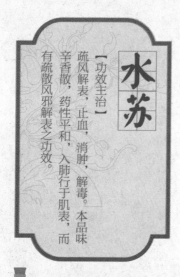

水苏

【性味归经】

辛，微温。归肺、胃经。

【功效主治】

疏风解表，止血，消肿，解毒。本品味辛香散，药性平和，入肺行于肌表，而有疏散风邪解表之功效。

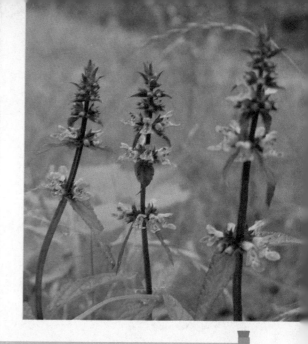

【原文】

　　味辛，微温。主下气，辟口臭，去毒，辟恶。久服，通神明，轻身，耐老。生池泽。

【今释】

别名：野紫苏。

来源：本品为唇形科植物水苏的全草。

形态特征：多年生草本，高达30厘米。茎直立呈方状，一般不分枝，四棱粗糙。叶对生有短柄；叶片呈长椭圆状披针形，先端钝尖，基部呈心脏形，或近圆形，边缘有锯齿，上面皱缩，脉有刺毛。花数层轮生，集成轮伞花序，顶端密集成头状；萼如钟形，5齿裂，裂片先端锐尖刺，花冠淡紫红色，成筒状唇形，上唇圆形，全缘，下唇向下平展，3裂，有红点，雄蕊4枚；花柱着生子房底，顶端2裂。小坚果呈倒卵圆形，黑色光滑。花期为夏季。

名方验方

1. 感冒：水苏12克，野薄荷、生姜各6克。水煎服。

2. 痧症：水苏15克。水煎服。

3. 吐血及下血，并妇人漏下：水苏茎叶煎取汁饮之。

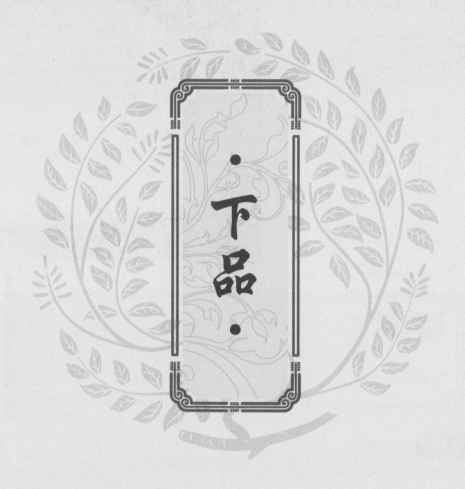

下品

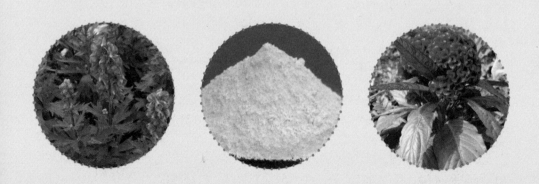

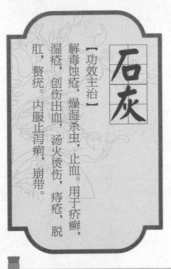

玉石

石灰

【性味归经】

辛，温；有毒。

【功效主治】

解毒蚀疮，燥湿杀虫，止血。用于疥癣，湿疮，创伤出血，汤火烫伤，痔疮，脱肛，赘疣。内服止泻痢，崩带。

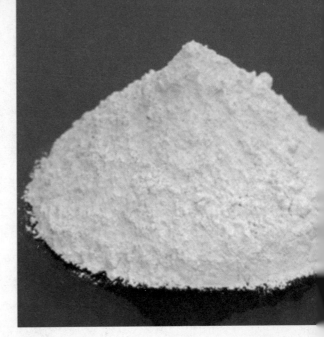

【原文】

味辛，微温。主疽疡疥搔，热气，恶创，癞疾，死肌，堕眉，杀痔虫，去黑子息肉。一名恶疾。生山谷。

【今释】

别名：陈石灰、生石灰、熟石灰。

来源：本品为石灰岩经加热煅烧而成的石灰。

形态特征：石灰岩主要成分是碳酸钙，常见夹杂物为硅酸、铁、铝、镁等。石灰岩加高热，则发生二氧化碳而遗留氧化钙，即生石灰（石灰）。生石灰遇水，则成消石灰，成分是氢氧化钙。生石灰或消石灰露于大气中，不断吸收大气中的二氧化碳而成碳酸钙；因此，石灰陈久，成分都成为碳酸钙。主要由方解石所组成，为致密块状体。光泽暗淡，呈土状或石头光泽。

名方验方

1. 下肢溃疡：取陈石灰去浮污后研成细末，撒布创面。用时先将创面清洗干净；上药后再用硼酸油膏敷料外贴。如创口湿水淋漓，单用药粉即可。

2. 头癣：取刚风化的石灰半碗，加水至1碗，搅拌后沉淀3分钟，取上层乳状液，加入桐油约4滴，用力搅拌，去多余水分使成膏状，外搽患部。

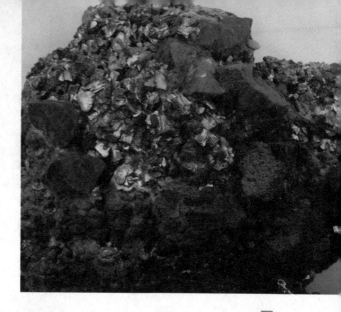

礜石

【性味归经】

辛，热；有毒。归肺、脾经。

【功效主治】

消冷积，祛寒湿，蚀恶肉，杀虫。用于痼冷腹痛，积聚坚癖，风寒湿痹，寒湿脚气，瘰瘤息肉，瘰疬，顽癣恶疮。

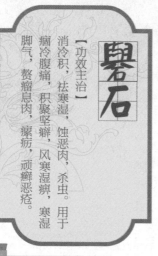

【原文】

味辛大热。主寒热，鼠瘘，蚀创，死肌，风痹，腹中坚，一名青分石，一名立制石，一名固羊石（《御览》引云：除热，杀百兽，《大观本》，作黑字），出山谷。

【今释】

别名：礜、青分石、立制石、固羊石、白礜石、鼠乡、泽乳、太白石、食盐、苍礜石、苍石、鼠毒、白虎、白龙、制石、秋石、固羊、太石、盐仓石膏、细石。

来源：为硫化物类矿物毒砂的矿石。

形态特征：晶体结构属单斜或三斜晶系。晶形多呈柱状，有时为短柱、板柱、双锥状或致密粒块、致密块状等集合体。新鲜面呈锡白色至钢灰色。条痕黑色。金属光泽，不透明，晶体解理中等或不完全，块状集合体见不到解理，断口不平坦。硬度5.5～6。相对密度5.9～6.3。

名方验方

1. **脚气**：礜石1000克。酒30升，渍四、五日，稍饮之。

2. **疟疾寒热，脾脏肿大**：礜石研末，制为丸，如绿豆大。每服一粒，开水送下，未效者量可稍增。

3. **瘰疬、赘瘤**：礜石、白矾各等份。共研为末。用少许涂敷患处。

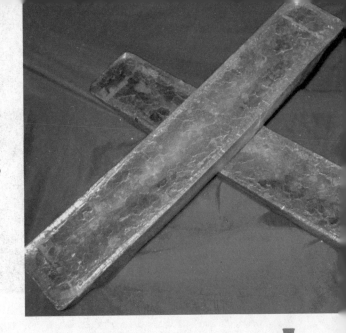

铅丹

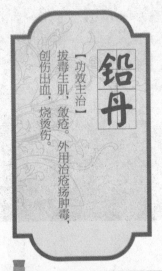

【性味归经】

辛、咸，微寒，有毒。归心、脾、肝经。

【功效主治】

拔毒生肌，敛疮。外用治疮疡肿毒，创伤出血，烧烫伤。

【原文】

味辛，微寒。主土逆胃反，惊痫癫疾，除热下气，炼化还成九光。久服通神明（《御览》引作吐下，云久服成仙）。生平泽。

【今释】

别名：黄丹、朱丹、红丹、漳丹、彰丹、朱粉、松丹、陶丹、铅黄、丹粉。

来源：为纯铅经加工制造而成的四氧化三铅。

性状：为橙红色或橙黄色的粉末，光泽暗淡，不透明，质重，用手指搓揉，先有沙性触及，后觉细腻，能使手指染成橙黄色。有金属性辛味。以色橙红，细腻光滑，无粗粒，见水不成疙瘩者为佳。不溶于水和酒精，能溶于硝酸，溶于盐酸则放出氯气。炽热之，放出氧气，一部分变为氧化铅。

名方验方

1. **破伤水入，肿溃不愈**：铅丹、蛤粉等份。上二味，同炒令变色。掺疮上水即出。

2. **外痔**：黄丹、滑石各等份。上为细末。新汲水调涂，日三、五次上。

3. **痘毒，脓水淋漓**：黄丹、轻粉各 1.5 克，黄连末 6 克。上研匀。搽患处。

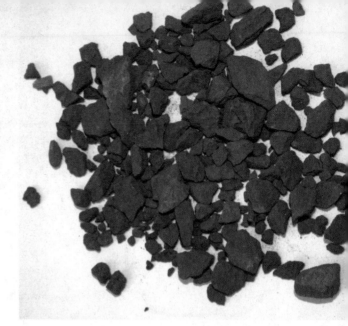

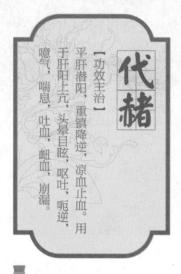

代赭

【性味归经】

苦，寒。归肝、心经。

【功效主治】

平肝潜阳，重镇降逆，凉血止血。用于肝阳上亢，头晕目眩，呕吐，呃逆，噫气，喘息，吐血，衄血，崩漏。

【原文】

味苦，寒。主鬼疰，贼风，蛊毒，杀精物恶鬼，腹中毒邪气，女子赤沃漏下。一名须丸。生山谷。

【今释】

别名：须丸、血师、土朱、铁朱。

来源：为氧化物类矿物赤铁矿的矿石。

形态特征：为三方晶系赤铁矿的矿石。完整的晶形少见，常为肾状、豆状、鲕状和块状集合体，或为土状。药用佳品为巨大的肾状集合体。呈不规则的扁平块状，大小不一，为肾状、鲕状和块状集合体，表面密集排列丁头状的小突起，底面呈与表面小突起相应的凹窝，丁头状似肾形，纵断面呈随小突起起伏的均匀薄层，层厚约0.5～1，层间有时夹有黄色黏土质物质。全体呈棕红色，质坚硬而脆，不易砸碎，硬度5.5～6，比重5～5.3，条痕呈樱桃红色，断口呈贝壳状至不平。

名方验方

1. **哮喘，睡卧不得**：代赭石适量。研细末，米醋调服。宜常服用。

2. **脱发**：代赭石适量。研细末，每日2次，每次3克，白开水冲服，连服2～3个月。

3. **痰浊阻胃**：代赭石、牛膝各10克。共研末。每次冲服2克，每日3次。

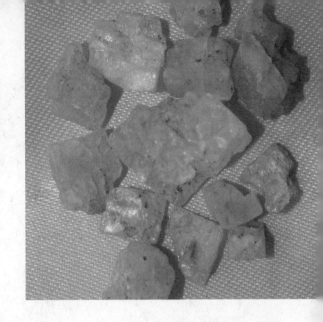

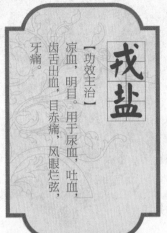

【性味归经】
咸，寒。归心、肾、膀胱经。

戎盐

【功效主治】
凉血，明目。用于尿血，吐血，齿舌出血，目赤痛，风眼烂弦，牙痛。

【原文】

　　主明目。目痛，益气，坚肌骨，去毒蛊。大盐，令人吐。卤盐，味苦寒，主大热，消渴狂烦，除邪及下蛊毒，柔肌肤。生池泽。

【今释】

别名：大青盐、胡盐、秃登盐、阴土盐、石盐、寒盐、冰石、羌盐、青盐、岩盐。

来源：为卤化物类矿物石盐的结晶。

形态特征：等轴晶系。晶体通常为立方体，集合体成疏松或致密的晶粒状和块状，晶面特具漏斗状之阶梯凹。纯净的石盐为无色透明或白色，但常染成各种颜色，如灰色（染色质常为泥质油点）、黄色（氢氧化铁）、红色（无水氧化铁）、褐色或黑色（有机质）等，有时有蓝色斑点不均匀地分布在其中。断口呈贝壳状。硬度2.5。比重2.1～2.6。性脆。具吸湿性，易溶于水。

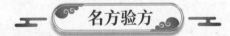

名方验方

1. 风眼烂弦：戎盐化水点之。

2. 风热牙痛：青盐500克，槐枝250克。水四碗，煎汁二碗，煮盐至干，炒研，日用揩牙。

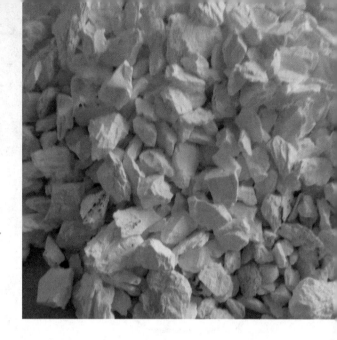

白垩

【性味归经】

苦，温；无毒。归脾、肺、肾经。

【功效主治】

温中暖肾，涩肠，止血，敛疮。用于反胃，泻痢，男子遗精，女子月经不调，不孕，吐血、便血，衄血，眼弦赤烂，臁疮，痱子瘙痒。

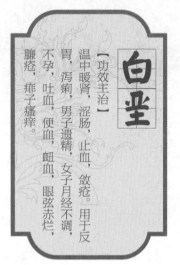

【原文】

味苦，温。主女子寒热癥瘕，目闭，积聚。生山谷。

【今释】

别名：白涂、白墡、白善、白恶、白善土、白土子、画粉、白土。

来源：为黏土岩高岭土或膨润土，前者主含硅酸盐类高岭石族矿物高岭石，后者主含蒙脱石族矿物蒙脱石。

形态特征：高岭土，隐晶质土状块体，白色，或染呈淡绿、黄等色调，土状光泽，硬度近于指甲；含残存长石、石英处硬度大于小刀。相对密度2.5～2.7(体比重)。影响其性状的主要矿物组分有：高岭石；绢云母－水云母；蒙脱石。其中高岭石是组成高岭土的主要矿物成分。其特性为不溶于水，但于水中分散。

名方验方

1. **虚热翻胃**：白垩土100克，米醋500克。煅土赤，入醋内，再煅再入，以醋干为度；取土60克，入炮姜3克为末。每服3克，米饮下，甚者6克，须服120克。

2. **水泻米谷不化，昼夜不止**：白垩30克(火煅过)，干姜(炮)30克，楮叶60克(生研细)。上三味，捣研为末，面糊和丸，如绿豆大。空腹米饮调下20丸。

3. **衄血不止**：白垩末15克。井华水调服。

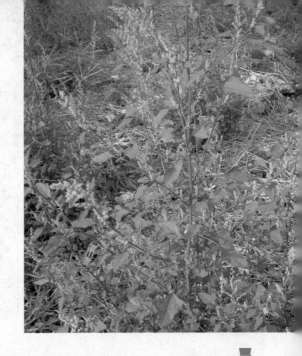

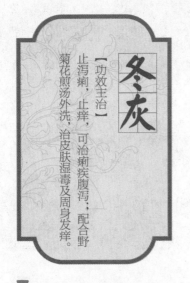

【性味归经】

辛，微温，有毒。

【功效主治】

止泻痢，止痒，可治痢疾腹泻；配合野菊花煎汤外洗，治皮肤湿毒及周身发痒。

冬灰

【原文】

味辛，微温。主黑子，去疣息肉，疽蚀，疥瘙。一名藜灰。生川泽。

【今释】

别名：藜灰。

形态特征：一年生草本，高30～150厘米。茎直立，粗壮，具条棱及绿色或紫红色色条，多分枝；枝条斜升或开展。叶片菱状卵形至宽披针形，长3～6厘米，宽2.5～5厘米，先端急尖或微钝，基部楔形至宽楔形，上面通常无粉，有时嫩叶的上面有紫红色粉，下面多少有粉，边缘具不整齐锯齿；叶柄与叶片近等长，或为叶片长度的1/2。花两性，花簇于枝上部排列成或大或小的穗状圆锥状或圆锥状花序；花被裂片5，宽卵形至椭圆形，背面具纵隆脊，有粉，先端或微凹，边缘膜质；雄蕊5，花药伸出花被，柱头2。果皮与种子贴生。种子横生，双凸镜状，直径1.2～1.5毫米，边缘钝，黑色，有光泽，表面具浅沟纹；胚环形。花果期5～10月。

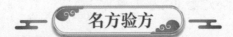

名方验方

1. **阴冷疼闷，冷气入腹，肿满杀人**：醋和热灰，频熨之。

2. **汤火伤灼**：饼炉中灰，麻油调敷。不得着水。

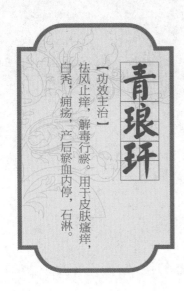

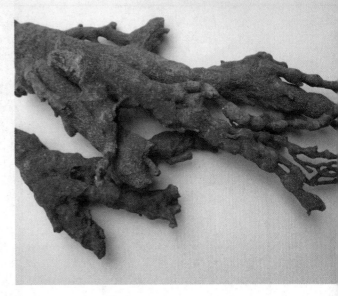

青琅玕

【性味归经】

辛，平。

【功效主治】

祛风止痒，解毒行瘀。用于皮肤瘙痒，白秃，痈疡，产后瘀血内停，石淋。

【原文】

味辛，平。主身痒，火创，痈伤，疥搔，死肌。一名石珠。生平泽。

【今释】

别名：卤股石、石珠、青珠、石栏干。

来源：为鹿角珊瑚科动物鹿角珊瑚群体的骨骼及其共肉。

形态特征：鹿角珊瑚，鹿角珊瑚绝大部分呈分枝状，在分枝或小枝顶端有一个"轴珊瑚体"和众多的"辐射珊瑚体"，其形状大小以及颜色和隔片的轮数为分类的主要特征。该属由于变异太大，是石珊瑚鉴定中最困难的一属，目前分类极为混乱。

名方验方

1. **白秃**：浸淫在皮肤中，煮炼服之，起阴气，可化为丹。疗手足逆胪。

2. **石淋，破血，产后恶血**：磨服，或煮服，亦火烧投酒中服。

草

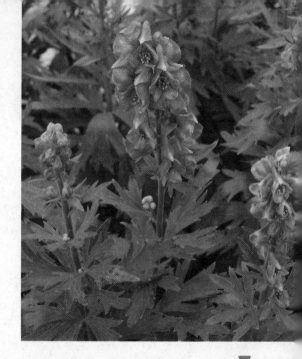

附子

【性味归经】

辛、甘，大热；有毒。归心、肾、脾经。

【功效主治】

回阳救逆，补火助阳，散寒止痛。用于亡阳虚脱，肢冷脉微，心阳不足，胸痹心痛，虚寒吐泻，脘腹冷痛，肾阳虚衰，阳痿宫冷，阴寒水肿，阳虚外感。

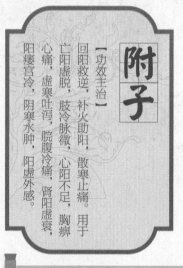

【原文】

味辛，温。主风寒咳逆邪气，温中，金疮，破癥坚积聚，血瘕，寒湿踒躄，拘挛膝痛不能行步。生山谷。

【今释】

别名：虎掌、漏篮子、熟白附子、黑附子。

来源：本品为毛茛科植物乌头的子根的加工品。6月下旬至8月上旬采挖，除去母根、须根及泥沙，习称"泥附子"。

形态特征：多年生草本，高60～150厘米。主根纺锤形至倒卵形，中央的为母根，周围数个子根（附子）。叶片五角形，3全裂，中央裂片菱形，两侧裂片再2深裂。总状圆锥花序狭长，密生反曲的微柔毛；萼片5，蓝紫色（花瓣状），上裂片高盔形，侧萼片近圆形；花瓣退化，其中两枚变成蜜叶，紧贴盔片下有长爪，距部扭曲；雄蕊多数分离，心皮3～5，通常有微柔毛。

名方验方

1. **风湿性关节炎、肌肉风湿病**：附子、甘草、白术、桂枝配伍，如《伤寒论》甘草附子汤。

2. **小儿长期腹泻**：熟附子、伏龙肝、赤石脂、丁香、肉蔻、莲肉、黄芩等同用。

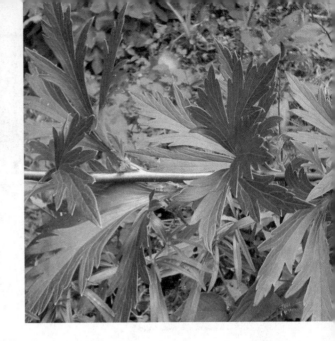

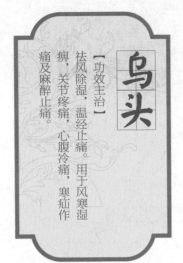

乌头

【性味归经】
辛、苦，热，有大毒。归心、肝、肾、脾经。

【功效主治】
祛风除湿，温经止痛。用于风寒湿痹，关节疼痛，心腹冷痛，寒疝作痛及麻醉止痛。

【原文】

　　味辛，温。主中风，恶风，洗洗，出汗；除寒湿痹；咳逆上气，破积聚，寒热，其汁煎之，名射罔，杀禽兽。一名奚毒，一名即子，一名乌喙。生山谷。

【今释】

别名：川乌头。

来源：为毛茛科植物乌头（栽培品）的块根。

形态特征：多年生草本。主根纺锤形至倒卵形，周围长生有数个侧根。茎直立，上部散生少数贴伏柔毛。叶互生，革质，深3裂几达基部；两侧裂片再2裂，中央裂片再3浅裂，裂片具粗齿或缺刻。总状花序顶生，花序轴与小花梗上密生柔毛；花蓝紫色，萼片的上萼片高盔状，侧萼片近圆形，内面无毛；花瓣变态成蜜腺叶，头部反曲，下具长爪。

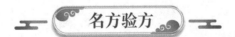

名方验方

1. **风湿关节痛**：制乌头6克，麻黄8克，白芍、黄芪各12克。水煎服。

2. **颈椎病**：制乌头、制草乌各100克，丹参250克，川芎、白芷各50克，威灵仙500克，研碎调匀，装入布袋作枕用。

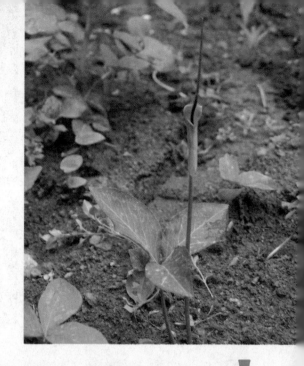

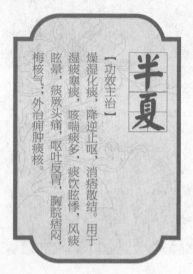

半夏

【性味归经】

辛、温；有毒。归脾、胃、肺经。

【功效主治】

燥湿化痰，降逆止呕，消痞散结。用于湿痰寒痰，咳喘痰多，痰饮眩悸，风痰眩晕，痰厥头痛，呕吐反胃，胸脘痞闷，梅核气；外治痈肿痰核。

【原文】

　　味辛，平。主伤寒，寒热，心下坚，下气，喉咽肿痛，头眩，胸胀咳逆，肠鸣，止汗。一名地文，一名水玉。生川谷。

【今释】

别名：地文、守田、水玉、示姑。

来源：本品为天南星科植物半夏的干燥块茎。

形态特征：多年生小草本，高15～30厘米。块茎近球形。叶基生，一年生的叶为单叶，卵状心形；2～3年后，叶为3小叶的复叶，小叶椭圆形至披针形，中间小叶较大，全缘，两面光滑无毛。叶柄长10～20厘米，下部有1株芽。花单性同株，肉穗花序，花序下部为雌花，贴生于佛焰苞，中部不育，上部为雄花，花序中轴先端附属物延伸呈鼠尾状。浆果卵状椭圆形，绿色，成熟时红色。

名方验方

1.湿痰喘急，止心痛： 半夏适量，香油炒，研末，作丸梧桐子大，每次三五十丸，姜汤下。

2.时气呕逆不下、吐呕： 半夏15克，生姜、茯苓各10克。水煎服。

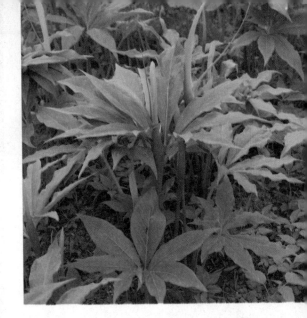

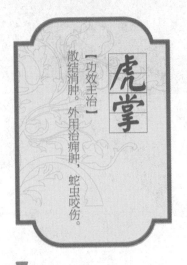

虎掌

【性味归经】

苦、辛，温；有毒。归肺、肝、脾经。

【功效主治】

散结消肿。外用治痈肿，蛇虫咬伤。

【原文】

味苦，温。主心痛寒热，结气，积聚，伏梁，伤筋痿，拘缓，利水道。生山谷。

【今释】

别名：半夏精。

来源：本品为天南星科植物天南星、异叶天南星或东北天南星的干燥块茎。

形态特征：天南星株高 40 ～ 90 厘米。叶一枚基生，叶片放射状分裂，披针形至椭圆形，顶端具线形长尾尖，全缘，叶柄长，圆柱形，肉质，下部成鞘，具白色和散生紫色纹斑。总花梗比叶柄短，佛焰苞绿色和紫色，肉穗花序单性，雌雄异株，雌花序具棒状附属器、下具多数中性花，无花被，子房卵圆形雄花序的附属器下部光滑和有少数中性花。浆果红色、球形。

名方验方

1. **口眼㖞斜**：用天南星（生）研为末，自然姜汁调匀。病在左，敷右侧；病在右，敷左侧。

2. **角弓反张**：用天南星、半夏，等份为末，姜汁、竹沥灌下 3 克。同时烘灸印堂。

3. **身面疣子**：用醋调天南星末涂搽。

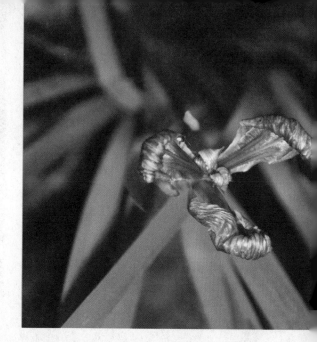

鸢尾

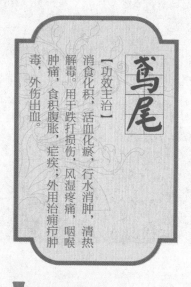

【性味归经】

辛，苦，寒；有毒。归肺、肝、脾经。

【功效主治】

消食化积，活血化瘀，行水消肿，清热解毒。用于跌打损伤，食积腹胀，疟疾；外用治痈疖肿毒，咽喉肿痛，风湿疼痛，外伤出血。

【原文】

味苦，平。主蛊毒邪气，鬼注，诸毒，破癥瘕积聚，去水，下三虫。生山谷。

【今释】

别名：土知母、鸢尾根、扁竹根。

来源：为多年生草本鸢尾科植物鸢尾的根茎。

形态特征：多年生宿根性直立草本，高约30～50厘米。根状茎匍匐多节，粗而节间短，浅黄色。叶为渐尖状剑形，宽2～4厘米，长30～45厘米，质薄，淡绿色，呈二纵列交互排列，基部互相包叠。春至初夏开花，总状花序1～2枝，每枝有花2～3朵；花蝶形，花冠蓝紫色或紫白色，径约10厘米，外3枚较大，圆形下垂；内3枚较小，倒圆形；外列花被有深紫斑点，中央面有一行鸡冠状白色带紫纹突起，花期4～6月，果期6～8月；雄蕊3枚，与外轮花被对生；花柱3歧，扁平如花瓣状，覆盖着雄蕊。蒴果长椭圆形，有6棱。

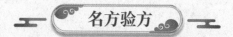

名方验方

1. 喉症食积血积： 鸢尾根3～6克。水煎服。

2. 食积饱胀： 鸢尾根3克。研细用白开水或兑酒吞服。

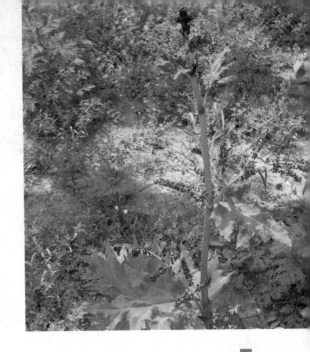

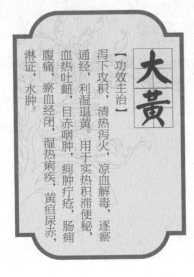

大黄

【性味归经】

苦，寒。归脾、胃、大肠、肝、心包经。

【功效主治】

泻下攻积，清热泻火，凉血解毒，逐瘀通经，利湿退黄。用于实热积滞便秘，血热吐衄，目赤咽肿，痈肿疔疮，腹痛，瘀血经闭，湿热痢疾，黄疸尿赤，淋证，水肿。

【原文】

味苦，寒。主下瘀血，血闭，寒热，破癥瘕、积聚，留饮宿食，荡涤肠胃，推陈致新，通利水谷，调中化食，安和五脏。生山谷。

【今释】

别名：黄良、将军、肤如、锦纹大黄、川军。

来源：本品为蓼科植物掌叶大黄、唐古特大黄或药用大黄的干燥根及根茎。

形态特征：株高1～2米。根及根状茎肉质肥厚，黄褐色。茎直立，中空。基生叶有长柄，叶片宽卵形。茎生叶小、短柄、互生，托叶鞘状，膜质。圆锥花序，顶生，6枚花瓣呈黄白色至紫红色。朔果有3棱，沿棱有翅。

名方验方

1. **热性胃肠出血**：大黄粉或片2～6克。水冲服，每日3次。

2. **急性黄疸型肝炎**：大黄9克，茵陈30克，栀子15克。水煎服，每日2～3次，连服10～15剂。

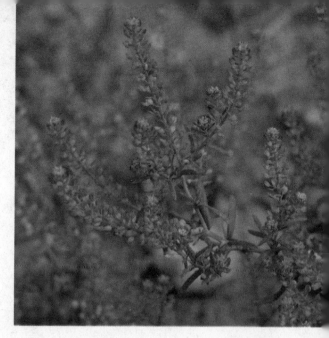

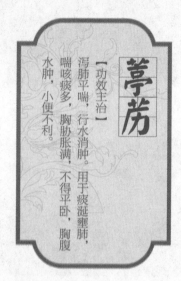

葶苈

【性味归经】辛、苦，大寒。归肺、膀胱经。

【功效主治】泻肺平喘，行水消肿。用于痰涎壅肺，喘咳痰多，胸胁胀满，不得平卧，胸腹水肿，小便不利。

【原文】

味辛，寒。主癥瘕积聚，结气，饮食寒热，破坚逐邪，通利水道。一名大室，一名大适。生平泽及田野。

【今释】

别名：北葶苈子、甜葶苈子、辣辣菜。

来源：本品为十字花科植物独行菜或播娘蒿的干燥成熟种子。前者习称"北葶苈子"，后者习称"南葶苈子"。

形态特征：独行菜为一年生或两年生矮小草本，高5～30厘米。叶不分裂，基部有耳，边缘有稀疏齿状缺裂。总状花序长，花小。角果卵状椭圆形，扁平，成熟时自中央开裂，假隔膜薄膜质。

名方验方

1. **腹水**：葶苈子50克，苦杏仁20枚熬黄。捣细，分10次服。

2. **寒痰咳喘**：葶苈子、白芥子、紫苏子各10克，川贝母15克。水煎服。

3. **小便不通**：葶苈子、马蔺花、小茴香各等份（俱炒）。共研为细末，每次服6克，黄酒送服，每日3次。

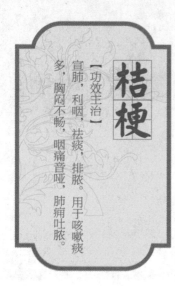

桔梗

【性味归经】

苦、辛、平。归肺经。

【功效主治】

宣肺，利咽，祛痰，排脓。用于咳嗽痰多，胸闷不畅，咽痛音哑，肺痈吐脓。

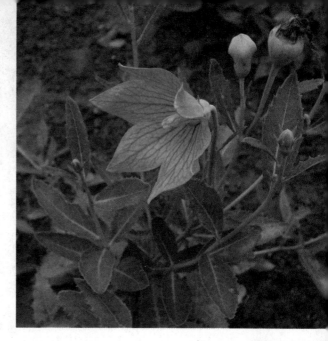

【原文】

味辛，微温。主胸胁痛如刀刺，腹满，肠鸣，幽幽惊恐悸气。生山谷。

【今释】

别名：白药、卢茹、利如、大药、梗草、苦梗、苦菜根。

来源：本品为桔梗科植物桔梗的干燥根。

形态特征：多年生草本，体内有白色乳汁，全株光滑无毛。根粗大，圆锥形或有分杈，外皮黄褐色。茎直立，有分枝。叶多为互生，少数对生，近无柄，叶片长卵形，边缘有锯齿。花大形，单生于茎顶或数朵成疏生的总状花序；花冠钟形，蓝紫色，蓝白色，白色，粉红色。蒴果卵形，熟时顶端开裂。

名方验方

1. 小儿喘息性肺炎：桔梗、枳壳、半夏、陈皮各4克，神曲、茯苓各5克，甘草1.5克。以上为3岁小儿用量，每日服1～2剂。

2. 肺痈唾脓痰：桔梗15克，冬瓜仁12克，鱼腥草30克，甘草6克。加水煎汤服。

3. 咽喉肿痛：桔梗、生甘草各6克，薄荷、牛蒡子各9克。水煎服。

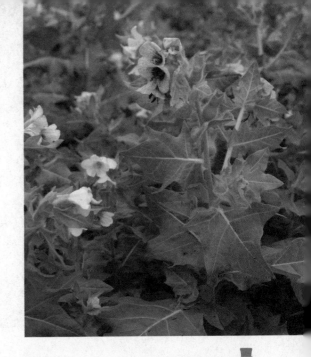

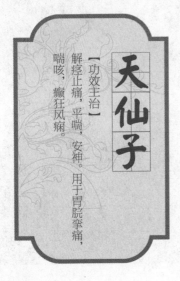

天仙子

【性味归经】

苦、辛，温；有大毒。归心、胃、肝经。

【功效主治】

解痉止痛，平喘，安神。用于胃脘挛痛，喘咳，癫狂风痫。

【原文】

味苦，寒。主齿痛出虫，肉痹，拘急，使人健行，见鬼，多食令人狂走。久服轻身，走及奔马，强志益力通神。一名横唐。生川谷。

【今释】

别名：莨菪子。

来源：本品为茄科植物莨菪的干燥成熟种子。

形态特征：两年生草本植物，高 15～70 厘米，有特殊臭味，全株被黏性腺毛。根粗壮，肉质，茎直立或斜上伸。密被柔毛。单叶互生，叶片长卵形或卵状长圆形，顶端渐尖，基部抱茎，茎下部的叶具柄。花淡黄绿色，基部带紫色；花萼筒状钟形；花冠钟形；子房略呈椭圆形。蒴果包藏于宿存萼内。种子多数，近圆盘形，淡黄棕色。

名方验方

1. **恶疮似癞者**：烧莨菪子末调敷。

2. **风痹厥痛**：天仙子 15 克（炒），大草乌头、甘草 25 克，五灵脂 50 克。研为细末，糊丸，梧子大，以螺青为衣，每服 10 丸，男以菖蒲酒下，女以芫花汤下。

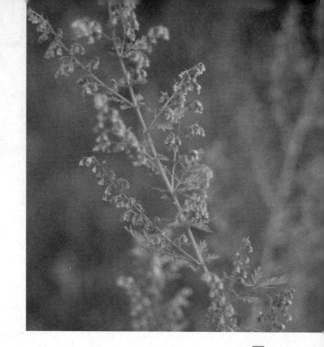

青蒿

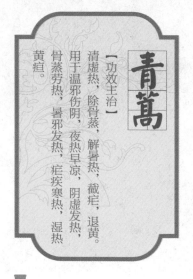

【性味归经】

苦、辛，寒。归肝、胆经。

【功效主治】

清虚热，除骨蒸，解暑热，截疟，退黄。用于温邪伤阴，夜热早凉，阴虚发热，骨蒸劳热，暑邪发热，疟疾寒热，湿热黄疸。

【原文】

味苦，寒。主疥搔，痂痒，恶创，杀虫，留热在骨节间。明目。一名青蒿，一名方溃。生川泽。

【今释】

别名：草蒿、廪蒿、邪蒿、香蒿、苹蒿、黑蒿、茵陈蒿。

来源：本品为菊科一年生草本植物黄花蒿的干燥地上部分。

形态特征：一年生草木，茎直立，多分枝。叶对生，基生及茎下部的叶花期枯萎，上部叶逐渐变小，呈线形，叶片通常3回羽状深裂，上面无毛或微被稀疏细毛，下面被细柔毛及丁字毛，基部略扩大而抱茎。头状花序小，球形，极多，排列成大的圆锥花序，总苞球形，苞片2～3层，无毛，小花均为管状、黄色，边缘小花雌性，中央为两性花，瘦果椭圆形。

名方验方

1. **鼻出血**：鲜青蒿30克。捣汁饮，药渣纱布包塞鼻中。

2. **皮肤瘙痒**：青蒿120克。煎汤外洗。

3. **疥疮**：青蒿、苦参各50克，夜交藤100克。水煎外洗，每日2次。

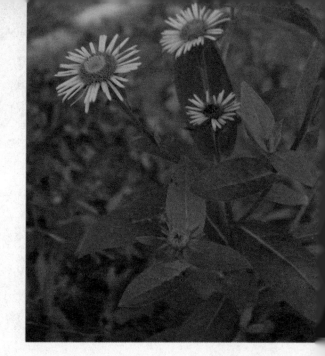

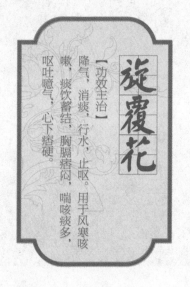

旋覆花

【性味归经】

苦、辛、咸，微温。归肺、脾、胃、大肠经。

【功效主治】

降气，消痰，行水，止呕。用于风寒咳嗽、痰饮蓄结，胸膈痞闷，喘咳痰多，呕吐噫气，心下痞硬。

【原文】

味咸，温。主结气，胁下满，惊悸，除水，去五脏间寒热，补中下气。一名金沸草，一名盛椹。生川谷。

【今释】

别名：金钱花、金沸花、满天星、全福花、金盏花、猫耳朵花。

来源：本品为菊科植物旋覆花或欧亚旋覆花的干燥头状花序。

形态特征：多年生草本，高30～80厘米。根状茎短，横走或斜升，具须根。茎单生或簇生，绿色或紫色，有细纵沟，被长伏毛。头状花序，径3～4厘米，多数或少数排列成疏散的伞房花序；花序梗细长；总苞半球形，径1.3～1.7厘米，总苞片约5层，线状披针形，最外层带叶质而较长；外层基部革质，上部叶质；内层干膜质；管状花花冠长约5毫米，有披针形裂片。花期6～10月。

名方验方

1. **肝炎**：旋覆花15克，葱14茎。以水3升，煮取1升，顿服。

2. **风火牙痛**：旋覆花为末，搽牙根上。

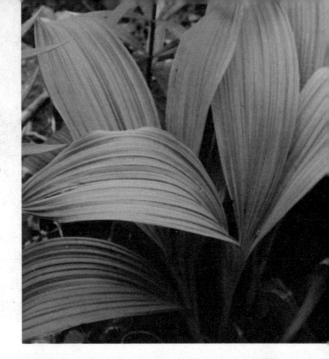

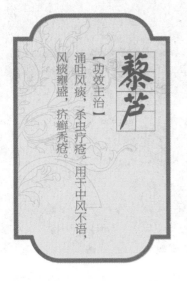

藜芦

【性味归经】
辛、苦、寒；有毒。归肺、胃、肝经。

【功效主治】
涌吐风痰，杀虫疗疮。用于中风不语，风痰壅盛，疥癣秃疮。

【原文】

味辛，寒。主蛊毒，咳逆，泻痢，肠澼，头疡，疥疮，恶疮，杀诸蛊毒，去死肌。一名葱苒。生川谷。

【今释】

别名：山葱、黑藜芦、棕包头、七厘丹、人头发、大叶藜芦。

来源：百合科藜芦属植物藜芦，以根部或带根全草入药。

形态特征：藜芦，多年生草本，高60～100厘米。植株粗壮，基部的鞘枯死后残留为有网眼的黑色纤维网。叶互生；无叶柄或茎上部叶具短柄；叶片薄革质，椭圆形、宽卵状椭圆形或卵状披针形，先端锐尖或渐尖，两面短毛。圆锥花序30～50厘米，侧生总状花序常具雄花，顶生总状花序常较偶生花序长2倍以上，几乎全部为两性化，总轴和枝轴密被白色绵状毛；花被片6，开展或略反折，长圆形，全缘，黑紫色；雄蕊6，花药肾形，背着，汇合为1室。花、果期7～9月。

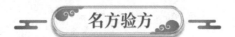
名方验方

1. **疥疮**：与大风子、硫黄、川椒同用，水煎外洗。

2. **皮肤湿痒**：单用本品煎水，洗患处。

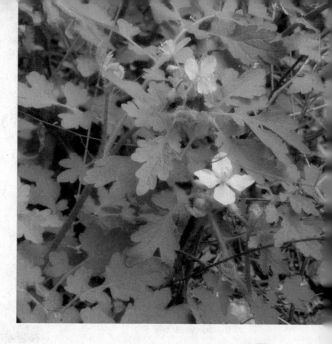

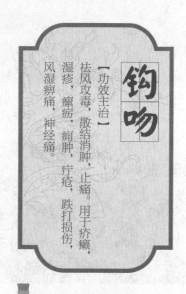

【性味归经】

辛，苦，温；大毒。

钩吻

【功效主治】

祛风攻毒，散结消肿，止痛。用于疥癣，湿疹，瘰疬，痈肿，疔疮，跌打损伤，风湿痹痛，神经痛。

【原文】

味辛，温。主金创乳痓，中恶风，咳逆上气，水肿，杀鬼注蛊毒。一名野葛。生山谷。

【今释】

别名：野葛、秦钩吻、毒根、冶葛、胡蔓草、黄野葛、除辛、吻莽、断肠草、黄藤、烂肠草。

来源：为马钱科植物胡蔓藤的全株。

形态特征：常绿藤本，长约12米。枝光滑，幼枝具细纵棱。单叶对生；具短柄；叶片卵状长圆形至卵状披针形，长5～12厘米，宽2～6厘米，先端渐尖，基部楔形或近圆形，全缘。聚伞花序多顶生，三叉分枝，苞片2，短三角形；花小，黄色，花冠漏斗形，先端5裂，内有淡红色斑点，裂片卵形；雄蕊5。蒴果卵状椭圆形，长10～14毫米，直径6～8毫米，下垂，基部有宿萼，果皮薄革质。种子长圆形，多数，具刺状突起，边缘有翅。花期5～11月，果期7月至翌年2月。

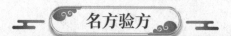

名方验方

1. 痈疮肿毒：生断肠草120克，黄糖15克。共捣敷患处。

2. 痈疽：断肠草晒干研末后，混合凡士林，制成软膏敷患处。

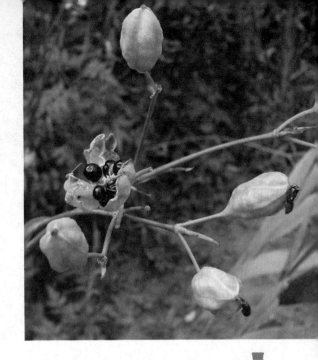

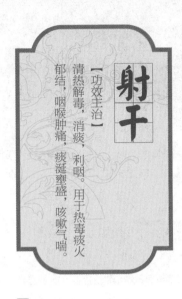

射干

【性味归经】

苦，寒。归肺经。

【功效主治】

清热解毒，消痰，利咽。用于热毒痰火郁结，咽喉肿痛，痰涎壅盛，咳嗽气喘。

【原文】

味苦，平。主咳逆上气，喉闭咽痛不得消息，散结气，腹中邪逆，食饮大热。一名乌扇，一名乌蒲。生川谷。

【今释】

别名：黄远、乌扇、扁竹、剪刀草。

来源：本品为鸢尾科植物射干的干燥根茎。

形态特征：多年生草本，高50～120厘米，根茎横走，呈结节状。叶剑形，扁平，嵌迭状排成二列。伞房花序，顶生，总花梗和小花梗基部具膜质苞片，花橘红色，散生暗色斑点。蒴果倒卵圆形，种子黑色。

名方验方

1. **血瘀闭经**：射干、莪术各9克，当归、川芎各10克。水煎服。

2. **淋巴结核肿痛**：射干9克，玄参、夏枯草各15克。水煎服。

3. **慢性咽喉炎**：射干、金银花、玉竹、麦冬、知母各10克，红糖适量。水煎服，10日为1个疗程。

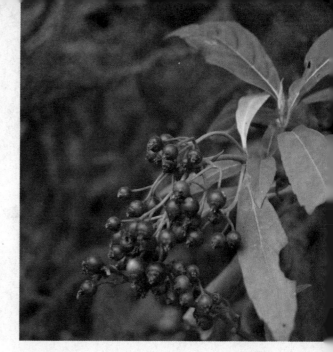

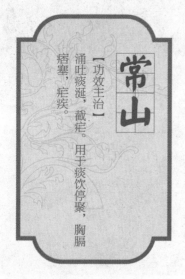

常山

【性味归经】

辛，苦，寒；有毒。归肺、心、肝经。

【功效主治】

涌吐痰涎，截疟。用于痰饮停聚，胸膈痞塞，疟疾。

【原文】

味苦，寒。主伤寒，寒热，热发温疟，鬼毒，胸中痰结吐逆。一名互草。生川谷。

【今释】

别名：鹅儿花、玉叶金花。

来源：本品为虎耳草科植物常山的干燥根。

形态特征：落叶灌木，高可达2米。茎枝圆形，有节，幼时被棕黄色短毛。叶对生，椭圆形，广披针形或长方状倒卵形，先端渐尖，基部楔形，边缘有锯齿，幼时两面均疏被棕黄色短毛。伞房花序，着生长于枝顶或上部的叶腋；花浅蓝色；苞片线状披针形，早落；花萼管状，淡蓝色。花瓣蓝色，长圆状披针形或卵形。浆果圆形，蓝色，有宿存萼和花柱。

名方验方

1. 蓝氏贾第鞭毛虫病：常山10克。煎服，每日1次，连服7日。

2. 梅核气：常山、甘草各15克，礞石（先煎）、党参、乌梅各30克，橘核60克，黄芩20克，沉香5克，大黄3克（后下）。水煎服，2日1剂，分6次温服。

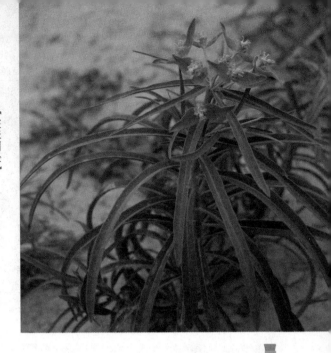

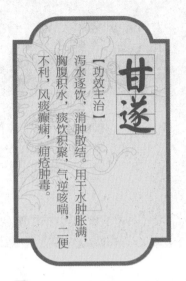

甘遂

【性味归经】
苦，寒；有毒。归肺、肾、大肠经。

【功效主治】

泻水逐饮，消肿散结。用于水肿胀满，胸腹积水，痰饮积聚，气逆咳喘，二便不利，风痰癫痫，痈疮肿毒。

【原文】

　　味苦，寒。主大腹疝瘕，腹满，面目浮肿，留饮宿食，破癥坚积聚，利水谷道。一名主田。生川谷。

【今释】

　　别名：甘泽、猫儿眼、化骨丹、肿手花、萱根子。

　　来源：本品为大戟科植物甘遂的干燥块根。

　　形态特征：多年生草本，高25～40厘米，全株含白色乳汁。茎直立，下部稍木质化，淡红紫色，下部绿色，叶互生，线状披针形或披针形，先端钝，基部宽楔形或近圆形，下部叶淡红紫色。杯状聚伞花序，顶生，稀腋生；总苞钟状，先端4裂，腺体4；花单性，无花被；雄花雄蕊1枚，雌花花柱3，每个柱头2裂。蒴果近球形。

名方验方

1. 癫痫：甘遂、朱砂各3克。将甘遂入鲜猪心中，煨熟，取出药，与朱砂研粉和匀，分作4丸，每次1丸，用猪心煎汤送下。

2. 小儿睾丸鞘膜积液：甘遂、赤芍、枳壳、昆布各10克，甘草5克。水煎服，连用3～7日。

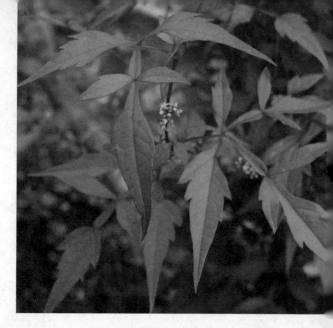

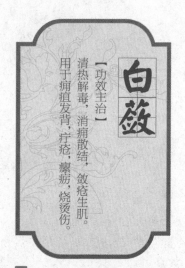

白蔹

【性味归经】

苦，微寒。归心、胃经。

【功效主治】

清热解毒，消痈散结，敛疮生肌。用于痈疽发背，疔疮，瘰疬，烧烫伤。

【原文】

味苦，平。主痈肿疽疮，散结气，止痛除热，目中赤，小儿惊痫，温疟，女子阴中肿痛。一名菟核，一名白草。生山谷。

【今释】

别名：猫儿卵、山地瓜。

来源：本品为葡萄科植物白蔹的干燥块根。

形态特征：木质藤本，茎多分枝，带淡紫色，散生点状皮孔，卷须与叶对生。掌状复叶互生，一部分羽状分裂，一部分羽状缺刻，边缘疏生粗锯齿，叶轴有宽翅，裂片基部有关节，两面无毛。聚伞花序与叶对生，序梗细长而缠绕，花淡黄色，花盘杯状，边缘稍分裂。浆果球形或肾形，熟时蓝色或白色，有针孔状凹点。

名方验方

1. **妇女赤白带下**：白蔹（葡萄科）、苍术各10克，黄柏6克。水煎服。

2. **痈肿疮疡**：白蔹、大黄、黄芩各等份。研粉，以鸡蛋白调敷患处，每日数次。

3. **扭挫伤痛**：白蔹适量。捣烂外敷。

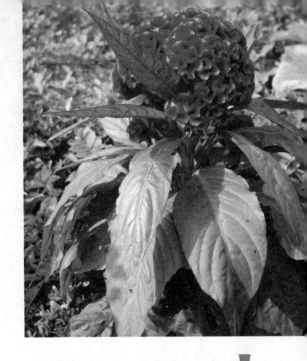

青葙子

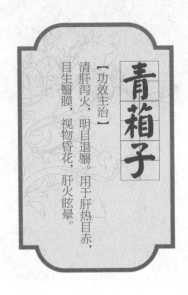

【性味归经】

苦，微寒。归肝经。

【功效主治】

清肝泻火，明目退翳。用于肝热目赤，目生翳膜，视物昏花，肝火眩晕。

【原文】

味苦，微寒。主邪气，皮肤中热，风瘙身痒，杀三虫。子名草决明，疗唇口青。一名草蒿，一名萋蒿。生平谷道旁。

【今释】

别名：草蒿、牛尾花子、野鸡冠花子。

来源：本品为苋科植物青葙的干燥成熟种子。

形态特征：一年生草本，高达1米。茎直立，绿色或带红紫色，有纵条纹。叶互生，披针形或椭圆状披针形。穗状花序顶生或腋生；苞片、小苞片和花被片干膜质，淡红色，后变白色。胞果卵形，盖裂。种子扁圆形，黑色，有光泽。

名方验方

1. **急性结膜炎**：青葙子、黄芩、龙胆草各9克，菊花12克，生地黄15克。水煎服。

2. **夜盲症**：青葙子10克，乌枣30克。水煎服，饭前服用。

3. **慢性葡萄膜炎**：青葙子、白扁豆各15克，元明粉（冲）4.5克，酸枣仁、茯苓各12克，密蒙花、决明子各9克。水煎服。

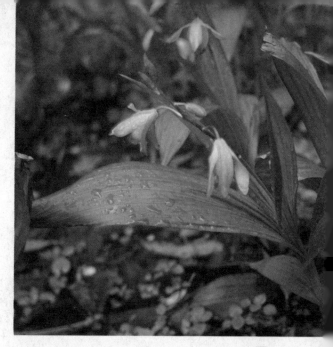

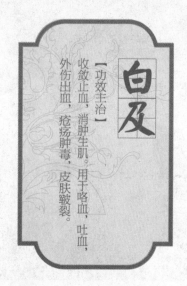

白及

【性味归经】

苦、甘、涩、微寒。归肺、肝、胃经。

【功效主治】

收敛止血，消肿生肌。用于咯血，吐血，外伤出血，疮疡肿毒，皮肤皲裂。

【原文】

味苦，平。主痈肿，恶疮，败疽，伤阴，死肌，胃中邪气，贼风鬼击，痱缓不收。一名甘根，一名连及草。生川谷。

【今释】

别名：白根、羊角七。

来源：本品为兰科植物白及的干燥块茎。

形态特征：多年生草本，高15～70厘米，根茎肥厚，常数个连生。叶3～5片，宽披叶形，长8～30厘米，宽1.5～4厘米。基部下延成长鞘状。总状花序，花紫色或淡红色。蒴果圆柱形，具6纵肋。

名方验方

1. **心气疼痛**：白及、石榴皮各5克。为末，炼蜜丸如黄豆大，每次3丸，艾醋汤下。

2. **手足皲裂**：白及适量。研末，水调覆盖皲裂处，勿进水。

3. **跌打骨折**：白及末10克。酒调服。

4. **鼻血不止**：以水调白及末搽鼻梁上低处，另取白及末5克，水冲服。

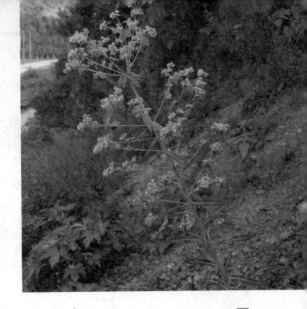

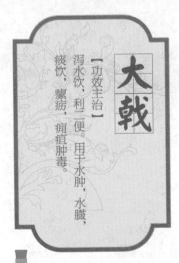

大戟

【性味归经】

苦、辛、寒；有毒。归肺、脾、肾经。

【功效主治】

泻水饮，利二便。用于水肿，水臌，痰饮，瘰疬，痈疽肿毒。

【原文】

味苦，寒。主蛊毒，十二水肿，满，急痛，积聚，中风，皮肤疼痛，吐逆。一名印巨（案此无生川泽三字者，古或与泽漆为一条）。

【今释】

别名：荞、邛巨、龙虎草、九头狮子草、京大戟、将军草、膨胀草、天平一枝香、迫水龙、大猫儿眼、黄花大戟、黄芽大戟、千层塔、搜山虎、穿山虎、一盘棋。

来源：为大戟科植物大戟的根。

形态特征：多年生草本，高30～80厘米，全株含有白色乳汁。根细长，圆锥状。茎直立，上部分枝，表面被白色短柔毛。单叶互生；几无柄；长圆形或披针形，长3～6厘米，宽6～12毫米，全缘，下面稍被白粉。杯状聚伞花序，通常5枝，排列成复伞形；基部有叶状苞片5；每枝再作2至数回分枝，分枝处着生近圆形的苞叶4或2，对生；雌、雄花均无花被，花序基部苞叶近肾形；萼状总苞内有雄花多数，每花仅有雄蕊1，花丝细柱形。花期4～5月，果期6～7月。

名方验方

1. **急性扁桃体炎**：大戟1～3克。水煎含服，一般需用药2～3次。

2. **慢性咽炎**：大戟3克。口中含服，每日2次。

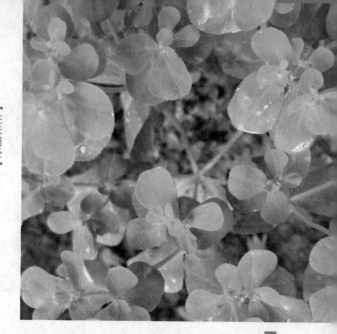

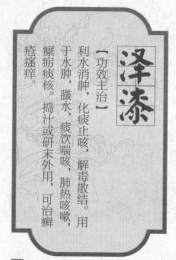

泽漆

【性味归经】

辛，苦，微寒；有毒。归大肠、小肠、肺经。

【功效主治】

利水消肿，化痰止咳，解毒散结。用于水肿，腹水，痰饮喘咳，肺热咳嗽，瘰疬痰核。捣汁或研末外用，可治癣疮瘰痒。

【原文】

味苦，微寒。主皮肤热，大腹，水气，四肢面目浮肿，丈夫阴气不足。生川泽。

【今释】

别名：五朵云、猫儿眼草、奶浆草。

来源：本品为双子叶植物大戟科泽漆的干燥全草。

形态特征：全草长约30厘米，茎光滑无毛，多分枝，表面黄绿色，基部呈紫红色，具纵纹，质脆。叶互生，无柄，倒卵形或匙形，先端钝圆或微凹，基部广楔形或突然狭窄，边缘在中部以上具锯齿；茎顶部具5片轮生叶状苞，与下部叶相似。多歧聚伞花序顶生，有伞梗；杯状花序钟形，黄绿色。蒴果无毛。种子卵形，表面有凸起网纹。气酸而特异，味淡。以茎粗壮、黄绿色者为佳。花期4～5月，果期5～8月。

名方验方

1. 通身浮肿、腹水胀满：可与赤小豆、茯苓等同用。

2. 痰饮喘咳：与半夏、生姜、桂枝等同用，如泽漆汤。

3. 肺热咳喘：可与桑白皮、地骨皮等同用。

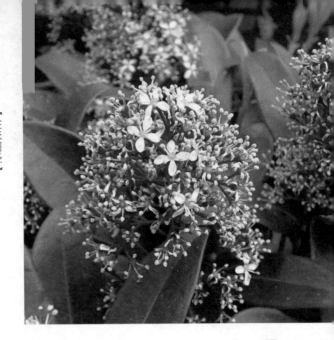

茵芋

【性味归经】

辛，苦，温；有毒。归肝、肾经。

【功效主治】

祛风胜湿。用于风湿痹痛，四肢挛急，两足软弱。

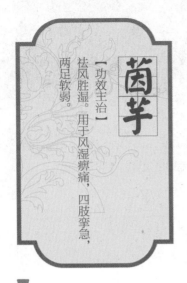

【原文】

　　味苦，温。主五脏邪气，心腹寒热，羸瘦如疟状，发作有时，诸关节风湿痹痛。生川谷。

【今释】

　　别名：卑山共、莞草、卑共、茵蓣、因预。

　　来源：为芸香科植物茵芋或乔木茵芋茎叶。

　　形态特征：全株有芳香。单叶互生，常集生于枝顶；叶柄长 4～10 毫米，绿色或淡红色；叶片革质，具腺点，长椭圆状披针形或披针形，稀为倒披针形，长 7～11 厘米，宽 2～3 厘米，先端渐尖，基部楔形，全缘或有时中部以上有疏而浅的锯齿，上面深绿色，主脉上密被短柔毛，下面淡绿色，主脉于上面稍隆起，侧卧不明显，无毛。花常为两性，白色，芳香；苞片小，卵形；雄蕊 5，与花瓣等长或较长；子房上位，近圆球形，4～5 室，花柱短，柱头头状。花期 4～5 月，果期 10～12 月。

名方验方

贼风，手足枯痹，四肢拘挛：茵芋、附子、天雄、乌头、秦艽、女萎、防风、防己、踯躅、石楠、细辛、桂心各 30 克。上 12 味，切，以绢袋盛，清酒一斛渍之，冬七日，夏三日，春、秋五日。药成初服一合，日三，渐增之，以微痹为度。

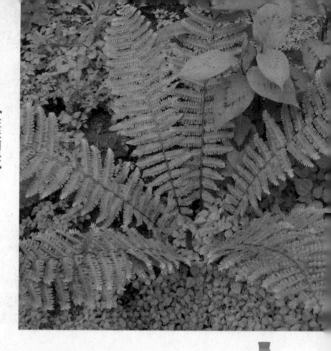

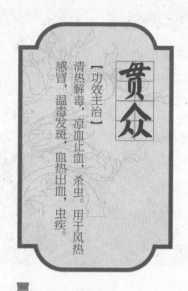

贯众

【性味归经】

苦，微寒；有小毒。归肝、脾经。

【功效主治】

清热解毒，凉血止血，杀虫。用于风热感冒，温毒发斑，血热出血，虫疾。

【原文】

　　味苦，微寒。主腹中邪热气，诸毒，杀三虫。一名贯节，一名贯渠，一名白头，一名虎卷，一名扁符。生山谷。

【今释】

　　别名：百头、虎卷。

　　来源：本品为鳞毛蕨科植物粗茎鳞毛蕨的干燥根茎及叶柄残基。

　　形态特征：多年生草本，地下茎粗大，有许多叶柄残基及须根，密被锈色或深褐色大形鳞片。叶簇生于根茎顶端，具长柄。叶片广倒披针形，二回羽状全列或浅裂，羽片无柄，线关披针形，先端渐尖，矩圆形，圆头，叶脉开放。孢子囊群圆形，着生于叶背近顶端1/3的部分，每片有2～4对，近中肋下部着生；囊群盖圆肾形，棕色。

名方验方

1. **大吐血不止**：贯众、黄连按2:1的比例配合，共研细粉，以糯米饮调服6克。

2. **钩虫、绦虫、蛲虫病**：贯众12克，乌梅9克，大黄6克。水煎空腹服。

3. **预防麻疹**：贯众适量。研细末，3岁以下每服0.15克，每日2次，连服3日。

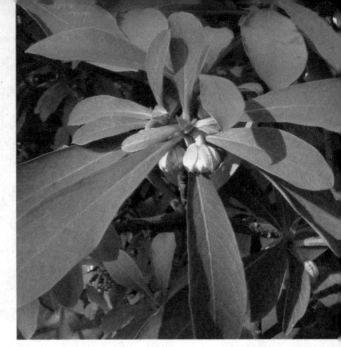

芫花

【性味归经】

辛、苦，寒；有毒。归肠、胃经。

【功效主治】

泻水饮，破积聚。本品辛苦寒，苦可燥湿，寒能泻热，通腑泻水，分利湿热，故可泻水饮而破积聚。

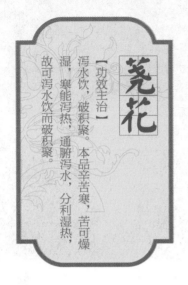

【原文】

味苦，平寒。主伤寒温疟，下十二水，破积聚，大坚，癥瘕，荡涤肠胃中留癖饮食，寒热邪气，利水道。生川谷。

【今释】

来源：本品为瑞香科落叶灌木芫花的干燥花朵。

形态特征：落叶灌木，高30～90厘米。枝细长，小枝有灰色或淡黄色柔毛，叶互生或对生；叶柄长约3毫米，被柔毛；叶片长圆状披针形，长2.5～7.5厘米，宽1.5～2.5厘米，先端急尖，基部阔楔形，全缘，上面绿色，近无毛或疏生短柔毛，下面灰绿色，密生柔毛，叶脉隆起。花黄色，成顶生或腋生穗状花序，或再合成圆锥花序，被柔毛；花被管长6～8毫米，先端4裂，裂片钝尖；花盘鳞片状线形；雄蕊8，二轮，花丝短，子房上位，花柱短，柱头球形。核果窄卵圆形，黑色，有丝状毛。花期5～6月，果期6～7月。

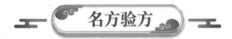

名方验方

肿及支满澼饮：芫花、芫花各25克，甘草、大戟、甘遂、大黄、黄芩各50克，大枣10枚。上八味，细切，以水5000毫升，煮成600毫升合，分四服，空腹服，以快下为度。

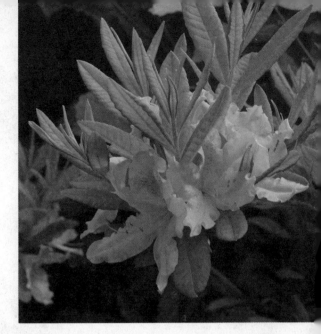

羊踯躅

【性味归经】

辛，温；有大毒。归肝经。

【功效主治】

祛风除湿，散瘀定痛。用于风湿痹痛，偏正头痛，跌仆肿痛，顽癣。

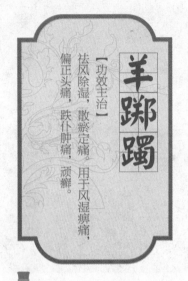

【原文】

味辛，温。主贼风在皮肤中，淫淫痛，温疟。恶毒，诸痹。生川谷。

【今释】

别名：闹羊花、黄杜鹃、黄色映山红。

来源：本品为杜鹃花科植物羊踯躅的干燥花。

形态特征：为杜鹃花科落叶灌木，高1～2米。老枝光滑，带褐色，幼枝有短柔毛。单叶互生，叶柄短，被毛；叶片椭圆形至椭圆状倒披针形，先端钝而具短尖，基部楔形，边缘具向上微弯的刚毛。花多数，成顶生短总状花序，与叶同时开放，花金黄色，花冠漏斗状，外被细毛，先端5裂，裂片椭圆状至卵形，上面一片较大，有绿色斑点，花期4～5月。

名方验方

1. **鱼口便毒**：羊踯躅根3克。水煎服。

2. **神经性头痛、偏头痛**：鲜羊踯躅花适量。捣烂，外敷后脑或痛处2～3小时。

3. **疟疾**：羊踯躅花0.3克，嫩松树梢15克。水煎服。

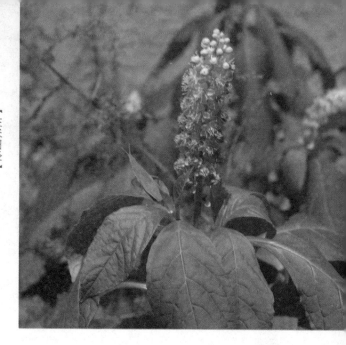

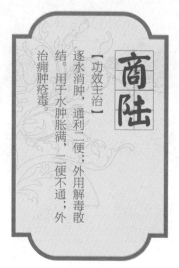

商陆

【性味归经】

苦，寒；有毒。归肺、脾、肾、大肠经。

【功效主治】

逐水消肿，通利二便；外用解毒散结。用于水肿胀满，二便不通；外治痈肿疮毒。

【原文】

味辛，平。主水胀疝瘕痹，熨除痈肿，杀鬼精物。一名根，一名夜呼。生川谷。

【今释】

别名：山萝卜、水萝卜。

来源：本品为商陆科植物商陆或垂序商陆的干燥根。

形态特征：多年生草本，全株光滑无毛。根粗壮，圆锥形，肉质，外皮淡黄色，有横长皮孔，侧根甚多。茎绿色或紫红色，多分枝。单叶互生，具柄，柄的基部稍扁宽；叶片卵状椭圆形或椭圆形，先端急尖或渐尖，基部渐狭，全缘。总状花序生于枝端或侧生于茎上，花序直立；花初为白色后渐变为淡红色。浆果，扁圆状，有宿萼，熟时呈深红紫色或黑色。种子肾形黑色。

名方验方

1. **足癣**：商陆、苦参各100克，川椒20克，赤芍50克。煎汤，每日1～2次浸泡患足，每次15～30分钟，保留药液加热重复使用。

2. **慢性气管炎**：商陆适量。放入蒸笼1小时，烘干研末粉，炼蜜为丸，每丸重10克（含纯粉4克），每日1丸。

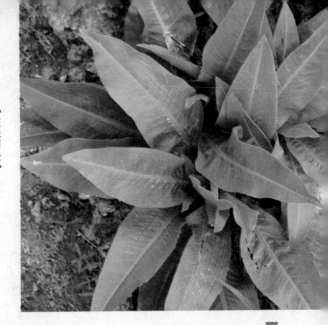

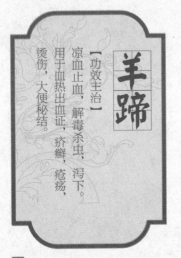

羊蹄

【性味归经】

苦、涩，寒。归心、肝、大肠经。

【功效主治】

凉血止血，解毒杀虫，泻下。用于血热出血证、疥癣、疮疡、烫伤，大便秘结。

【原文】

　　味苦，寒。主头秃、疥瘙，除热，女子阴蚀。一名东方宿，一名连虫陆，一名鬼目。生川泽。

【今释】

别名：鬼目、土大黄、牛舌头、鸡脚大黄。

来源：为蓼科植物羊蹄的根。

形态特征：多年生草本，根粗大黄色。茎直立，高1米许。根生叶丛生，有长柄，叶片长椭圆形，长10～25厘米，宽4～10厘米，先端钝，基部圆或带楔形，边缘呈波状；茎生叶较小，有短柄。总状花序顶生，每节花簇略下垂；花被6，淡绿色，外轮3片展开，内轮3片成果被；果被广卵形，有明显的网纹，背面各具一卵形疣状突起，其表有细网纹，边缘具不整齐的微齿。瘦果三角形，先端尖，角棱锐利，长约2毫米，褐色，光亮。有3片增大的果被包覆。花期4月，果熟期5月。

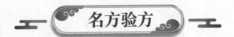

名方验方

1. **疥疮**：多以鲜品捣敷患处。

2. **烫伤**：可用鲜品捣敷，或研末油调外涂。

3. **尿淋赤浊**：羊蹄、车前草各15克。水煎服。

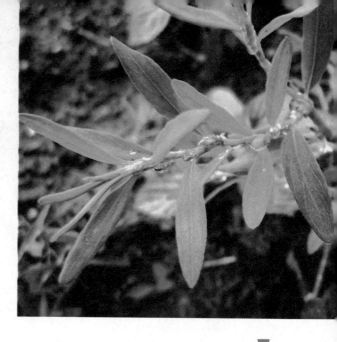

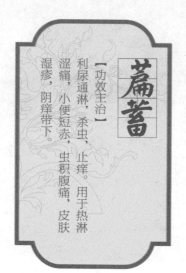

萹蓄

【性味归经】

苦，微寒。归膀胱经。

【功效主治】

利尿通淋，杀虫，止痒。用于热淋涩痛，小便短赤，虫积腹痛，皮肤湿疹，阴痒带下。

【原文】

味苦平。主浸淫，疥瘙疽痔，杀三虫。生山谷。

【今释】

别名：扁竹、竹节草、乌蓼、蚂蚁草。

来源：为蓼科植物萹蓄的地上部分。

形态特征：一年生草本，高达50厘米，茎平卧或上升，自基部分枝，有棱角。叶有极短柄或近无柄；叶片狭椭圆形或披针形，顶端钝或急尖，基部楔形，全缘；托叶鞘膜质，下部褐色，上部白色透明，有不明显脉纹。花腋生，1～5朵簇生叶腋，遍布于全植株；花梗细而短，顶部有关节。瘦果卵形，有3棱，黑色或褐色。

名方验方

1. **热淋涩痛**：萹蓄适量。煎汤频饮。

2. **湿性脚癣**：大黄、萹蓄各10克，蛇床子15克。水煎汤泡脚，每日1次。另外加用癣药水外涂患部，早晚各1次。

3. **腮腺炎**：鲜萹蓄30克。捣烂加入适量生石灰水，调入蛋清1个，敷患处。

4. **牙痛**：萹蓄50～100克。水煎2次，混合后分2次服，每日1剂。

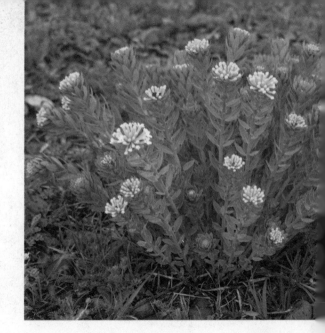

狼毒

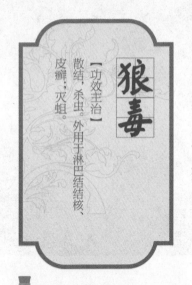

【性味归经】

辛，平；有毒。归肝、脾经。

【功效主治】

散结，杀虫。外用于淋巴结结核、皮癣；灭蛆。

【原文】

味辛，平。主咳逆上气，破积聚饮食，寒热，水气恶疮，鼠瘘，疽蚀，鬼精蛊毒。杀飞鸟走兽。一名续毒。生山谷。

【今释】

别名：红狼毒、绵大戟、一把香、山萝卜、红火柴头花、断肠草。

来源：瑞香科狼毒属植物瑞香狼毒的根。

形态特征：多年生草本，高20～40厘米。茎丛生，基部木质化；根粗壮，圆锥形，木质多纤维。单叶互生；无柄或几无柄；叶片椭圆状披针形，先端渐尖，基部楔形，两面无毛，全缘。花两性；头状花序，多数聚生枝顶，具总苞；花萼花瓣状，黄色或白色，先端5裂，裂片倒卵形，长2～3毫米，其上有紫红色网纹；萼筒圆柱状，长8～12毫米，有明显纵脉纹；雄蕊10，2轮排列，着生于萼筒中部以上，花丝极短；子房上位，1室，上部密被细毛，花柱短，柱头球形。花期5～6月，果期6～8月。

名方验方

1. 肿瘤：以狼毒、鸡血藤、薏苡仁、半枝莲等配伍制成复方狼毒注射液，每日1次，每次20～40毫升加于5%葡萄糖液中静滴；或制成复方狼毒片内服。

2. 慢性气管炎：用狼毒煎剂或丸剂，每次0.5克，每日3次饭后服。

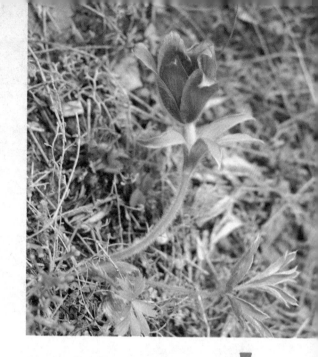

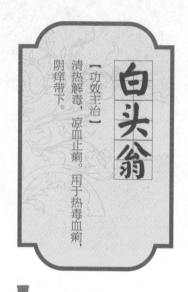

白头翁

【性味归经】
苦，寒。归胃、大肠经。

【功效主治】
清热解毒，凉血止痢。用于热毒血痢，阴痒带下。

【原文】

　　味苦，温。主温疟，狂易，寒热，癥瘕积聚，瘿气，逐血，止痛，金疮。一名野丈人，一名胡王使者。生川谷。

【今释】

别名：翁草、野丈人、白头公、老翁花、犄角花、胡王使者。

来源：本品为毛茛科植物白头翁的干燥根。

形态特征：宿根草本，根圆锥形，有纵纹，全株密被白色长柔毛，株高10～40厘米，通常20～30厘米。基生叶4～5片，三全裂，有时为三出复叶。花单朵顶生，径约3～4厘米，萼片花瓣状，6片排成2轮，蓝紫色，外被白色柔毛；雄蕊多数，鲜黄色。瘦果，密集成头状，花柱宿存，银丝状。

名方验方

1. 阴痒带下：白头翁、秦皮各适量。煎汤外洗。

2. 气喘：白头翁10克。水煎服。

3. 外痔：白头翁草适量。以根捣烂贴用。

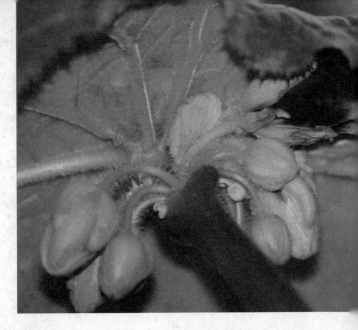

鬼臼

【功效主治】
清热解毒，化痰散结，祛瘀消肿。

【性味归经】
苦、辛、平。归肺经。

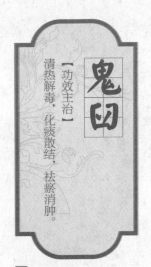

【原文】

味辛温。主杀蛊毒、鬼注，精物，辟恶气不祥，逐邪，解百毒。一名爵犀，一名马目毒公，一名九臼。生山谷。

【今释】

别名：八角莲、六角莲、独角莲。

来源：为小檗科植物八角莲的根茎。

形态特征：多年生草本，茎直立，高20～30厘米。不分枝，无毛，淡绿色。根茎粗壮，横生，具明显的碗状节。茎生叶1片，有时2片，盾状着生；叶柄长10～15厘米；叶片圆形，直径约30厘米，常状深裂几达叶中部，边缘4～9浅裂或深裂，裂片楔状长圆形或卵状椭圆形，长2.5～9厘米，宽5～7厘米，先端锐尖，边缘具针刺状锯齿，上面无毛，下面密被或疏生柔毛。花5～8朵排成伞形花序，着生于近叶柄基处的上方近叶片处；花梗细，长约5厘米，花下垂，花冠深橘色；雄蕊6，蕴含隔突出；子房上位，1室，柱头大，盾状。浆果椭圆形或卵形。种子多数。花期4～6月，果期8～10月。

名方验方

1. 瘰疬：鬼臼根适量。研末，醋调敷患处。

2. 疔肿痈疽：鬼臼根适量。醋酒磨涂；叶贴，能消痈肿。

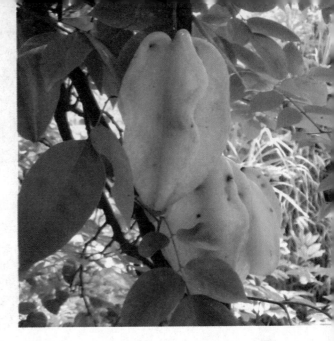

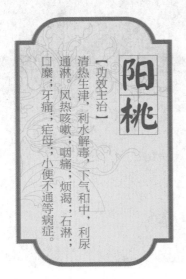

阳桃

【性味归经】

寒、甘、酸。归脾、胃经。

【功效主治】

清热生津，利水解毒，下气和中，利尿通淋。风热咳嗽；咽痛，烦渴；石淋；口糜；牙痛；疟母；小便不通等病症。

【原文】

味苦，寒。主熛热，身暴赤色，风水积聚，恶疡，除小儿热。一名鬼桃，一名羊肠。生川谷。

【今释】

别名：杨桃、羊桃、鬼桃、洋桃、五敛子、五棱子、蜜桃杨。

来源：为酢浆草科植物阳桃的果实。

形态特征：乔木高5～12米，幼枝被柔毛及小皮孔。奇数羽状复叶；总叶柄及叶轴被毛，具小叶5～11枚；小叶卵形至椭圆形，先端渐尖，基部偏斜。圆锥花序生于叶腋或老枝上，长约3厘米；花萼5，红紫色，覆瓦状排列，长约3毫米；花冠近钟形，白色至淡紫色，长约5毫米，花瓣倒卵形，旋转状排列；雄蕊10，其中5枚较短且无花药，花丝基部合生；子房5室，具5棱槽，每室胚珠多数。浆果卵状或椭圆状，长5～8厘米，淡黄绿色，光滑。花期7～8月，果期8～9月。

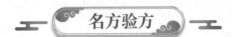

名方验方

1. **咽喉痛**：阳桃2个。生食，每日2次。

---

2. **石淋、砂淋**：阳桃5个（切碎），蜂蜜30毫升。加适量清水，煎汤服用，每日2次。

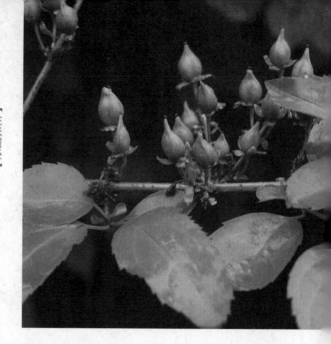

连翘

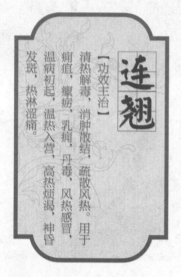

【性味归经】

苦，微寒。归肺、心、小肠经。

【功效主治】

清热解毒，消肿散结，疏散风热。用于痈疽，瘰疬，乳痈，丹毒，风热感冒，温病初起，温热入营，高热烦渴，神昏发斑，热淋涩痛。

【原文】

味苦，平。主寒热，鼠瘘，瘰疬，痈肿，恶疮，瘿瘤，结热，蛊毒。一名异翘，一名兰华，一名折根，一名轵，一名三廉。生山谷。

【今释】

别名：落翘、黄花条。

来源：本品为木犀科植物连翘的干燥果实。

形态特征：落叶灌木，小枝常下垂。单叶对生或三小叶丛生，卵形或长圆状卵形，长3～10厘米，宽2～4厘米。花先叶开放，一至数朵，腋生，金黄色；花萼合生，与花冠筒约等长，雄蕊着生花冠基部，不超出花冠。蒴果狭卵形，长约1.5厘米。

名方验方

1. **肠痈**：连翘15克，栀子、黄芩各12克，金银花18克。水煎服。

2. **舌破生疮**：连翘15克，黄柏9克，甘草6克。水煎含漱。

3. **麻疹**：连翘6克，牛蒡子5克，绿茶1克。研末，沸水冲泡。

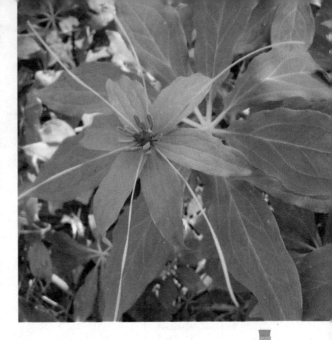

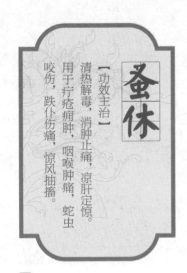

蚤休

【性味归经】
苦，微寒。有小毒。归肝经。

【功效主治】
清热解毒，消肿止痛，凉肝定惊。用于疔疮痈肿，咽喉肿痛，蛇虫咬伤，跌仆伤痛，惊风抽搐。

【原文】

味苦，微寒。主惊痫，摇头弄舌，热气在腹中，癫疾，痈疮，阴蚀，下三虫，去蛇毒。一名蚩休。生川谷。

【今释】

别名：草河车、重台草、白甘遂、金钱重楼、土三七。

来源：为百合科植物华重楼、云南重楼或七叶一枝花的根茎。

形态特征：华重楼多年生草本，高30～100厘米。根茎肥厚，直径1～3厘米，黄褐色，结节明显。茎直立，圆柱形，常带紫红色或青紫色，基部有1～3片膜质叶鞘包茎。叶轮生茎顶，通常7片；叶柄长5～18毫米；叶片长圆状披针形、倒卵状披针形或倒披针形，先端急尖或渐尖，基部楔形，全缘，膜质或薄纸质。花柄出自轮生叶中央，通常比叶长，顶生一花；花两性外轮花被片4～6，叶状，绿色，长卵形至卵状披针形，长3～7厘米，内轮花被片细线形，与外轮花被片同数，黄色或黄绿色。蒴果球形，成熟时瓣裂。花期5～7月，果期8～10月。

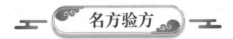

名方验方

1. **脱肛**：重楼，用醋磨汁。外涂患部后，用纱布压送复位，每日2～3次。

2. **慢性气管炎**：将重楼根茎适量。去皮、捣碎、磨粉压片，每次3克，每日2次，饭后服。10日为1个疗程，共服3个疗程，每疗程间停药3日。

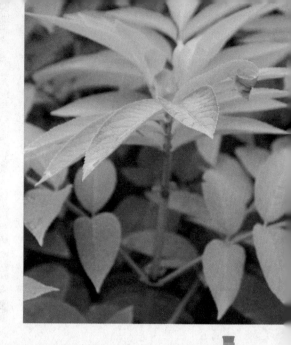

陆英

【性味归经】

甘、微苦，平。

【功效主治】

祛风；利湿；舒筋；活血。主风温痹痛；腰腿痛；水肿；黄疸；跌打损伤；产后恶露不行；风疹瘙痒；丹毒；疮肿。

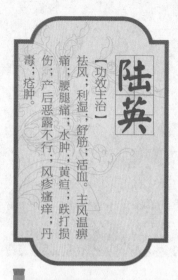

【原文】

味苦，寒。主骨间诸痹，四肢拘挛，疼酸，膝寒痛，阴痿，短气，不足，脚肿。生川谷。

【今释】

别名：接骨草、排风藤、七叶莲。

来源：为忍冬科植物陆英的茎叶。

形态特征：高大草本或半灌木，高达2米。茎有棱条，髓部白色。奇数羽状状得叶对生；托叶小、线形或呈腺状突起；小叶5～9，最上1对小叶片基部相互全生，有时还和顶生小叶相连，小叶片披针形，先端长而渐尖，基部钝圆，两侧常不对称，边缘具细锯齿，近基部或中部以下边缘常有1或数枚遥齿；小叶柄短。大型复伞房花序顶生；花药黄色或紫色；子房3室，花柱极短，柱头3裂。浆果红果，近球形，长约2.5毫米，表面小疣状突起。花期4～5月，果期8～9月。

名方验方

1. 荨麻疹：陆英30克。煎汤，洗浴或涂擦。

2. 水肿：陆英适量。水煎服。

3. 外伤吐血：配伍侧柏叶、地榆，水煎服。

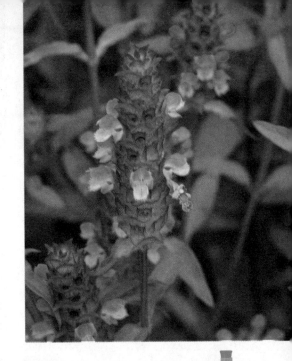

夏枯草

【性味归经】

辛、苦，寒。归肝、胆经。

【功效主治】

清肝泻火，明目，散结消肿。用于目赤肿痛，目珠夜痛，头痛眩晕，瘰疬，瘿瘤，乳痈，乳癖，乳房胀痛。

【原文】

　　味苦，辛，寒。主寒热瘰疬，鼠瘘头疮，破癥，散瘿结气，脚肿湿痹，轻身。一名夕句，一名乃东。生川谷。

【今释】

别名：铁色草、羊肠菜、白花草。

来源：本品为唇形科植物夏枯草的干燥果穗。

形态特征：多年生草本，有匍匐茎。直立茎方形，高约40厘米，表面暗红色，有细柔毛。叶对生，卵形或椭圆状披针形，先端尖，基部楔形，全缘或有细疏锯齿，两面均披毛，下面有细点；基部叶有长柄。轮伞花序密集顶生成假穗状花序；花冠紫红色。小坚果4枚，卵形。

名方验方

1. 肝虚目痛：夏枯草25克，香附子50克。共研为末，每次5克，茶汤调下。

2. 巩膜炎：夏枯草、野菊花各30克。水煎，分2～3次服。

3. 打伤、刀伤：夏枯草适量。捣烂后敷在伤处。

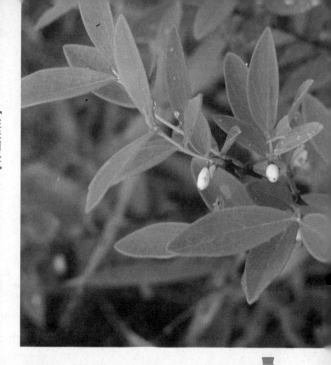

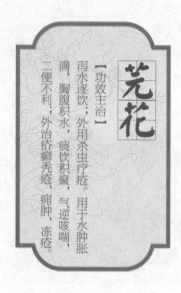

芫花

【性味归经】

苦，辛，温；有毒。归肺、脾、肾经。

【功效主治】

泻水逐饮；外用杀虫疗疮。用于水肿胀满，胸腹积水，痰饮积聚，气逆咳喘，二便不利；外治疥癣秃疮，痈肿，冻疮。

【原文】

　　味辛温。主咳逆上气，喉鸣，喘咽肿，短气，蛊毒，鬼疟，疝瘕，痈肿，杀虫鱼。一名去水。生川谷。

【今释】

　　别名：芫花、南芫花、芫花条、药鱼草、头痛花、闷头花、老鼠花。

　　来源：瑞香科落叶灌木植物芫花的干燥花蕾。

　　形态特征：落叶灌木，幼枝密被淡黄色绢毛，柔韧。单叶对生，稀互生，具短柄或近无柄。叶片长椭圆形或卵状披针形，长2.5～5厘米，宽0.5～2厘米，先端急尖，基部楔形，幼叶下面密被淡黄色绢状毛。花先叶开放，淡紫色或淡紫红色，3～7朵排成聚伞花丛，顶生及腋生，通常集于枝顶；花被筒状，长1.5厘米，外被绢毛，裂片4，卵形，约为花全长的1/3；雄蕊8枚，2轮，分别着生长于花被筒中部及上部；子房密被淡黄色柔毛。核果长圆形，白色。

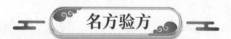

名方验方

1. 牙痛难忍：芫花末擦牙令热，痛定后，以温水漱口。

2. 痈肿初起：芫花末和胶搽。

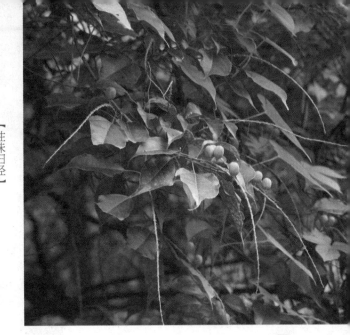

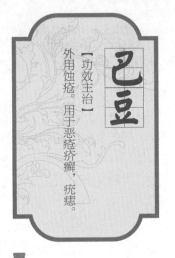

木

巴豆

【性味归经】
辛，热；有大毒。归胃、大肠经。

【功效主治】
外用蚀疮。用于恶疮疥癣，疣痣。

【原文】

味辛，温。主伤寒，温疟，寒热，破癥瘕结聚，坚积，留饮，淡癖，大腹水张，荡练五脏六腑，开通闭塞，利水谷道，去恶内，除鬼毒蛊注邪物（《御览》作鬼毒邪注），杀虫鱼，一名巴叔（旧作椒，《御览》作菽），生川谷。

【今释】

别名：巴果、巴米、刚子、江子、老阳子、双眼龙、猛子仁。

来源：本品为大戟科常绿乔木植物巴豆的干燥成熟果实。

形态特征：常绿小乔木。叶互生，卵形至矩圆状卵形，顶端渐尖，两面被稀疏的星状毛，近叶柄处有2腺性。花小，成顶生的总状花序，雄花生上，雌花在下；蒴果类圆形，3室，每室内含1粒种子。果实呈卵圆形或类圆形。长1.5～2厘米，直径1.4～1.9厘米。表面黄白色，有6条凹陷的纵棱线。去掉果壳有3室，每室有1枚种子。

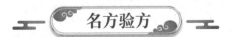

名方验方

胆绞痛： 巴豆仁切碎置胶囊内每次服100毫克，小儿酌减，每3～4小时用药1次，至畅泻为度，每24小时不超过400毫克。以服巴豆通下后，胆绞痛减轻为有效。

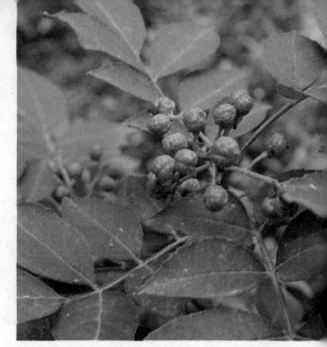

蜀椒

【性味归经】

辛，温。归脾、胃、肾经。

【功效主治】

温中止痛，杀虫止痒。用于脘腹冷痛，呕吐泄泻，虫积腹痛；外治湿疹，阴痒。

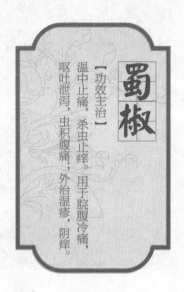

【原文】

味辛，温。主邪气咳逆，温中，逐骨节，皮肤死肌，寒湿痹痛，下气。久服之，头不白，轻身增年。生川谷。

【今释】

别名：川椒、花椒。

来源：本品为芸香科植物花椒的果壳。

形态特征：落叶灌木或小乔木，高3～7米，茎干通常有增大皮刺；枝灰色或褐灰色，有细小的皮孔及略斜向上生的皮刺；当年生小枝被短柔毛。奇数羽状复叶，叶轴边缘有狭翅；小叶纸质，卵形或卵状长圆形，无柄或近无柄，先端尖或微凹，基部近圆形，边缘有细锯齿，表面中脉基部两侧常被一簇褐色长柔毛，无针刺。聚伞圆锥花序顶生，花色大多为白色或者淡黄色。果球形，通常2～3个，果球颜色大多为青色、红色、紫红色或者紫黑色，密生疣状凸起的油点。

名方验方

1. **寒性痛经**：川椒60克，姜24克，大枣30克。水煎服。

2. **寒湿脚气**：川椒50克，生姜30克，葱5棵。水煎熏洗。

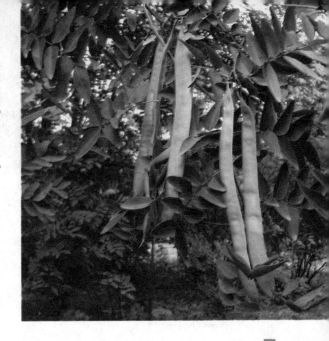

皂荚

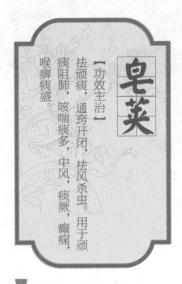

【性味归经】
辛、咸，温；有小毒。归肺、大肠经。

【功效主治】
祛顽痰，通窍开闭，祛风杀虫。用于顽痰阻肺，咳喘痰多，中风，痰厥，癫痫，喉痹痰盛。

【原文】

味辛，咸，温。主风痹，死肌，邪气，风头，泪出，利九窍，杀精物。生川谷。

【今释】

别名：皂角、猪牙皂。

来源：为豆科植物皂荚的果实或不育果实。前者称皂荚，后者称猪牙皂。

形态特征：乔木，高达15米。刺粗壮，通话分枝，长可达16厘米，圆柱形。小枝无毛。一回偶数羽状复叶，小叶6～14片，长卵形、长椭圆形至卵状披针形，长3～8厘米，宽1.5～3.5厘米，先端钝或渐尖，基部斜圆形或斜楔形，边缘有细锯齿，无毛。花杂性，排成腋生的总状花序；子房条形，沿缝线有毛。荚果条形，不扭转，微厚，黑棕色，被白色粉霜。花期4～5月，果期9～10月。

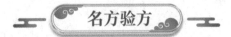
名方验方

1. 卒病头痛：皂角末吹鼻取嚏。

2. 揩牙乌须：大皂角二十挺，以姜汁、地黄汁蘸炙十遍，为末。日用揩牙甚妙。

3. 足上风疮（作痒甚者）：皂角炙热，烙之。

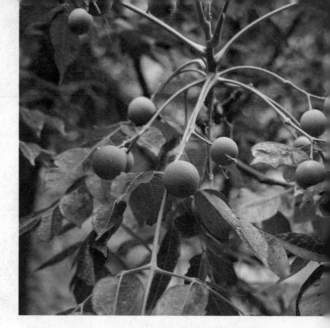

棟实

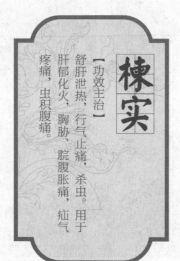

【性味归经】

苦，寒，有小毒。归肝、小肠、膀胱经。

【功效主治】

舒肝泄热，行气止痛，杀虫。用于肝郁化火，胸胁、脘腹胀痛，疝气疼痛，虫积腹痛。

【原文】

味苦，寒。主温疾伤寒，大热烦狂，杀三虫，疥疡，利小便水道。生山谷。

【今释】

别名：川楝子、金铃子。

来源：为楝科植物川楝的果实。

形态特征：落叶乔木，高达10米。树皮灰褐色，小枝灰黄色。2回羽状复叶互生，总叶柄长5～12厘米。圆锥花序果实类球形，直径2～3厘米。表面金黄色至棕黄色，微有光泽，具深棕色小点。顶端有花柱残基，基部凹陷有果梗痕。外果皮革质，与果肉间常成空隙，果肉松软，淡黄色，遇水润湿显黏性。果核球形或卵圆形，质坚硬，两端平截，有6～8条纵棱，内分6～8室，每室含黑棕色长圆形的种子1粒。气特异，味酸、苦。腋生，花瓣淡紫色。

名方验方

1. 慢性胃炎：川楝子、枳实、木香、白芍、柴胡、延胡索各10克，大血藤15克，甘草5克。水煎2次，每日1剂，早、晚分服。

2. 头癣：川楝子30克。研成粉，与70克凡士林（或熟猪油）混匀，每日擦患处，早、晚各1次。搽药前，应用食盐水将患处洗净，有脓或痂者应清除。

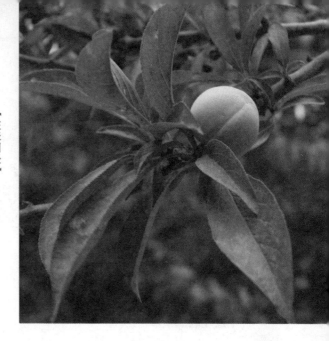

郁李仁

【性味归经】

辛、苦、甘，平。归脾、大肠、小肠经。

【功效主治】

润肠通便，下气利水。用于津枯肠燥，食积气滞，腹胀便秘，水肿，脚气，小便不利。

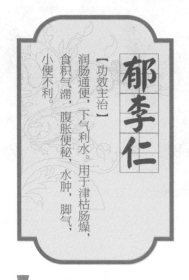

【原文】

味酸，平。主大腹水肿，面目四肢浮肿，利小便水道，根，主齿断肿，龋齿，坚齿。一名爵李。生高山、川谷及丘陵上。

【今释】

别名：郁核。

来源：本品为蔷薇科植物欧李或长柄扁桃的干燥成熟种子。前二种习称"小李仁"。后一种习称"大李仁"。

形态特征：落叶灌木，高1～1.5米。树皮灰褐色，唯有小枝纤细，灰褐色，幼时黄褐色，无毛。叶互生，叶卵形或宽卵形，先端长尾状。花与叶同时开放，单生或2朵并生，花梗有稀疏短柔毛。核果近球形，熟时鲜红色，外面无沟。

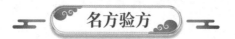

名方验方

1. **风热气秘**：郁李仁、酒陈皮、京三棱各30克。共捣为散。每次6克，水煎空腹服。

2. **肺气虚弱**：郁李仁30粒。研末，生梨汁调和糊状，敷内关穴，胶布固定，每12小时更换1次。

3. **疣**：郁李仁、鸡子白各10克。研搽患处。

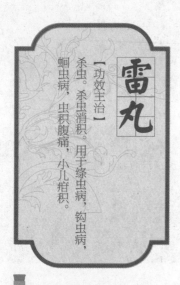

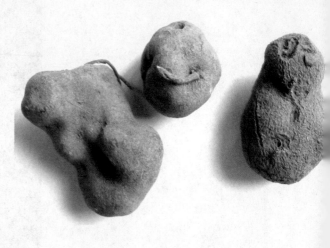

雷丸

【性味归经】

微苦，寒。归胃、大肠经。

【功效主治】

杀虫。杀虫消积。用于绦虫病，钩虫病，蛔虫病，虫积腹痛，小儿疳积。

【原文】

味苦寒。主杀三虫，逐毒气，胃中热，利丈夫，不利女子。作摩膏，除小儿百病。生山谷。

【今释】

别名：竹苓、雷实、雷矢、竹铃芝、竹铃子。

来源：本品为多孔菌科植物雷丸的干燥菌核。

形态特征：雷丸菌菌核体通常为不规则的坚硬块状，歪球形或歪卵形，直径0.8～2.5厘米，罕达4厘米，表面黑棕色，具细密的纵纹；内面为紧密交织的菌丝体，蜡白色，半透明而略带黏性，具同色的纹理。越冬后由菌核体发出新的子实体，一般不易见到。

名方验方

1. **绦虫病**：单用雷丸粉30克，空腹凉开水调末吞服。

2. **钩虫病**：单用雷丸粉，加适量乳糖或葡萄糖粉，开水调服，成人每日60克。

3. **蛲虫病**：雷丸、大黄各3克，二丑9克。共研末混匀，早晨空腹用冷开水吞服。

4. **丝虫病**：雷丸30克。水煎服，每日1剂，连用7日。

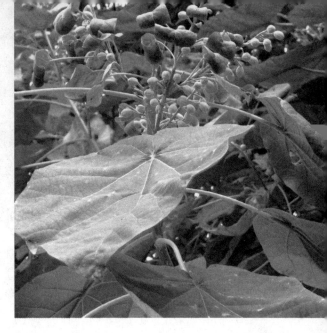

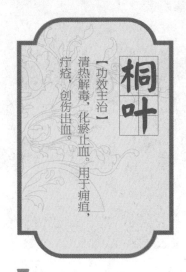

桐叶

【性味归经】

苦，寒。归心、肝经。

【功效主治】

清热解毒，化瘀止血。用于痈疽，疔疮，创伤出血。

【原文】

味苦，寒。主恶蚀，疮著阴皮，主五痔，杀三虫。华主传猪疮，饲猪肥大三倍。生山谷。

【今释】

别名：白桐叶。

来源：为玄参科植物泡桐或毛泡桐的叶。

形态特征：乔木，高达30米。树皮灰褐色，幼枝、叶、叶柄、花序各部及幼果均被黄褐色星状绒毛。叶柄长达12厘米；叶片长卵状心脏形，长可达20厘米，先端长渐尖或锐尖头，基部心形，全缘。花序狭长几成圆柱形，长约25厘米；花萼倒圆锥形，花冠管状漏斗形，白色，内有紫斑，长达10厘米，筒直而向上逐渐扩大，上唇较狭。蒴果木质，长圆形，长6～10厘米，室背2裂。种子多数，扁而有翅。花期2～3月，果期8～9月。

名方验方

1. **无名肿毒**：单用本品，捣敷。

2. **流行性腮腺炎**：泡桐花12克。水煎去渣，冲白糖服。

3. **痈疽发背大如盘，臭腐不可近**：桐叶醋蒸贴上，退热止痛，渐渐生肉收口。

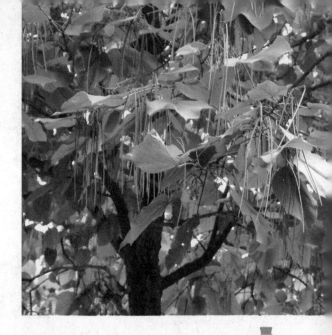

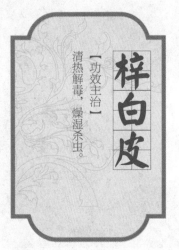

梓白皮

【性味归经】

苦，寒。归肝、胆、胃经。

【功效主治】

清热解毒，燥湿杀虫。

【原文】

味苦，寒。主热，去三虫，叶捣传猪创，饲猪肥大三倍，生山谷。

【今释】

来源：本品为紫葳科落叶乔木梓的根皮或树皮的韧皮部。

形态特征：落叶乔木，高达10余米。树皮灰褐色，纵裂；幼枝常带紫色，光滑或少被柔毛。单叶对生或常3枚轮生，稀互生，具柄，阔卵形至近圆形，长14～24厘米，宽12～22厘米，稀更大，不分裂或掌状3浅裂，裂片先端渐尖，基部近心形，全缘，上面暗绿色，被短毛，下面淡绿色，沿叶脉疏生短柔毛，掌状脉5出，常带紫色，脉腋及叶片基部常具紫色斑点状的腺体，柄长9～17厘米，带暗紫色。圆锥花序顶生；花序轴及分枝披疏毛或无毛。蒴果长圆柱形，长20～30厘米。熟时深褐色。花期5～6月，果期7～8月。

名方验方

1. 肾脏炎浮肿：梓根白皮、梓实、玉蜀黍须各适量。水煎服。

2. 伤寒瘀热身黄：生梓白皮、赤小豆、炙甘草各6克，麻黄、生姜各9克，连翘根15克，杏仁40克，大枣12枚。先煮麻黄再沸，去掉泡沫，再加入其他药，煎汤温服。

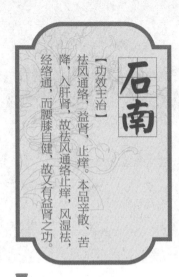

石南

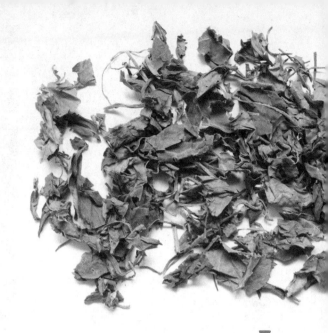

【性味归经】

辛、苦，平。归肝、肾经。

【功效主治】

祛风通络，益肾，止痒。本品辛散，苦降，入肝肾，故祛风通络止痒，风湿祛，经络通，而腰膝自健，故又有益肾之功。

【原文】

味辛苦。主养肾气，内伤，阴衰，利筋骨皮毛。实，杀蛊毒，破积聚，逐风痹。一名鬼目。生山谷。

【今释】

别名：风药、石楠、千年红。

来源：本品为蔷薇科植物石楠的干燥叶。

形态特征：常绿灌木或小乔木，高可达10米，枝光滑。叶片革质，长椭圆形、长倒卵形、倒卵状椭圆形，长8～22厘米，宽2.5～6.5厘米，基部宽楔形或圆形，边缘疏生有腺细锯齿，近基部全缘，幼时自中脉至叶柄有绒毛，后脱落，两面无毛；叶柄长2～4厘米。复伞房花序多而密；花序梗和花柄无皮孔；花白色，直径6～8毫米；花瓣近圆形，内面近基部无毛；子房顶端有毛，花柱2～3裂。梨果近球形，直径约5毫米，红色，后变紫褐色。花期4～5月，果期10月。

名方验方

1. 风湿性关节炎： 石楠叶10克，威灵仙、薏苡仁各20克。水煎服。

2. 神经性头痛： 石楠叶10克，川芎、白芷各30克。水煎服。

3. 荨麻疹： 石楠叶10克，白蒺藜、红浮萍各20克。水煎服。

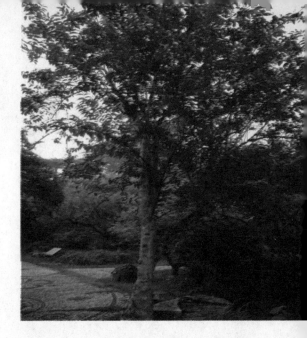

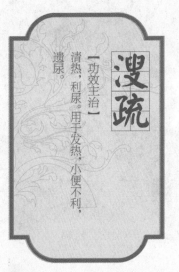

【性味归经】

苦、辛，寒；小毒。归膀胱、肾、胃经。

溲疏

【功效主治】

清热，利尿。用于发热，小便不利，遗尿。

【原文】

　　味辛，寒。主身皮肤中热，除邪气，止遗溺，可作浴汤。生山谷，及田野故邱虚地。

【今释】

别名：巨骨、空木、卵花。

来源：为虎耳草科植物溲疏的果实。

形态特征：落叶灌木，高达3米。小枝中空，赤褐色，幼时有星状毛，老时则光滑或呈薄片状剥落，芽具多数覆瓦状鳞片，无毛。圆锥花序直立，长3～10厘米，具星状毛；萼杯状，有5齿，齿三角形，早落；花瓣5，白色或外面有粉红色斑点，长圆形或长圆状卵形，长约8毫米，外面有星状毛；雄蕊10，外轮雄蕊较花瓣稍短，花丝顶端具2齿；子房下位，花柱3，离生。蒴果近球形，先端扁平，径4～5毫米，有多数细小种子。花期5～6月，果期7～10月。

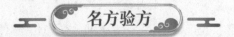

名方验方

治妇人下焦三十六疾，不孕绝产：梅核仁、辛夷各1升，葛上亭长7枚，泽兰子5合，溲疏60克，藁本30克。上六味，末之，蜜和丸，先食，服如大豆二丸，日三，不知稍增。

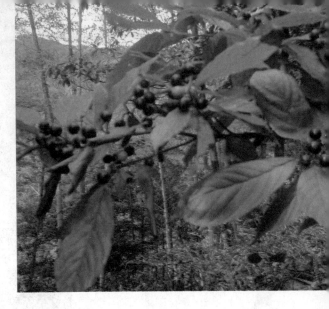

鼠李

【性味归经】

苦、甘，性凉。归肝、肾经。

【功效主治】

清热利湿，消积通便。用于水肿，腹胀，疝瘕，瘰疬，疮疡，便秘。

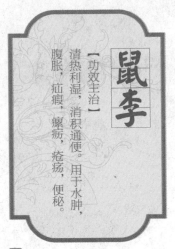

【原文】

主寒热瘰疬疮。生田野。

【今释】

别名：牛李、鼠梓、赵李、皂李、山李子、乌巢子、牛李子、女儿茶、牛筋子、楮李、乌槎子。

来源：为鼠李科植物冻绿的果实。

形态特征：落叶灌木或小乔木，高达4米。幼枝无毛，小枝褐色或紫红色，稍平滑，对生或近对生，枝端常具针刺；叶对生或近对生；叶柄长0.5～1.5厘米，上面具沟；托叶披针形，常具疏毛，宿存；叶片纸质，椭圆形、长圆形或倒卵状椭圆形，长4～15厘米，宽2～6.5厘米，先端突尖或渐尖，基部楔形，边缘具细锯齿。花单性，雌雄异株，黄绿色，无总梗的伞状聚伞花序生于枝端或叶腋；雄花雄蕊4，花药狭长，丁字形着生，与花瓣一起着生于萼裂的基部，退化雌蕊子房扁球形，花柱2裂；雌花的子房球形，花柱长，柱头3裂，退化雄蕊4。核果近球形，直径6～8毫米，熟时黑色，具2分核。种子近球形，背侧基部有短沟。花期4～6月，果期5～8月。

名方验方

1. **痘疮倒靥黑陷**：牛李子杵汁，石器内密封，每服皂子大，煎杏胶汤化下。

2. **诸疮寒热毒痹**：鼠李生捣敷之。

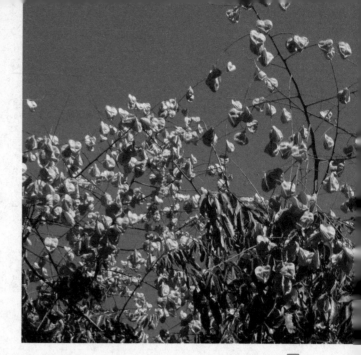

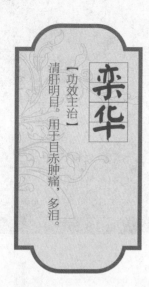

栾华

【性味归经】

苦，寒。归肝经。

【功效主治】

清肝明目。用于目赤肿痛，多泪。

【原文】

味苦寒。主目痛泪出，伤眦，消目肿，生川谷。

【今释】

别名：栾树、木栾、石栾树、黑叶树、木栏牙、山茶叶、软棒。

来源：为无患子科植物栾树的花。

形态特征：落叶灌木或乔木，高可达 10 米。小枝暗黑色，被柔毛。单数羽状复叶互生，有时呈 2 回或不完全的 2 回羽状复叶；小叶 7～15，纸质，卵形或卵状披针形，长 3.5～7.5 厘米，宽 2.5～3.5 厘米，基部钝形或截头形，先端短尖或短渐尖，边缘锯齿状或分裂，有时羽状深裂达基部面呈 2 回羽状复叶。圆锥花序顶生，大，长 25～40 厘米；花淡黄色，中心紫色；萼片 5，有小睫毛；花瓣 4，被疏长毛；雄蕊 8，花丝被疏长毛；雌蕊 1，花盘有波状齿。蒴果长椭圆状卵形，边缘有膜质薄翅 3 片。种子圆形，黑色。花期 7～8 月，果期 10 月。

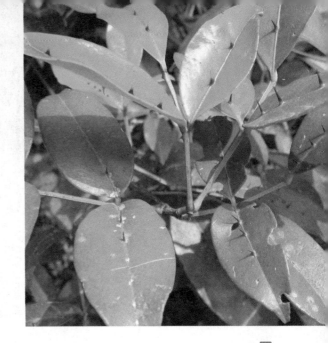

蔓椒

【功效主治】

活血化瘀，行气止痛，祛风通络，解毒消肿。用于跌扑损伤，胃痛，牙痛，风湿痹痛，毒蛇咬伤,；外治烧烫伤。

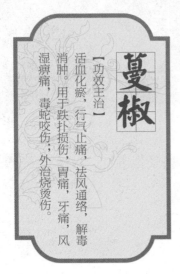

【原文】

　　味苦，温。主风寒湿痹，历节痛，除四肢厥气，膝痛。一名家椒。生川谷及丘冢间。

【今释】

别名：两面针、入地金牛。

来源：为芸香科植物两面针的根或枝叶。

形态特征：干燥根多切成薄片，黄色，周围有 1～6 毫米厚的黄棕色皮层，常有褐色小斑点。横切面光滑，在放大镜下可看到多数孔点。质硬。味苦，有麻舌感。木质藤本；茎、枝、叶轴下面和小叶中脉两面均着生钩状皮刺。单数羽状复叶，对生，革质，卵形至卵状矩圆形，无毛，上面稍有光泽，伞房状圆锥花序，萼片宽卵形，菁葖果成熟时紫红色，有粗大腺点，顶端正具短喙。

名方验方

1. **风寒湿痹**：常配麻黄等同用。

2. **跌扑闪挫、伤经动脉、瘀血停蓄、经气不利**：可配牛膝同用。

3. **风水为病、肺失宣发、头面浮肿、小便不利**：可配浮萍等同用。

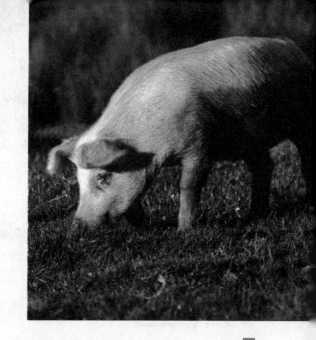

豚卵

【性味归经】

甘、咸，温。归肾经。

【功效主治】

温肾散寒，镇惊定痫。用于哮喘，睾丸肿痛，疝气痛，阴茎痛，癃闭，惊痫。

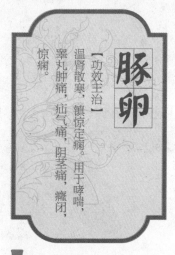

【原文】

味苦，温。主惊痫，癫疾，鬼注，蛊毒，除寒热，贲豚，五癃，邪气，挛缩。一名豚颠，悬蹄，主五痔，伏热，在肠，肠痈，内蚀。

【今释】

别名：豚颠、猪石子、猪睾丸、猪外肾。

来源：为猪科动物猪的睾丸。

形态特征：猪的品种繁多，达150多种，形态也有差异，基本特征是：躯体肥胖，头大。鼻与口吻皆长略向上屈。眼小。耳壳有的大而下垂，有的较小而前挺。四肢短小，4趾，前2趾有蹄，后2趾有悬蹄。颈粗，项背疏生鬃毛。尾短小，末端有毛丛。毛色有纯黑、纯白或黑白混杂等。

名方验方

1. **惊痫中风，壮热，吐舌出沫**：豚卵一双（细切），当归0.6克。以醇酒3升，煮1升分服。

2. **小儿腹股沟疝**：猪隐睾一个（阉割小猪时取）。放瓦片上，用另一瓦合上，放炉内焙干后取出研末，一次口服。

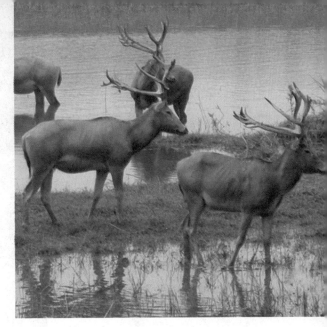

麋脂

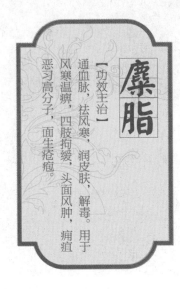

【性味归经】

甘、辛，温。归心、肝经。

【功效主治】

通血脉，祛风寒，润皮肤，解毒。用于风寒温痹，四肢拘缓，头面风肿，痈疽恶疮高分子，面生疮疱。

【原文】

味辛，温。主痈肿，恶创，死肌，寒风，湿痹，四肢拘缓不收，风头，肿气，通腠理。一名官脂。生山谷。

【今释】

别名：官脂、麋膏。

来源：为鹿科动物麋鹿的脂肪。

形态特征：麋鹿，属于麋与驯鹿之间，大小和欧洲的赤鹿相近，体长约2米，高约1米余。雄者重约200千克，雌者约100千克。尾长约70厘米。头似马而非马，角似鹿而非鹿，身似驴而非驴，蹄似牛而非牛，故曰"四不象"。雄者具角，雌者无。角的主支叉分为前后2支，前支再分岐成二叉，后支长而直，不再分叉。四肢粗大，主蹄宽大能分开，侧蹄显著。毛色淡褐，背部稍浓，腹部较浅，鼻孔上方有一白色斜纹。冬季毛长而蓬，显棕赤色，幼兽有白色斑点，生后3月始消失。

虫鱼

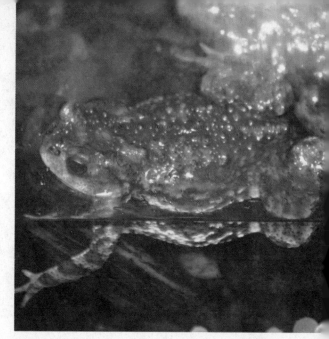

蛤蟆

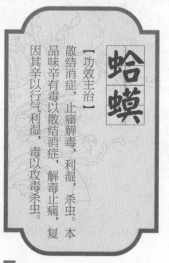

【性味归经】

辛，凉；有毒。归心、肝、脾、肺经。

【功效主治】

散结消症，止痛解毒，利湿，杀虫。本品味辛有毒以散结消症，解毒止痛，复因其辛以行气利湿，毒以攻毒杀虫。

【原文】

味辛寒。主邪气，破癥坚，血痈肿，阴创。服之不患热病。生池泽。

【今释】

别名：蟾蜍。

来源：本品为蟾蜍科动物中华大蟾蜍或黑眶蟾蜍的全体。

形态特征：中华大蟾蜍，体长一般在10厘米以上，体粗壮，头宽大于头长，吻端圆，吻棱显著；鼻孔近吻端；眼间距大于鼻间；鼓膜明显，无犁骨齿，上下颌也无齿。前技长而粗壮，指、趾略扁，指侧微有缘膜而无蹼，指长顺序3、1、4、2，指关节下瘤多成对，常突2，外侧者大。后肢粗壮而短，胫跗关节前达肩部，左右跟部不相遇，趾侧有缘膜，蹼常发达，内跖变形长而大，外跖突小而圆。皮肤极粗糙，头顶部较平滑，两侧有大而长的耳后膜，其余部分满布大小不等的圆形瘰疣。雄性个体较小，内侧三指有黑色指垫，无声囊。

名方验方

1. **一切湿疮**：蟾蜍烧灰，猪脂和敷。

2. **小儿癣疮**：蟾蜍烧灰，猪脂和敷。

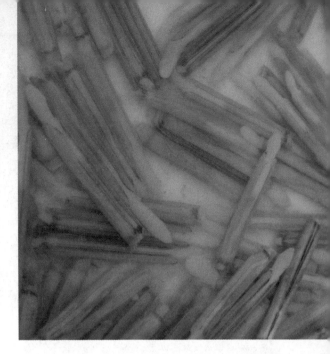

马刀

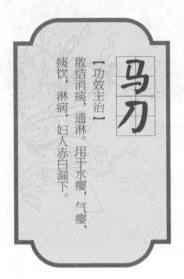

【性味归经】

咸，凉。归心、肝、肾经。

【功效主治】

散结消痰，通淋。用于水瘿，气瘿，痰饮，淋病，妇人赤白漏下。

【原文】

味辛微寒。主漏下赤白，寒热，破石淋，杀禽兽贼鼠。生池泽。

【今释】

别名：蛼、单姥、齐蛤、马蛤、竹蛏。

来源：为竹蛏科动物长竹蛏的贝壳。

形态特征：贝壳2片，长形，质薄，两壳相等。壳长5～11厘米，长度约为高度的6～7倍。壳顶位于贝壳的最前端，背腹缘几乎平行，腹缘中部微凹，壳前端呈截形，后端圆，前端较后端略粗大。外韧带黄褐色。贝壳表面光滑，被有黄褐色外皮，生长线明显，后端有时形成褶襞。壳内面白色或淡黄色，铰合部小，每壳各具1主齿。前闭壳肌痕极细长，后闭壳肌痕前后长略呈半圆形。外套痕明显，前端向背缘凹入，外套窦半圆形。足发达，细长，呈柱状。

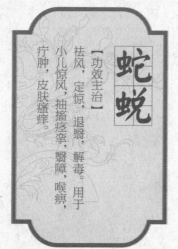

蛇蜕

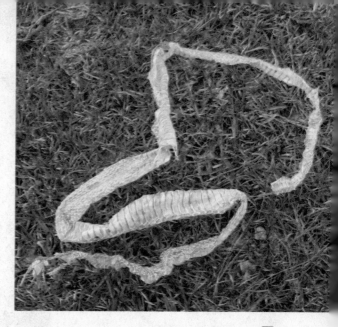

【原文】

味咸，平。主小儿百二十种惊痫，瘛疭，癫疾，寒热，肠痔，虫毒，蛇痫。火熬之，良。一名龙子衣，一名蛇符，一名龙子单衣，一名弓皮。生川谷及田野。

【今释】

别名：蛇皮。

来源：本品为游蛇科动物黑眉锦蛇、锦蛇或乌梢蛇等蜕下的干燥表皮膜。

形态特征：本品呈圆筒形，多压扁而皱缩，完整者形似蛇，长可达1米以上。背部银灰色或淡灰棕色，有光泽，鳞迹菱形或椭圆形，衔接处呈白色，略抽皱或凹下；腹部乳白色或略显黄色，鳞迹长方形，呈覆瓦状排列。体轻，质微韧，手捏有润滑感和弹性，轻轻搓揉，沙沙作响。气微腥，味淡或微咸。

名方验方

1. 中耳炎： 蛇蜕烧成灰研末，调以麻油，同时先以双氧水洗净患耳，擦干后用棉棒蘸药搽于患部，每日或隔日1次。

2. 乳房肿胀、疼痛： 蛇蜕、鹿角、露蜂房各15克。共烧存性研细末，黄酒冲服，每日2次，每次3克。

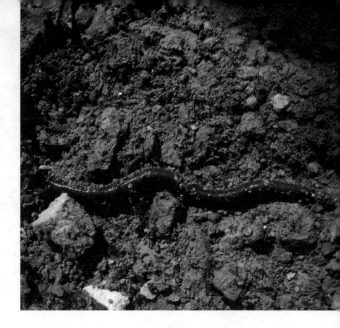

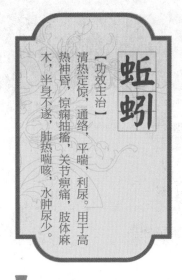

蚯蚓

【性味归经】

咸，寒。归肝、脾、膀胱经。

【功效主治】

清热定惊，通络，平喘，利尿。用于高热神昏，惊痫抽搐，关节痹痛，肢体麻木，半身不遂，肺热喘咳，水肿尿少。

【原文】

味咸，寒。主蛇瘕，去三虫、伏尸、鬼疰、蛊毒，杀长虫，仍自化作水。生平土。

【今释】

别名：䖵蚕、蟥蚓、地龙。

来源：为巨蚓科动物参环毛蚓或正蚓科动物背暗异唇蚓等的全体。

形态特征：呈长条状薄片，弯曲，边缘略卷，长 15～20 厘米，宽 1～2 厘米。全体具环节，背部棕褐色至紫灰色，腹部浅黄棕色；第 14～16 环节为生殖带，习称"白颈"，较光亮。体前端稍尖，尾端钝圆，刚毛圈粗糙而硬，色稍浅。雄生殖孔在第 18 环节腹侧刚毛圈一小孔突上，外缘有数环绕的浅皮褶，内侧刚毛圈隆起，前面两边有横排（一排或二排）小乳突，每边 10～20 个不等。

名方验方

1. **头痛**：地龙、野菊花各 15 克，白僵蚕 10 克。水煎服，每日 2 次。

2. **神经性皮炎**：地龙、当归、苦参、乌梢蛇各 15 克，刺蒺藜、焦山楂、冬凌草、制首乌、生地黄各 30 克，川芎、苍术、红花各 10 克，黄芩 20 克。水煎取药汁，每日 1 剂，分 2 次服用。

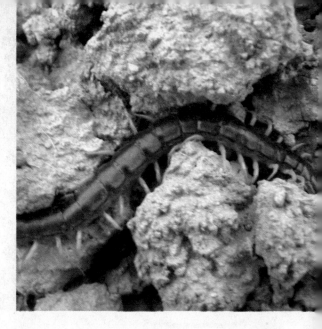

蜈蚣

【性味归经】

辛，温；有毒。归肝经。

【功效主治】

息风镇痉，通络止痛，攻毒散结。用于肝风内动，痉挛抽搐，小儿惊风，中风口㖞，半身不遂，破伤风，风湿顽痹，偏正头痛，疮疡，瘰疬，蛇虫咬伤。

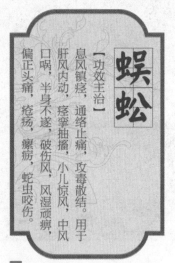

【原文】

味辛，温。主鬼疰蛊毒，噉诸蛇、虫、鱼毒，杀鬼物老精，温疟，去三虫。生川谷。

【今释】

别名：日龙、百足虫、千足虫。

来源：本品为蜈蚣科动物少棘巨蜈蚣的干燥体。

形态特征：本品呈扁平长条形，长9～15厘米，宽0.5～1厘米。由头部和躯干部组成，全体共22个环节。头部暗红色或红褐色，略有光泽，有头板覆盖，头板近圆形，前端稍突出，两侧贴有颚肢一对，前端两侧有触角一对。躯干部第一背板与头板同色。其余20个背板为棕绿色或墨绿色，具光泽，自第四背板至第二十背板上常有两条纵沟线；腹部淡黄色或棕黄色，皱缩；自第二节起，每节两侧有步足一对；步足黄色或红褐色，偶有黄白色，呈弯钩形，最末一对步足尾状。

名方验方

1. **小儿秃疮**：大蜈蚣1条，盐1分。入油内浸7日。取油搽之。

2. **小儿惊风**：蜈蚣、全蝎各等份。研细末，每次1～1.5克，每日2次。

3. **痹证**：蜈蚣、全蝎各1条。共研细末，每晚小米汤冲服。

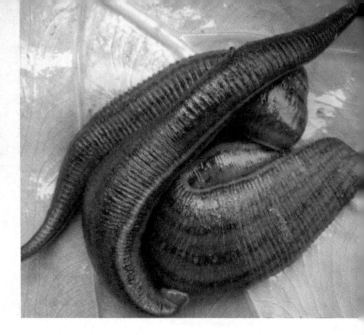

水蛭

【性味归经】

咸、苦、平；有小毒。归肝经。

【功效主治】

破血通经，逐瘀消症。用于血瘀经闭，癥瘕痞块，中风偏瘫，跌扑损伤。

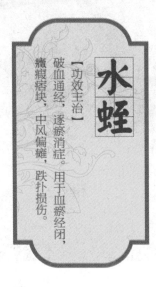

【原文】

味咸，平。主逐恶血、瘀血、月闭，破血瘕积聚，无子，利水道。生池泽。

【今释】

别名：马蟥、红蛭、蚂蟥、肉钻子。

来源：本品为水蛭科动物蚂蟥、水蛭或柳叶蚂蟥的干燥全体。

形态特征：蚂蟥呈扁平纺锤形，有多数环节，长4～10厘米，宽0.5～2厘米。背部黑褐色或黑棕色，稍隆起，用水浸后，可见黑色斑点排成5条纵纹；腹面平坦，棕黄色。两侧棕黄色，前端略尖。后端钝圆，两端各具1吸盘，前吸盘不显著，后吸盘较大。

名方验方

1. **骨折**：水蛭，新瓦上焙干，为细末，热酒调下5克。并及时固定骨折处。

2. **肝癌**：水蛭、虻虫、土鳖虫、壁虎、蟾皮等量。炼蜜为丸，每丸4.5克，每次9克，每日2次。

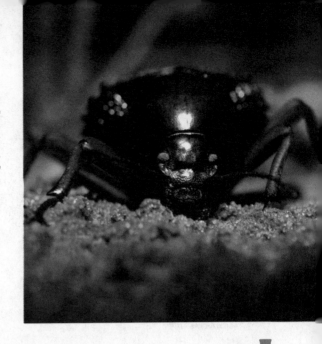

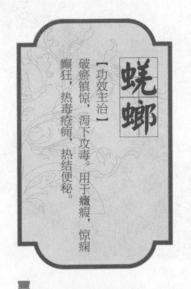

蜣螂

【功效主治】

破瘀镇惊，泻下攻毒。用于癥瘕，惊痫，癫狂，热毒疮痈，热结便秘。

【性味归经】

咸，寒；有小毒。归肝、胃、大肠经。

【原文】

味咸，寒。主小儿惊痫、瘈疭、腹胀、寒热，大人癫疾、狂易。一名吉（虫旁）蜣。火熬之，良。生池泽。

【今释】

别名：屎克郎、铁甲将军、推丸。

来源：为金龟子科动物屎壳螂的全虫。

形态特征：虫体呈椭圆形，长3～4厘米，宽1.8～3厘米，黑褐色，有光泽。雄虫较雌虫稍大，头部前方呈扇面形，易脱落，中央具角突1支，长约6毫米。前胸背板呈宽关月形，顶部有横形隆脊，两侧各有角突1枚，后胸约占体长的1/2，为翅覆盖。雌虫头部中央及前胸背板横形隆脊的两侧无角状突。前翅革质，黑褐色，有7条纵向平行的纹理，后翅膜质，黄色或黄棕色。足3对，体质坚硬。有臭气。

名方验方

1. 久疟结为疟母：蜣螂可与大黄、桃仁、䗪虫等同用。

2. 噎膈、膨胀：蜣螂可配伍儿茶、明矾、麝香为末内服。

3. 关格：蜣螂、蝼蛄各6个。去翅足，研末冲服，1～2日量。

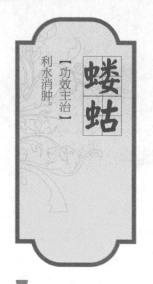

蝼蛄

【功效主治】

利水消肿。

【性味归经】

咸，寒。归膀胱、大肠、小肠经。

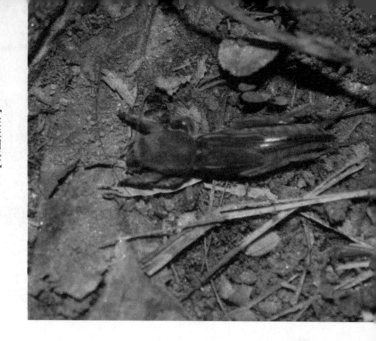

【原文】

味咸，寒。主产难，出肉中刺，溃痈肿，下哽噎，解毒，除恶创。一名蟪蛄，一名天蝼。夜出者良，生平泽。

【今释】

别名：蟪蛄、天蝼、蝼蝈、土狗。

来源：本品为蝼蛄科昆虫华北蝼蛄（北方蝼蛄）和非洲蝼蛄（南方蝼蛄）的虫体。

形态特征：蝼蛄体长圆形，淡黄褐色或暗褐色，全身密被短小软毛。雌虫体长约3厘米余，雄虫略小。头圆锥杉，前尖后钝，头的大部分被前胸板盖住。触角丝状，长度可达前胸的后缘，第1节膨大，第2节以下较细。复眼1对，卵形，黄褐色；复眼内侧的后方有较明显的单眼3个。前胸背板坚硬膨大，呈卵形，背中央有1条下陷的纵沟，长约5毫米。翅2对，前翅革质，较短，黄褐色，仅达腹部中央，略呈三角形；后翅大，膜质透明，淡黄色，翅脉网状，静止时蜷缩折叠如尾状，超出腹部。足3对，前足特别发达，基节大，圆形，腿节强大而略扁，胫节扁阔而坚硬，尖端有锐利的扁齿4枚，上面2个齿较大，且可活动，适于挖掘洞穴隧道之用。常在晚间出动开掘土面成纵横隧道，白天隐伏洞中。趋光性强，能飞翔。

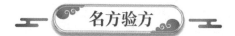

名方验方

尿闭：蝼蛄6克。焙干，研细，黄酒下。

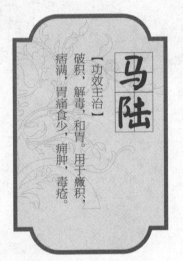

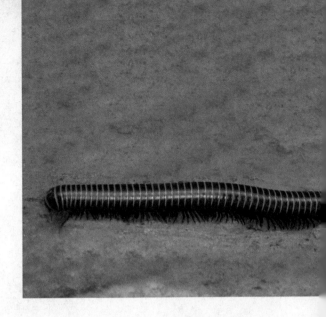

马陆

【性味归经】

辛，温；有毒。归心、肺经。

【功效主治】

破积，解毒，和胃。用于癥积，痞满，胃痛食少，痈肿，毒疮。

【原文】

味辛温。主腹中大坚癥，破积聚，息肉，恶创，白秃。一名百足。生川谷。

【今释】

别名：蚿、蛝、百足、马蚿、蛆蝶、马蚰、秦渠、飞蚿虫、马轴、蚭、千足、刀环虫、马欢、百节虫。

来源：为圆马陆科动物宽蹠陇马陆的全体。

形态特征：宽蹠陇马陆，身体呈圆柱形，长 26～30 毫米，宽 2.5～3.5 毫米。雄性略小。由 20 个体节组成，可分为头、胸、腹三部，头部有 1 对触角，无眼，有侧头器；胸部由 1～4 体节组成，第 1 体节无足，第 2～4 体节各有步足 1 对；腹部由 5～20 体节组成，第 5～18 体节的后环节腹面各有 2 对步足，第 19～20 体节无足。第 20 体节后端有肛门，称为肛节。侧突不甚发达，侧突后有臭腺。胫节与蹠节愈合成的胫蹠节部宽大，是此种与同属其他种的区别点。

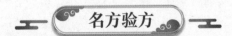

名方验方

1. **鼻息肉**：马陆醋炙研末，棉花蘸塞鼻孔中。

2. **一切疮毒**：马陆、滚山珠、癞疙宝、乌梢蛇、壁虎、蜈蚣。共以桐油熬膏，外贴。

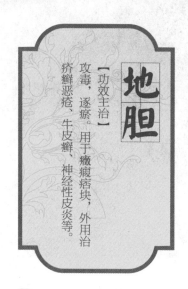

地胆

【性味归经】

辛，寒；有毒。

【功效主治】

攻毒，逐瘀。用于癥瘕痞块，外用治疥癣恶疮、牛皮癣、神经性皮炎等。

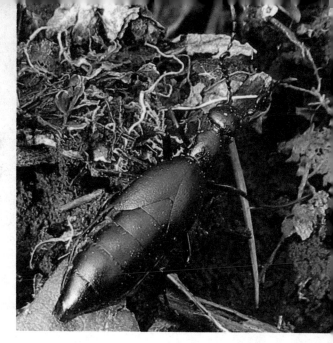

【原文】

味辛寒。主鬼注，寒热，鼠蝼，恶创，死肌，破癥瘕，堕胎。一名蚖青，生川谷。

【今释】

别名：杜龙、青虹、蛇要、青蟊、青蟱。

来源：为芜青科昆虫地胆的干燥全虫。

形态特征：体长18～23毫米，黑蓝色，稍带紫色，有光泽。头部大，复眼圆形，黑褐色。触角蓝色，雄虫触角中央部（第5～7节）膨大，且稍扁平。前胸背板狭长，圆柱形。鞘翅短，柔软，翅端尖细，翅面多纵皱，全翅呈黑紫色，带蓝色，有细刻点。腹部大部分露出于翅外。头部有稀疏的刻点，额前端有复眼1对。触角11节，雄虫的触角中央甚膨大。前胸背细，略呈圆柱形，中央束狭，有稀疏的小刻点。鞘翅短，柔软，蓝色，翅端尖细，不达尾端，翅面多直皱。足3对。具2爪。

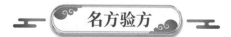

名方验方

热毒瘰疬：地胆 0.3 克（去头翅足，以糯米拌，炒令米黄为度），滑石 1.5 克，川朴消 0.3 克（熬令汁尽）。每服 1.5 克，空腹以粥饮调下。服后小便中觉下恶物，即减地胆少许，10 日见效。

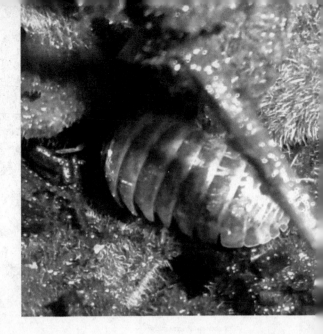

鼠妇

【功效主治】

破瘀消症，通经，利水，解毒，止痛。用于症瘕，疟母，血瘀经闭，小便不通，惊风撮口，牙齿疼痛，鹅口诸疮。

【性味归经】

酸、咸、凉。归肝、肾经。

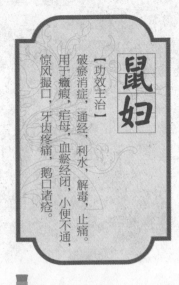

【原文】

味酸温。主气癃，不得小便，女人月闭，血瘕，痫痊，寒热，利水道。一名负蟠，一名威。生平谷。

【今释】

别名：伊威、蟠、鼠负、委黍、负蟠、负攀、鼠姑、鼠粘、鼠赖虫、湿生虫、地鸡、地虱、肥蛀蚋、西瓜虫、蒲鞋头虫、潮湿虫、地虱婆、豌豆虫、瓢虫、潮虫子、土孵、暗板虫、鞋板虫。

来源：为卷甲虫科动物普通卷甲虫或潮虫科动物鼠妇的全体。

形态特征：普通卷甲虫，体长10毫米左右，长为宽的2倍。体呈长椭圆形，背呈弓形。头前丝中央及左右角没有显著的突起。胸节7，第1、第2胸节的后侧板较第3、第7节的尖锐。腹节5，第1、第2节窄，第3～5节的侧缘与尾节后缘连成半圆形。胸肢7对，腹肢5对。尾肢扁平，外肢与尾节嵌合齐平，内肢细小，被尾节掩盖。雄性第1腹肢的外肢台鳃盖状，内肢较细长，末端弯曲呈微钩状。

名方验方

1. 疟病：鼠妇、豆豉27枚。合捣，令相和，未发时服2丸，欲发时服1丸。

2. 经闭：鼠妇3克，赤芍12克，桃仁9克，红花9克，丹参15克。水煎服。

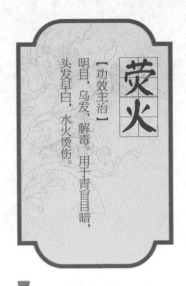

荧火

【功效主治】

明目，乌发，解毒。用于青盲目暗，头发早白，水火烫伤。

【性味归经】

辛，微温。归肺、肝经。

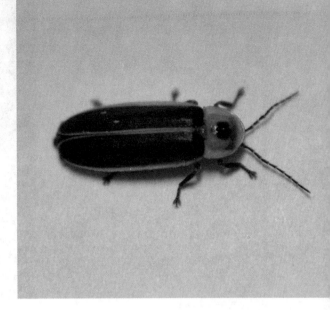

【原文】

味辛微温。主明目，小儿火创伤，热，气，蛊毒，鬼注，通神。一名夜光（《御览》引云，一名熠耀，一名即照，《大观本》，作黑字）。生池泽。

【今释】

别名：宵行、即照、夜光、夜照、景天、救火、据火、挟火、耀夜、宵烛、放光、夜明虫。

来源：为萤科动物萤火虫的全虫。

形态特征：萤火虫，体形狭长，长 1.5～20 毫米。体黑褐色，前胸背及尾端的 2 节暗黄色或桃色。头隐于前胸下，口尖。触角鞭状，前胸背中面有暗褐色直条纹，后缘角突出，多刻点。棱状部长三角形。翅 2 对，前翅为革质的鞘翅，上有隆起的直径 4 条，间室多刻点；后翅膜质稍大，折叠于翅鞘下。足 3 对，腹 6～7 节，尾节黄白色部分能发光。发光力雄虫较强。

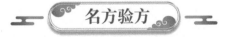

名方验方

劳伤肝气，目暗：萤火虫 2～7 枚，用鲤鱼胆 2 枚，纳萤火虫于胆中，阴干百日，捣罗为末。每用少许点之。

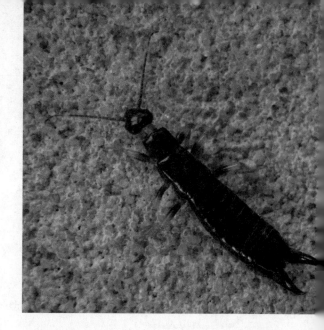

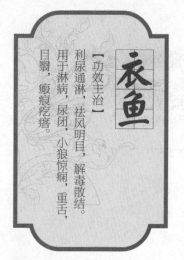

衣鱼

【性味归经】

咸、温。归膀胱、肝经。

【功效主治】

利尿通淋，祛风明目，解毒散结。用于淋病，尿闭，小狼惊痫，重舌，目翳，瘢痕疙瘩。

【原文】

味咸温。无毒，主妇人疝瘕，小便不利（《御览》作泄利），小儿中风（《览》作头风），项强（《御览》作强），背起摩之。一名白鱼，生平洋。

【今释】

别名：蟫、白鱼、蛃鱼、壁鱼、蠹鱼、铰剪虫。

来源：为衣鱼科动物衣鱼和毛衣鱼的全体。

形态特征：衣鱼，体长而扁，长约10毫米，体上披银灰色鳞片。复眼小，由许多小眼聚积而成，单眼退化。触角细长，超过体躯之半，由30节以上丝状环节构成。口器外口式，适于咀嚼。胸部最阔，中胸及后胸各有气门1对；无翅，足3对。腹部10节，至尾部渐细。腹末端有尾须3条。

名方验方

1. **小儿撮口发噤**：壁鱼子，细研作末。每服少许，令儿吮之。

2. **痫**：衣中白鱼7头，竹茹1握。上二味，以酒1升，煎取二合，顿服之。

3. **小儿重舌**：衣鱼烧灰，敷舌上。

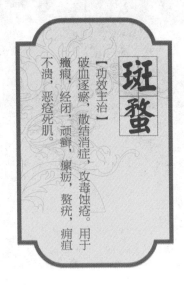

斑蝥

【性味归经】

辛，热；有大毒。归肝、胃、肾经。

【功效主治】

破血逐瘀，散结消症，攻毒蚀疮。用于癥瘕，经闭，顽癣，瘰疬，赘疣，痈疽不溃，恶疮死肌。

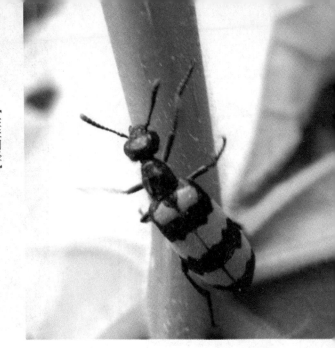

【原文】

味辛，寒。主寒热，鬼疰，蛊毒，鼠瘘，恶疮，疽蚀，死肌，破石癃。一名龙尾。生川。

【今释】

别名：花斑蝥、花壳虫。

来源：本品为芫青科昆虫南方大斑蝥或黄黑小斑蝥的干燥体。

形态特征：呈长圆形，长 1.5 ～ 2.5 厘米，宽 0.5 ～ 1 厘米。头及口器向下垂，有较大的复眼及触角各 1 对，触角多已脱落。背部具革质鞘翅 1 对，黑色，有 3 条黄色或棕黄色的横纹；鞘翅下面有棕褐色薄膜状透明的内翅 2 片。胸腹部乌黑色，胸部有足 3 对。有特殊的臭气。

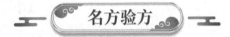

名方验方

食管癌：斑蝥 1 只，蜈蚣 2 条，红娘 30 克，乌梅、土鳖虫、木香、轻粉各 10 克，山豆根 15 克，大枣 10 枚，黄连 6 克。将上药共研细，口服，每次 6 克，每日 2 次。

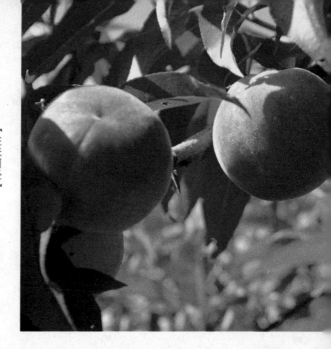

果

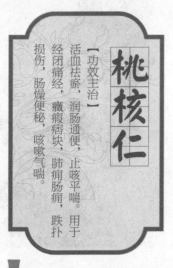

桃核仁

【性味归经】

苦、甘，平。归心、肝、大肠经。

【功效主治】

活血祛瘀，润肠通便，止咳平喘。用于经闭痛经，癥瘕痞块，肺痈肠痈，跌扑损伤，肠燥便秘，咳嗽气喘。

【原文】

味苦，平。主瘀血，血闭癥瘕、邪气，杀小虫。桃花，杀疰恶鬼；令人好颜色。桃枭，微温。主杀百鬼精物。桃毛，主下血瘕，寒热积聚，无子。桃蠹，杀鬼邪恶不祥。生川谷。

【今释】

别名：核仁。

来源：本品为蔷薇科植物桃或山桃的干燥成熟种子。

形态特征：种子呈扁椭圆形，先端具尖，中部略膨大，基部钝圆而偏斜，边缘较薄。长1.2～1.8厘米，宽0.8～1.2厘米，厚2～4毫米。表面红棕色或黄棕色，有细小颗粒状突起。尖端一侧有一棱线状种脐，基部有合点，并自该处分散出多数棕色维管束脉纹，形成布满种皮的纵向凹纹，种皮薄。子叶肥大，富油质。气微，味微苦。

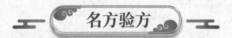

名方验方

1. **肺痈**：可配苇茎、冬瓜仁等用，如苇茎汤。

2. **产后瘀滞腹痛**：常配伍炮姜、川芎等，如生化汤。

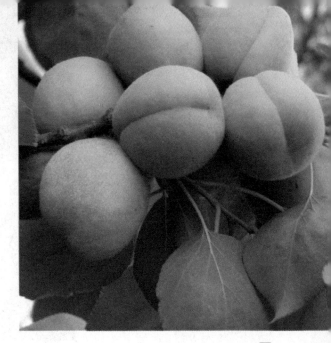

杏核仁

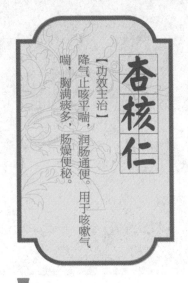

【性味归经】

苦，微温；有小毒。归肺、大肠经。

【功效主治】

降气止咳平喘，润肠通便。用于咳嗽气喘，胸满痰多，肠燥便秘。

【原文】

味甘，温。主咳逆上气，雷鸣，喉痹下气，产乳，金疮，寒心，贲豚。生川谷。

【今释】

别名：杏仁、木落子。

来源：为蔷薇科植物杏或山杏等味苦的干燥种子。

形态特征：山杏为乔木，高达10米。叶互生，广卵形或卵圆形，先端短尖或渐尖，基部阔楔形或截形，边缘具细锯齿或不明显的重锯齿；叶柄多带红色，近基部有2腺体。花单生，先叶开放，几无花梗；萼筒钟状，带暗红色，萼片5，裂片比萼筒稍短，花后反折；花瓣白色或粉红色。核果近圆形，果肉薄，种子味苦。核坚硬，扁心形，沿腹缝有沟。

名方验方

1. **老年慢性气管炎**：杏仁、冰糖各适量。研碎混合，早、晚各服9克，连服10日。

2. **风热感冒**：杏仁、连翘各10克，竹叶12克，薄荷3克（后下）。水煎服，每日1剂。

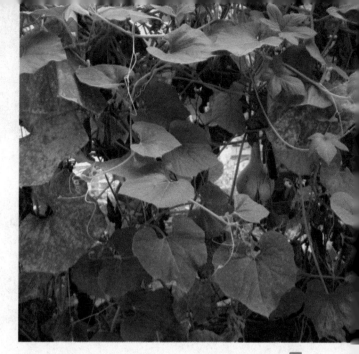

菜

苦瓠

【性味归经】

甘，平。归肺、小肠经。

【功效主治】

利水消肿。

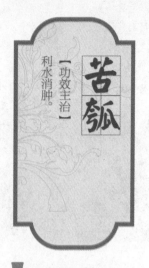

【原文】

味苦，寒。主大水，面目四肢浮肿，下水，令人吐。生川泽。

【今释】

别名：陈葫芦、葫芦壳、陈壶卢瓢。

来源：本品为葫芦科一年生攀缘草本植物瓠瓜的干燥果皮。

形态特征：一年生攀缘草本，有软毛；卷须2裂。叶片心状卵形至肾状卵形，长10～40厘米，宽与长近相等，稍有角裂或3浅裂，顶端尖锐，边缘有腺点，基部心形；叶柄长5～30厘米，顶端有2腺点。花1～2果生于叶腋，雄花的花梗较叶柄长，雌花的花梗与叶柄等长或稍短；花萼长2～3厘米，落齿锥形；花冠白色，裂片广卵形或倒卵形，长3～4厘米，宽2～3厘米，边缘皱曲，顶端稍凹陷或有细尖，有5脉；子房椭圆形，有绒毛。果实光滑，初绿色，后变白色或黄色，长数十厘米，中间缢细，下部大于上部；种子白色，倒卵状椭圆形，顶端平截或有2角。花期6～7月，果期7～8月。

名方验方

腹胀黄肿：用亚腰葫芦连子烧存性，每服一个，食前温酒下。不饮酒者，白汤下。十余日见效。（《简便方》）

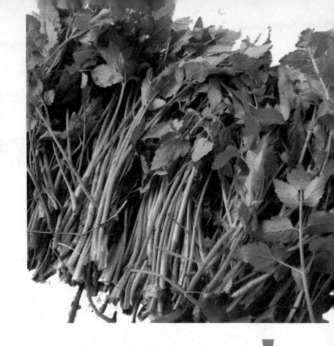

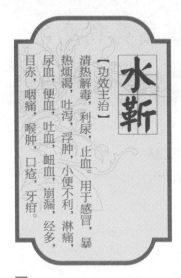

水靳

【性味归经】

辛、甘，凉。归肺、肝、膀胱经。

【功效主治】

清热解毒，利尿，止血。用于感冒，暴热烦渴，吐泻，浮肿，小便不利，淋痛，尿血，便血，吐血，衄血，崩漏，经多，目赤，咽痛，喉肿，口疮，牙疳。

【原文】

味甘，平。主女子赤沃，止血养精，保血脉，益气，令人肥健，嗜食。一名水英，生池泽。

【今释】

别名：水芹菜、楚葵、水靳、水英、芹菜、野芹菜、马芹、河芹、小叶芹。

来源：为伞形科植物水芹的全草。

形态特征：多年生草本，高 15 ～ 80 厘米。全株无毛。茎直立或基部匍匐，节上生根。基生叶叶柄长达 10 厘米，基部有叶鞘；叶片轮廓三角形或三角状卵形，一至二回羽状分裂，末回裂片卵形或菱状披针形，长 2 ～ 5 厘米，宽 1 ～ 2 厘米，边缘有不整齐的尖齿或圆齿；茎上部叶无柄，叶较小。得伞形花序顶生；花序梗长达 16 厘米；无总苞；伞辐 6 ～ 16，长 1 ～ 3 厘米；小总苞片 2 ～ 8，线形；小伞形花序有花 10 ～ 25；萼齿线状披针形；花瓣白色，倒卵形；花柱基圆锥形，花柱直立或叉形，每棱槽内有油管 1，合生面油管 2。花期 6 ～ 7 月，果期 8 ～ 9 月。

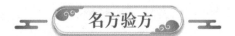

名方验方

1. **小便不利**：水靳 9 克。水煎服。

2. **白带**：水靳 12 克，景天 6 克。水煎服。

附录：临床常见百种病证用药指南

1. 感冒常用药

（1）风寒表证：麻黄　桂枝　紫苏　荆芥　防风　羌活　白芷　细辛
藁本　香薷　辛夷　苍耳子　生姜　葱白　淡豆豉
（2）风热表证：薄荷　葛根　蝉衣　浮萍　桑叶　菊花　连翘　升麻
金银花　蔓荆子　柴胡　淡豆豉　牛蒡子
（3）暑湿表证：藿香　佩兰　紫苏　大腹皮　香薷　白扁豆　厚朴
（4）暑热表证：青蒿　滑石　通草　连翘　淡竹叶　荷叶　金银花露
香薷　白扁豆　西瓜翠衣　绿豆

2. 气分实热证常用药

石膏　知母　寒水石　栀子　黄芩　黄连　黄柏　竹叶　芦根　天花粉
鸭跖草

3. 营分血分实热证常用药（包括热入心包证）

水牛角　生地黄　玄参　赤芍　牡丹皮　丹参　莲子心　连翘心　麦冬
竹叶卷心

4. 温毒发斑证常用药

水牛角　玄参　生地黄　赤芍　牡丹皮　大青叶　板蓝根　青黛　紫草
羚羊角　升麻　番红花

5. 湿温暑温证常用药

白豆蔻　薏苡仁　杏仁　藿香　佩兰　青蒿　黄芩　滑石　通草　茵陈
香薷　厚朴　黄连　金银花露　绿豆　荷叶

6. 温邪发热、骨蒸劳热证常用药

青蒿　白薇　银柴胡　胡黄连　秦艽　龟甲　鳖甲　黄柏　知母　牡蛎
女贞子　旱莲草　地骨皮　玄参　泽泻　牡丹皮　熟地黄　生地黄

7. 咳嗽常用药

（1）寒痰阻肺证：白芥子　紫苏子　莱菔子　生姜　皂角子　天南星　白果　半夏

（2）湿痰阻肺证：半夏　天南星　白前　旋覆花　橘皮　枳壳　茯苓　苍术　厚朴　白术　香橼　佛手　桔梗

（3）热痰阻肺证：瓜蒌　贝母　知母　青黛　海蛤壳　胆南星　竹茹　竹沥　瓦楞子　海浮石　车前子　石韦　冬瓜子　芦根　天花粉　前胡　四季青　鸡矢藤

（4）燥痰阻肺证：知母　贝母　桑叶　沙参　杏仁　阿胶　百合　麦冬　天冬　玉竹　百部　紫菀　款冬花　梨皮　荸荠

8. 肺痨常用药

百合　生地黄　天冬　麦冬　阿胶　西洋参　知母　川贝　百部　龟甲　沙参　紫菀　款冬花　冬虫夏草　枸杞子　黄柏　五味子　鳖甲　白及　三七　牡丹皮　栀子　紫珠　血余炭　花蕊石　仙鹤草

9. 喘证常用药

（1）肺热壅遏证：石膏　麻黄　杏仁　黄芩　桑白皮　地骨皮　前胡　葶苈子　牛蒡子　金荞麦　鱼腥草　马兜铃　枇杷叶　旋覆花　海蛤壳　白前　瓜蒌　地龙

（2）寒饮涉肺证：麻黄　干姜　细辛　桂枝　紫苏子　沉香　五味子　厚朴　肉桂　磁石

（3）痰浊阻肺证：陈皮　半夏　茯苓　白前　白芥子　莱菔子　皂荚　旋覆花　紫苏子

（4）肺肾虚喘证：

人参　蛤蚧　冬虫夏草　胡桃仁　五味子　补骨脂　紫河车　山萸肉　沉香　磁石　钟乳石　诃子　硫黄　黑锡

10. 痞证常用药

（1）脾胃气滞证：橘皮　枳实　枳壳　木香　紫苏梗　乌药　砂仁　白豆蔻　厚朴　沉香　檀香　降香　柿蒂　大腹皮　槟榔　甘松　薤白

（2）湿滞伤中证：藿香　佩兰　苍术　厚朴　白豆蔻　砂仁　白扁豆　草豆蔻　香薷　陈皮　大腹皮

11. 胃脘痛常用药

（1）寒邪客胃证：高良姜　干姜　吴茱萸　生姜　小茴香　胡椒　乌药　丁香　砂仁　荜茇　荜澄茄　白豆蔻

（2）脾胃虚寒证：黄芪　党参　茯苓　白术　山药　干姜　桂枝　蜂蜜　大枣　饴糖　白扁豆

（3）肝胃气滞证：香附　青木香　半夏　吴茱萸　佛手　香橼　木香　乌药

12. 呕吐常用药

（1）胃寒呕吐证：半夏　生姜　砂仁　木香　丁香　橘皮　柿蒂　刀豆　灶心土　旋覆花　藿香　佩兰　代赭石　吴茱萸

（2）胃热呕吐证：竹茹　黄连　芦根　枇杷叶　黄芩　生石膏　栀子　藿香　佩兰

13. 呃逆常用药

丁香　柿蒂　刀豆　沉香　荜茇　荜澄茄

14. 腹痛常用药

（1）寒邪内阻证：高良姜　吴茱萸　荜茇　荜澄茄　乌药　丁香　胡椒　小茴香　花椒　白芷　檀香　草豆蔻

（2）脾肾虚寒证：干姜　桂枝　芍药　乌头　附子　肉桂　蜂蜜　饴糖　益智仁

15. 便秘常用药

（1）热结肠燥证：大黄　芒硝　番泻叶　芦荟　牵牛子　枳实

（2）津枯肠燥证：火麻仁　郁李仁　蜂蜜　杏仁　桃仁　柏子仁　知母　松子仁　瓜蒌仁　决明子　冬葵子　紫苏子　天冬　麦冬　玄参

（3）精血亏虚证：桑椹　黑芝麻　当归　生首乌　胡桃肉　肉苁蓉　锁阳

（4）气滞肠燥证：槟榔　枳实　木香　厚朴　郁李仁

（5）阳虚寒凝证：巴豆　干姜　硫黄　半夏　肉苁蓉　锁阳

16. 泄泻常用药

（1）暑湿蕴结证：葛根　黄芩　黄连　茯苓　木通　藿香　香薷　荷叶
车前子　白扁豆　穿心莲　地锦草　拳参　鸡矢藤

（2）食滞肠胃证：山楂　神曲　莱菔子　鸡矢藤　枳实　枳壳　青皮
槟榔

（3）脾胃虚弱证：党参　茯苓　白术　山药　莲子　芡实　砂仁　苍术
薏苡仁　厚朴　白扁豆

（4）脾肾阳虚证：补骨脂　五味子　肉豆蔻　附子　干姜　白术　仙茅
菟丝子　吴茱萸　益智仁　肉桂　胡芦巴

17. 痢疾常用药

（1）湿热壅滞证：黄连　黄芩　黄柏　苦参　胡黄连　马尾连　拳参
三颗针　鸡矢藤　马齿苋　椿根皮　穿心莲　地锦草

（2）疫毒蕴结证：白头翁　秦皮　黄连　黄柏　地榆　马齿苋　山楂炭
鸦胆子　银花炭　鸡冠花

18. 久泻久痢常用药

罂粟壳　乌梅　五倍子　诃子肉　赤石脂　禹余粮　肉豆蔻　椿根皮
菟丝子　金樱子　石榴皮　五味子　芡实　灶心土

19. 蛔虫蛲虫病常用药

使君子　乌梅　苦楝子　鹤虱　芜荑　榧子　槟榔　雷丸　川椒　百部
牵牛子　石榴皮　苦楝皮

20. 绦虫病常用药

槟榔　南瓜子　雷丸　贯众　山楂　干漆　雄黄

21. 钩虫病常用药

榧子　雷丸　槟榔　百部　鹤虱　贯众　大蒜

22. 胁痛常用药

（1）肝郁气滞证：柴胡　白芍　郁金　川芎　香附　乌药　青皮　橘叶
青木香　白蒺藜　延胡索　绿萼梅　香橼　川楝子　荔枝核　九香虫
娑罗子　八月札　玫瑰花　橘核　佛手

（2）肝胃气滞证：佛手　枳壳　香橼　青木香　娑罗子　八月札　甘松
玫瑰花　绿萼梅

（3）瘀血阻滞证：延胡索　川芎　郁金　姜黄　五灵脂　三棱　莪术
丹参　红花　旋覆花　茜草　鳖甲

23. 黄疸常用药

（1）湿热蕴蒸证（阳黄）：茵陈　栀子　黄柏　黄连　大黄　虎杖　苦参
金钱草　秦艽　白鲜皮　猪胆汁　大青叶　板蓝根　垂盆草　地耳草
龙胆草　蒲公英　柴胡　黄芩　郁金　珍珠草　水飞蓟　熊胆　半边莲

（2）寒湿阻遏证（阴黄）：茵陈　茯苓　苍术　泽泻　桂枝　金钱草
猪苓　附子　干姜

24. 癥瘕积聚常用药

丹参　红花　桃仁　郁金　乳香　没药　三棱　莪术　鳖甲　生牡蛎
昆布　鸡内金　山楂　干漆　大黄　土鳖虫　水蛭　虻虫　麝香
凌霄花　山慈菇　黄药子

25. 梅核气常用药

紫苏　半夏　厚朴　茯苓　柴胡　绿萼梅　旋覆花　八月札　全瓜蒌
大贝母　郁金

26. 眩晕常用药

（1）肝阳上亢证：钩藤　天麻　石决明　珍珠母　磁石　菊花　桑叶
代赭石　白蒺藜　生牡蛎　罗布麻　紫石英　紫贝齿　夏枯草　青葙子
白芍　玳瑁

（2）肝肾阴虚证：龟甲　鳖甲　牛膝　杜仲　桑寄生　女贞子　玄参
旱莲草　枸杞子　沙苑子　菟丝子　生地黄　熟地黄　山茱萸

（3）痰浊中阻证：半夏　白术　天麻　陈皮　茯苓　生姜　枳实
竹茹

27. 痉证常用药

（1）肝风实证：牛黄　钩藤　天麻　地龙　僵蚕　全蝎　蜈蚣　玳瑁
紫石英　菊花　青黛　蚤休　水牛角　龙胆草　熊胆
（2）肝风虚证：龟甲　鳖甲　阿胶　牡蛎　白芍　生地黄　天麻　麦冬
鸡子黄　五味子

28. 破伤风证常用药

白附子　天麻　天南星　防风　蝉衣　白芷　僵蚕　全蝎　蜈蚣　守宫

29. 中风中经络常用药

（1）脉络空虚，风痰阻络证：羌活　秦艽　防风　川芎　当归　菖蒲
地龙　全蝎　蜈蚣　白附子　半夏　天南星　皂荚　远志　生姜汁
黄芪
（2）肝阳化风，痰瘀阻络证：牡蛎　龟甲　代赭石　天麻　菊花　白芍
钩藤　牛膝　石决明　牛黄　天竺黄　竹沥　竹茹　猴枣　礞石　沉香
大黄　菖蒲　郁金　白矾　胆南星

30. 中脏腑闭证常用药

（1）寒闭证：麝香　苏合香　安息香　皂荚　细辛　樟脑　菖蒲
生姜汁
（2）热闭证：麝香　冰片　牛黄　竹沥　礞石　大黄　郁金　白矾
猴枣

31. 中脏腑脱证常用药

（1）亡阳证：附子　人参　干姜　肉桂　葱白　山茱萸　牡蛎
（2）亡阴证：人参　麦冬　五味子　西洋参

32. 郁证常用药

（1）肝气郁滞证：柴胡　枳壳　香附　川芎　白芍　青皮　郁金　菖蒲
合欢皮　合欢花　远志
（2）气郁化火证：牡丹皮　栀子　赤芍　柴胡　当归　龙胆草　郁金
川楝子　延胡索　菖蒲　远志
（3）心肝血虚证：酸枣仁　柏子仁　合欢皮　合欢花　龙眼肉　茯神
郁金　菖蒲　远志　小麦　大枣　甘草

33. 痫证常用药

（1）风痰闭阻证：白附子　半夏　天南星　皂荚　远志　菖蒲　全蝎　生姜汁　天麻　钩藤　蜈蚣　僵蚕

（2）痰火阻窍证：牛黄　天竺黄　竹沥　竹茹　枳实　胆南星　猴枣　大贝母　礞石　沉香　大黄　黄芩　菖蒲　郁金　白矾　天麻　钩藤　羚羊角　僵蚕　地龙

34. 癫证常用药

痰气郁结证：半夏　陈皮　天南星　白附子　皂荚　茯苓　厚朴　远志　菖蒲　郁金　木香　香附　檀香　沉香　苏合香　白芥子　麝香　安息香

35. 狂证常用药

痰火上扰证：牛黄　竹沥　天竺黄　大贝母　郁金　白矾　冰片　茯神　远志　菖蒲　竹茹　礞石　丹参　朱砂　黄芩　黄连　栀子　胆南星　麝香　珍珠　生铁落

36. 自汗证常用药

（1）肺气不足证：生黄芪　浮小麦　牡蛎　麻黄根　五味子　山萸肉　五倍子　冬虫夏草　糯稻根须　人参　白术

（2）营卫不和证：桂枝　白芍　生姜　大枣　龙骨　牡蛎

37. 盗汗证常用药

阴虚火旺证：知母　黄柏　生地黄　熟地黄　五味子　五倍子　白芍　山萸肉　龟甲　鳖甲　天冬　酸枣仁　柏子仁　牡丹皮　地骨皮　牡蛎　龙骨　浮小麦　麻黄根　糯稻根须

38. 鼻衄常用药

（1）邪热犯肺证：桑叶　菊花　薄荷　连翘　白茅根　牡丹皮　桑白皮　地骨皮　黄芩　侧柏叶　槐花　生地黄　大蓟　小蓟　藕节　鲜艾叶

（2）胃火炽盛证：石膏　知母　黄连　栀子　牡丹皮　侧柏叶　牛膝　白茅根　槐花　羊蹄　大蓟　小蓟　藕节　茜草　大黄　黄芩

（3）肝火上炎证：龙胆草　柴胡　栀子　地骨皮　黄芩　黄连　郁金　赤芍　白茅根　侧柏叶　大蓟　小蓟　荷叶　藕节　茜草　蒲黄　槐花　旱莲草　牡丹皮

39. 齿衄常用药

（1）胃火炽盛证：黄连　大黄　黄芩　白茅根　大蓟　小蓟　侧柏叶
牡丹皮　赤芍　槐花　地榆　羊蹄　茜草　蒲黄　紫珠　仙鹤草

（2）阴虚火旺证：生地黄　麦冬　玄参　知母　黄柏　牛膝　牡丹皮
赤芍　水牛角屑　大蓟　小蓟　槐花　藕节　地榆　羊蹄　茜草　蒲黄
紫珠　仙鹤草　阿胶　侧柏叶

40. 咯血常用药

（1）燥热伤肺证：桑叶　沙参　杏仁　玉竹　麦冬　贝母　栀子　黄芩
牡丹皮　桑白皮　鱼腥草　白茅根　大蓟　小蓟　侧柏叶　槐花　藕节
茜草　仙鹤草　生地黄　阿胶

（2）肝火犯肺证：青黛　大蓟　小蓟　海蛤壳　栀子　海浮石　槐花
桑白皮　地骨皮　黄芩　白茅根　侧柏叶　藕节　茜草　血余炭　蒲黄
仙鹤草　生地黄　紫珠草　阿胶　鳖甲　白薇

41. 吐血常用药

（1）胃热壅盛证：黄芩　黄连　大黄　代赭石　竹茹　白茅根　大蓟
侧柏叶　小蓟　槐花　地榆　荷叶　羊蹄　三七　茜草　蒲黄　降香
花蕊石　白及　仙鹤草　紫珠　棕榈　血余炭　藕节

（2）肝火犯胃证：龙胆草　栀子　柴胡　黄芩　黄连　郁金　川楝子
牡丹皮　赤芍　白茅根　侧柏叶　大蓟　小蓟　槐花　地榆　花蕊石
羊蹄　三七　茜草　蒲黄　降香　白及　仙鹤草　紫珠　棕榈　藕节
血余炭

（3）气不摄血，阳虚失血证：人参　白术　黄芪　附子　灶心土
炮姜　鹿角胶　艾叶　阿胶　仙鹤草　棕榈炭　藕节

42. 便血常用药

（1）大肠湿热证：地榆　槐花　槐角　黄芩　黄连　黄柏　防风炭
枳壳　赤石脂　三七　花蕊石　茜草　降香

（2）脾胃虚寒证：灶心土　党参　白术　附子　炮姜　鹿角胶　艾叶
阿胶　白及　乌贼骨　棕榈炭　仙鹤草　三七　花蕊石

43. 紫斑常用药

（1）血热妄行证：生地黄　水牛角　赤芍　牡丹皮　紫草　白茅根　侧柏叶　大蓟　小蓟槐花　地榆　羊蹄　大黄　茜草

（2）阴虚火旺证：生地黄　玄参　女贞子　旱莲草　棕榈炭　藕节　蒲黄　茜草　紫珠

（3）气不摄血证：人参　白术　黄芪　仙鹤草　棕榈炭　藕节　茜草　紫珠

44. 胸痹常用药

（1）瘀血痹阻证：丹参　川芎　桃仁　红花　苏木　降香　蒲黄　山楂　五灵脂　益母草　三七　郁金　羊红膻　沙棘

（2）气滞血瘀证：川芎　沙棘　莪术　三棱　郁金　姜黄　降香　檀香　丹参　红花　橘皮　青木香　延胡索

（3）痰浊痹阻证：瓜蒌　薤白　半夏　枳实　桂枝　橘皮　生姜

（4）阴寒凝滞证：附子　乌头　干姜　桂枝　高良姜　荜茇　檀香　延胡索　苏合香　麝香　冰片

（5）气阴两虚证：人参　黄芪　白术　茯苓　甘草　麦冬　五味子　生地黄　当归　丹参　山楂　红花　降香　延胡索

45. 心悸常用药

（1）心胆气虚证：人参　茯苓　白术　远志　石菖蒲　五灵脂　磁石　朱砂　珍珠　珍珠母　龙齿　牡蛎　紫贝齿

（2）心脾两虚证：人参　黄芪　白术　茯苓　炙甘草　当归　柏子仁　龙眼肉　酸枣仁　灵芝　景天三七　五味子

（3）阴虚火旺证：生地黄　玄参　麦冬　天冬　五味子　知母　黄柏　当归　酸枣仁　柏子仁　丹参　远志　朱砂　龙骨　牡蛎　珍珠母

（4）心阳不振证：桂枝　甘草　人参　附子　龙骨　牡蛎　珍珠母　紫贝齿　琥珀

（5）水气凌心证：茯苓　桂枝　白术　泽泻　甘草　附子　干姜　白芍　生姜　葶苈子　牡蛎

（6）心血瘀阻证：丹参　桃仁　红花　赤芍　川芎　桂枝　郁金　当归　牡蛎　延胡索

302

46. 不寐常用药

（1）肝郁化火证：龙胆草　柴胡　黄芩　栀子　郁金　赤芍　泽泻
车前子　朱砂　磁石　龙骨　牡蛎　珍珠母　合欢皮　合欢花　夜交藤

（2）痰热内扰证：黄芩　黄连　栀子　郁金　胆南星　大贝母　茯苓
橘皮　竹茹　半夏　珍珠母　龙骨　牡蛎　朱砂　磁石

（3）阴虚火旺证：生地黄　玄参　麦冬　五味子　阿胶　鸡子黄　当归
郁金　黄连　丹参　朱砂　牡蛎　龟甲　磁石　柏子仁　　夜交藤
酸枣仁　合欢花

（4）心脾两虚证：人参　黄芪　白术　甘草　当归　熟地黄　白芍
阿胶　五味子　柏子仁　酸枣仁　龙眼肉　合欢花　夜交藤　牡蛎

（5）心胆气虚证：人参　茯苓　茯神　菖蒲　远志　酸枣仁　牡蛎

47. 健忘常用药

（1）心脾两虚证：人参　黄芪　白术　茯苓　甘草　当归　龙眼肉
酸枣仁　柏子仁　远志　石菖蒲　龟甲

（2）肾精亏耗证：熟地黄　山茱萸　山药　枸杞子　黄精　补骨脂
阿胶　菟丝子　紫河车　鹿角胶　酸枣仁　五味子　远志　石菖蒲
龟甲

48. 水肿常用药

（1）肺失宣降证：麻黄　杏仁　浮萍　桑白皮　葶苈子　槟榔　生姜皮
桂枝　防己

（2）脾虚湿盛证：茯苓　黄芪　党参　白术　薏苡仁　赤小豆　猪苓
泽泻　大腹皮　苍术　厚朴　葫芦　玉米须　泽漆　荠菜

（3）脾肾阳虚证：附子　肉桂　干姜　桂枝　茯苓　黄芪　白术　泽泻
车前子

（4）湿热壅遏证：车前子　滑石　泽泻　猪苓　木通　通草　防己
萆薢　冬瓜皮　葶苈子　桑白皮　椒目　大黄　灯心草　白茅根
半边莲　栀子　淡竹叶　益母草　泽漆　赤小豆　冬葵子

（5）阳实水肿证：甘遂　大戟　芫花　葶苈子　番泻叶　商陆　千金子
乌桕根皮　牵牛子　巴豆

49. 脚气常用药

（1）湿热下注证：黄柏　苍术　牛膝　防己　萆薢　滑石　薏苡仁　木瓜　槟榔　木通

（2）寒湿下注证：薏苡仁　木瓜　赤小豆　蚕沙　吴茱萸　生姜　紫苏　胡芦巴　槟榔

50. 淋证常用药

（1）热淋证：车前子　木通　萹蓄　萆薢　连翘　淡竹叶　灯心草　黄柏　栀子　土茯苓　地肤子　龙胆草　苦参　鸭跖草　瞿麦　石韦　大蓟　小蓟　四季青　旱莲草　白薇　琥珀　白茅根　蒲公英　滑石　海金沙　冬葵子　鸡内金　金钱草　苎麻根　穿心莲　白花蛇舌草　蝼蛄

（2）血淋证：小蓟　藕节　蒲黄　石韦　瞿麦　木通　琥珀　旱莲草　白茅根　生地黄　牛膝　阿胶　侧柏叶　血余炭　茜草　白薇　地锦草

（3）石淋证：滑石　海金沙　冬葵子　金钱草　鱼首石　鸡内金

51. 尿浊证常用药

草薢　芡实　莲子　白果　菖蒲　益智仁　桑螵蛸　菟丝子　土茯苓

52. 遗精证常用药

鹿茸　巴戟天　淫羊藿　锁阳　肉苁蓉　韭菜子　金樱子　菟丝子　山萸肉　沙苑子　五味子　牡蛎　芡实　莲子肉　莲须　桑螵蛸　覆盆子　刺猬皮　山药　补骨脂

53. 遗尿证常用药

益智仁　补骨脂　菟丝子　鹿茸　巴戟天　淫羊藿　仙茅　山药　乌药　桑螵蛸　金樱子　覆盆子　山萸肉　牡蛎　刺猬皮　鸡内金　白果

54. 阳痿常用药

鹿茸　海狗肾　黄狗肾　紫河车　淫羊藿　仙茅　巴戟天　肉苁蓉　锁阳　枸杞子　菟丝子　冬虫夏草　蛇床子　阳起石　九香虫　附子　肉桂　人参　丁香

55. 痹证常用药

（1）风湿寒痹证：羌活　独活　防风　桂枝　麻黄　桑枝　细辛　藁本　海风藤　松节　川芎　当归　乳香　没药　姜黄　川乌　草乌　附子　肉桂　秦艽　木瓜　蚕沙　苍术　老鹳草　臭梧桐　钻地风　徐长卿　威灵仙　寻骨风　伸筋草　路路通　枫香脂　雪莲　雪上一枝蒿　蕲蛇　丁公藤　雷公藤　白花蛇　乌梢蛇

（2）风湿热痹证：忍冬藤　络石藤　穿山龙　苍术　黄柏　牛膝　秦艽　防己　白鲜皮　桑枝　地龙　木瓜　薏苡仁　赤小豆　赤芍　牡丹皮　熟大黄　木通

（3）风湿顽痹证：白花蛇　乌梢蛇　全蝎　蜈蚣　地龙　穿山甲　川乌　草乌　威灵仙　乳香　没药　马钱子　丁公藤　雷公藤　昆明山海棠

（4）肝肾不足证：桑寄生　五加皮　千年健　鹿衔草　石楠叶　牛膝　杜仲　续断　狗脊　淫羊藿　仙茅　巴戟天　鹿茸　锁阳　肉苁蓉　附子　肉桂

56. 痿证常用药

（1）湿热浸淫证：黄柏　苍术　防己　木通　薏苡仁　蚕沙　木瓜　北五加　知母　穿山龙　川牛膝　白鲜皮

（2）肝肾亏损证：虎骨　怀牛膝　锁阳　当归　白芍　熟地黄　龟甲　枸杞子　鹿角胶　补骨脂　鸡血藤　巴戟天　淫羊藿　骨碎补

57. 腰痛常用药

（1）肾虚腰痛证：五加皮　桑寄生　狗脊　杜仲　怀牛膝　续断　黄精　菟丝子　锁阳　肉苁蓉　淫羊藿　补骨脂　鹿茸　巴戟天　仙茅　海马　海狗肾　沙苑子　韭子　阳起石　核桃仁　冬虫夏草　紫河车　枸杞子　墨旱莲　女贞子

（2）瘀血腰痛证：川牛膝　桃仁　红花　川芎　当归　延胡索　五灵脂　姜黄　乳香　没药　鸡血藤　土鳖虫　自然铜　莪术　骨碎补　血竭　刘寄奴

（3）寒湿腰痛证：麻黄　桂枝　独活　羌活　白术　苍术　茯苓　干姜　细辛　川乌　附子　肉桂　川芎　威灵仙　怀牛膝

（4）湿热腰痛证：黄柏　苍术　川牛膝　薏苡仁　蚕沙　木瓜　秦艽　川木通　防己　白鲜皮　秦皮

58. 虚劳常用药

（1）肺气虚证：人参　黄芪　党参　山药　太子参　西洋参

（2）脾气虚证：人参　党参　黄芪　白术　茯苓　山药　黄精　甘草
扁豆　莲子肉　芡实　龙眼肉　薏苡仁　大枣　饴糖

（3）中气下陷证：人参　黄芪　白术　升麻　柴胡　葛根　桔梗

（4）肾阳虚证：附子　肉桂　鹿茸　鹿角胶　鹿角霜　淫羊藿　仙茅
补骨脂　益智仁　海狗肾　海马　肉苁蓉　锁阳　菟丝子　杜仲　续断
沙苑子　韭菜子　阳起石　胡芦巴　核桃仁　蛤蚧　冬虫夏草　紫河车

（5）心肝血虚证：熟地黄　何首乌　当归　白芍　阿胶　桑椹　大枣
龙眼肉　鸡血藤　枸杞子　山萸肉　鹿角胶　党参　黄芪　肉桂　人参
黑芝麻　皂矾　紫河车

（6）肺胃阴虚证：北沙参　南沙参　麦冬　天冬　石斛　玉竹　芦根
黄精　天花粉　知母　生地黄　太子参　西洋参　白茅根　五味子

（7）肝肾阴虚证：熟地黄　白芍　何首乌　阿胶　天冬　玄参　石斛
枸杞子　墨旱莲　女贞子　桑椹　龟甲　鳖甲　知母　黄柏　五加皮
杜仲　山茱萸　菟丝子　沙苑子　桑寄生　狗脊　石楠叶　鹿衔草
千年健　续断

（8）精血亏虚证：鹿茸　鹿角胶　淫羊藿　巴戟天　海狗肾　黄狗肾
海马　肉苁蓉　锁阳　蛤蚧　冬虫夏草　紫河车　熟地黄　何首乌
黄精　枸杞子　山茱萸

59. 消渴常用药

（1）肺热津伤证：花粉　生地黄　藕汁　桑叶　麦冬　天冬　葛根
知母　黄芩　桑白皮　人参　五味子

（2）胃热炽盛证：石膏　知母　麦冬　生地黄　石斛　牛膝　玄参
黄连　栀子　芒硝　大黄

（3）气阴不足证：黄芪　人参　西洋参　太子参　黄精　玉竹　乌梅
枸杞子　熟地黄　山药　山茱萸　牡丹皮　知母　黄柏

60. 疟疾常用药

（1）热疟证：常山　青蒿　柴胡　黄芩　知母　槟榔　仙鹤草　鸦胆子
生何首乌

（2）寒疟证：常山　草果　青蒿　青皮　槟榔　仙鹤草　鸦胆子

61. 头痛常用药

（1）风寒头痛证：防风　荆芥　白芷　细辛　羌活　苍耳子　辛夷
川芎　独活　川乌　吴茱萸　半夏　藁本

（2）风热头痛证：薄荷　桑叶　菊花　蔓荆子　升麻　葛根　谷精草
白僵蚕　川芎

（3）寒湿头痛证：羌活　独活　半夏　藁本　蔓荆子　防风　苍术
白术　天麻　生姜

（4）肝火头痛证：龙胆草　黄芩　柴胡　夏枯草　决明子　菊花　牛膝
钩藤

（5）肝风头痛证：石决明　珍珠母　罗布麻　钩藤　菊花　蜈蚣　僵蚕
白芍　天麻　牛膝　全蝎

（6）痰浊头痛证：半夏　白术　天麻　茯苓　陈皮　生姜　天南星
白附子　川芎

（7）瘀血头痛证：川芎　赤芍　当归　红花　桃仁　麝香　生姜　牛膝
葱白　延胡索　全蝎　蜈蚣　土鳖虫　虻虫　水蛭

附引经药：太阳头痛用羌活、川芎；阳明头痛用葛根、白芷；少阳头痛
用柴胡、黄芩、川芎；厥阴头痛用吴茱萸、藁本；少阴头痛用细辛、独活。

62. 月经不调常用药

（1）肝血不足证：当归　熟地黄　白芍　川芎　丹参　鸡血藤

（2）气滞血瘀证：川芎　当归　益母草　泽兰　桃仁　红花　苏木
凌霄花　月季花　牛膝　刘寄奴　五灵脂　蒲黄　延胡索　乳香　赤芍
没药　穿山甲　王不留行　马鞭草　鸡血藤　茜草　香附　三棱　莪术
乌药　柴胡　玫瑰花　姜黄　郁金　山楂　干漆　水蛭　虻虫　土鳖虫

（3）阴虚血热证：生地黄　熟地黄　地骨皮　玄参　麦冬　阿胶　牡丹皮
白芍　栀子　茜草　女贞子　旱莲草　椿根皮　断续　生牡蛎　乌贼骨

（4）下焦虚寒证：肉桂　吴茱萸　小茴香　艾叶　乌药　川芎　当归
阿胶　熟地黄　白芍

63. 痛经常用药

（1）气滞血瘀证：当归　川芎　赤芍　桃仁　红花　枳壳　延胡索　五灵脂　牡丹皮　乌药　香附　甘草　益母草　川楝子　柴胡　三七　没药　苏木

（2）阳虚内寒证：吴茱萸　乌药　当归　赤芍　川芎　人参　生姜　阿胶　附子　艾叶　小茴香　肉桂

（3）寒湿凝滞证：小茴香　干姜　延胡索　没药　当归　川芎　附子　肉桂　赤芍　蒲黄　苍术　茯苓

（4）湿热下注证：牡丹皮　黄连　生地黄　当归　赤芍　川芎　桃仁　红花　莪术　香附　延胡索　红藤　败酱草　白鲜皮　龙胆草　三七　川楝子

（5）气血虚弱证：人参　黄芪　当归　川芎　熟地黄　生地黄　白芍　香附　延胡索

（6）肝肾虚损证：熟地黄　当归　白芍　山茱萸　阿胶　巴戟天　香附　山药　枸杞子　龙眼肉　鸡血藤　延胡索

64. 闭经常用药

（1）气滞血瘀证：川芎　丹参　益母草　泽兰　桃仁　红花　苏木　凌霄花　月季花　玫瑰花　牛膝　刘寄奴　五灵脂　蒲黄　延胡索　乳香　没药　穿山甲　王不留行　赤芍　山楂　鸡血藤　茜草　姜黄　郁金　干漆　三棱　莪术　水蛭　虻虫　土鳖虫　大黄

（2）肝肾不足证：熟地黄　山药　山茱萸　当归　枸杞子　杜仲　仙茅　菟丝子　鸡血藤　何首乌　巴戟天　淫羊藿

65. 崩漏常用药

（1）阴虚血热证：生地黄　熟地黄　白芍　山药　麦冬　五味子　大蓟　女贞子　旱莲草　阿胶　黄芩　黄柏　牡丹皮　龟甲　小蓟　羊蹄　荷叶　地榆炭　苎麻根

（2）血热妄行证：黄芩　栀子　生地黄　地骨皮　地榆炭　阿胶　藕节　棕榈炭　龟甲　牡蛎　大蓟　小蓟　侧柏叶　地榆炭　苎麻根　羊蹄

（3）心脾两虚证：人参　黄芪　熟地黄　白术　当归　龙眼肉　大枣　升麻　柴胡　炮姜炭　黑荆芥　仙鹤草　灶心土　紫珠

（4）肾阳不足证：附子　肉桂　熟地黄　山药　山茱萸　枸杞子　杜仲　菟丝子　鹿角胶　紫河车　淫羊藿　艾叶　炮姜炭　阿胶

（5）瘀血阻络证：熟地黄　当归　川芎　白芍　蒲黄　桃仁　益母草　红花　仙鹤草　地榆　茜草根　三七　血余炭

66. 带下病常用药

（1）湿热带下证：黄柏　苍术　薏苡仁　牛膝　秦皮　苦参　苦豆子
鸡冠花　椿根皮　车前子　龙胆草　土茯苓　山药　芡实　山萸肉
茯苓　扁豆　莲子肉　牡蛎　乌贼骨　白果　白蔹

（2）寒湿带下证：制首乌　鹿茸　补骨脂　菟丝子　沙苑子　狗脊
蛇床子　山药　芡实　山茱萸　茯苓　扁豆　莲子肉　龙骨　牡蛎
乌贼骨　韭菜子　金樱子　白蔹

67. 不孕常用药

人参　鹿茸　巴戟天　淫羊藿　海马　肉苁蓉　鹿角胶　锁阳　枸杞子
紫河车

68. 阴痒常用药

（1）肝经湿热证：龙胆草　柴胡　生地黄　栀子　黄芩　木通　苍术
车前子　薏苡仁　黄柏　萆薢　茯苓　牡丹皮　泽泻　通草　苦参
滑石　百部　明矾　川椒　蛇床子

（2）肝肾阴虚证：知母　黄柏　熟地黄　山茱萸　山药　茯苓　牡丹皮
泽泻　当归　首乌　白鲜皮　苦参　蛇床子　百部

69. 胎动不安常用药

紫苏　香附　砂仁　藿香　佩兰　竹茹　半夏　灶心土　陈皮　白术
黄芪　桑寄生　菟丝子　杜仲　续断　阿胶　黄芩炭　艾叶炭　苎麻根

70. 产后瘀阻常用药

川芎　当归　丹参　益母草　泽兰　桃仁　红花　赤芍　苏木　牛膝
刘寄奴　蒲黄　五灵脂　延胡索　姜黄　土鳖虫　血竭　三棱　莪术

71. 乳少常用药

穿山甲　王不留行　漏芦　木通　通草　冬葵子　白蒺藜　生麦芽
猪蹄甲

72. 乳癖常用药

（1）肝郁痰凝证：柴胡　郁金　香附　青皮　枳实　川芎　白芍　当归
大贝母　皂刺　半夏　南星　白芥子　夏枯草　玄参　远志　鸡内金
猫爪草　山慈菇　穿山甲　漏芦　三棱　莪术　鳖甲　丹参

（2）冲任失调证：熟地黄　怀山药　山萸肉　枸杞子　知母　黄柏
菟丝子　鹿角胶　当归　仙茅　淫羊藿　巴戟天　大贝母　牡蛎　鳖甲
夏枯草　玄参

73. 麻疹常用药

薄荷　蝉蜕　牛蒡子　葛根　升麻　荆芥　浮萍　柽柳　胡荽　钩藤
芦根　紫草

74. 急惊风常用药

蝉蜕　菊花　蚤休　青黛　拳参　牛黄　天麻　钩藤　地龙　僵蚕　全蝎
紫贝齿　珍珠　蜈蚣　天竺黄　竹沥　胆南星　礞石　熊胆

75. 慢惊风常用药

人参　白术　茯苓　甘草　山药　黄芪　附子　肉桂　白芍　天麻
钩藤　白僵蚕　蜈蚣　全蝎

76. 食积常用药

莱菔子　麦芽　神曲　谷芽　山楂　鸡内金　陈皮　青皮　枳实　莪术
槟榔　大黄　郁李仁　芦荟　三棱　鸡矢藤　隔山消

77. 疳积常用药

胡黄连　银柴胡　秦艽　使君子　芜荑　芦荟　鸡内金　鸡矢藤

78. 痈肿疔疮常用药金银花

连翘　蒲公英　紫花地丁　野菊花　紫背天葵　七叶一枝花　黄芩
黄连　栀子　赤芍　牡丹皮　冰片　牛黄　拳参　络石藤　黄柏　虎杖
大黄　四季青　益母草　穿心莲　鸭跖草　金荞麦　绿豆　乳香　没药
地锦草　白花蛇舌草　半边莲　山慈菇　漏芦　垂盆草　雄黄　麝香

79. 脓成不溃常用药

砒霜　轻粉　雄黄　松香　斑蝥　巴豆　皂角刺

80. 疮疡不敛常用药

血竭　儿茶　铅丹　炉甘石　象皮　乳香　没药　白蔹　地榆　生黄芪
乌贼骨　煅石膏　赤石脂　血余炭　冰片

81. 乳痈常用药

全瓜蒌　牛蒡子　白芷　大贝母　蒲公英　金银花　连翘　牡丹皮
赤芍　丹参　当归　青皮　橘皮　橘叶　白蒺藜　夏枯草　乳香　黄芩
没药　皂角刺　柴胡　路路通　王不留行　漏芦　芒硝　半边莲